图说常见疾病自我诊查与疗养系列丛书

骨健康

自查·自防·自养

主　编　黄　敏

编　者（按姓氏笔画排序）：

刁云鹏　王忠利　邓　娜　白雅君

吕　莉　闫　杰　庞春松　顾　娟

高秀宏　高泽斌　黄　敏　董　枫

中国协和医科大学出版社

图书在版编目（CIP）数据

骨健康：自查·自防·自养 / 黄敏主编. —北京：中国协和医科大学出版社，2015.5

（图说常见疾病自我诊查与疗养系列丛书）

ISBN 978-7-5679-0096-7

Ⅰ. ①骨…　Ⅱ. ①黄…　Ⅲ. ①骨疾病-防治-图解　Ⅳ. ①R681-64

中国版本图书馆 CIP 数据核字（2014）第 097227 号

图说常见疾病自我诊查与疗养系列丛书

骨健康：自查·自防·自养

主　　编：黄　敏
责任编辑：吴桂梅

出版发行：中国协和医科大学出版社
（北京东单三条九号　邮编 100730　电话 65260378）
网　　址：www.pumcp.com
经　　销：新华书店总店北京发行所
印　　刷：北京佳艺恒彩印刷有限公司

开　　本：787×1092　1/16 开
印　　张：13.5
字　　数：190 千字
版　　次：2015 年 6 月第 1 版　2015 年 6 月第 1 次印刷
印　　数：1—5000
定　　价：25.00 元

ISBN 978-7-5679-0096-7

前　言

骨，即骨骼，指人或动物体内坚硬的组成部分。功能是运动、支持和保护身体；制造红细胞和白细胞；储藏矿物质。骨具有各种不同的形态，有复杂的内在和外在结构，使骨骼在减轻重量的同时能够保持坚硬。骨的成分之一是矿物质化的骨组织，其内部是坚硬的蜂巢状立体结构；其他组织还包括了骨髓、骨膜、神经、血管和软骨。人体的骨骼起着支撑身体的作用，是人体运动系统的一部分。骨科是各大医院最常见的科室之一，主要研究骨骼肌肉系统的解剖、生理与病理，运用药物、手术及物理方法保持和发展这一系统的正常形态与功能。随着社会的发展，骨科伤病谱有了明显的变化。例如，骨关节结核、骨髓炎、小儿麻痹症等疾病明显减少，而日常生活引起的创伤明显增多，这就需要骨科与时俱进了。

一般来讲，我们对于疾病的认识往往停留在得了病该如何治疗上，其实很多时候，我们应该主动出击来预防某种疾病，不给它侵害我们身体的机会。这就需要“知己知彼”才能“百战不殆”。所以，对于骨骼肌肉系统疾病来说，应该先了解骨骼肌肉系统的特点及疾病的成因，这样才能清晰地认识疾病的症状，进而对疾病进行预防。您也许会问，如果已经患上某种疾病该怎么办？毋庸置疑，遵医嘱进行治疗是必不可少的，但我们自己在日常生活中对于疾病也不是束手无策的。我们可以从饮食和日常生活中的细节上最大程度地减轻疾病的伤害，保护自己。希望本书的出版能为广大民众的身体健康做出贡献。

由于编者水平有限，书中不足乃至谬误之处在所难免，望各位读者及同仁批评指正。

黄　敏

2015年3月

目　录

引　子

骨主要由骨组织（包括骨细胞、胶原纤维和基质等）构成，成人有206块骨。骨有新陈代谢活动和生长发育过程，外伤后有修复再生能力，所以骨是一种器官。按其在体内的部位可分为躯干骨、颅骨和四肢骨。前两者统称为中轴骨，四肢骨包括上肢骨和下肢骨。

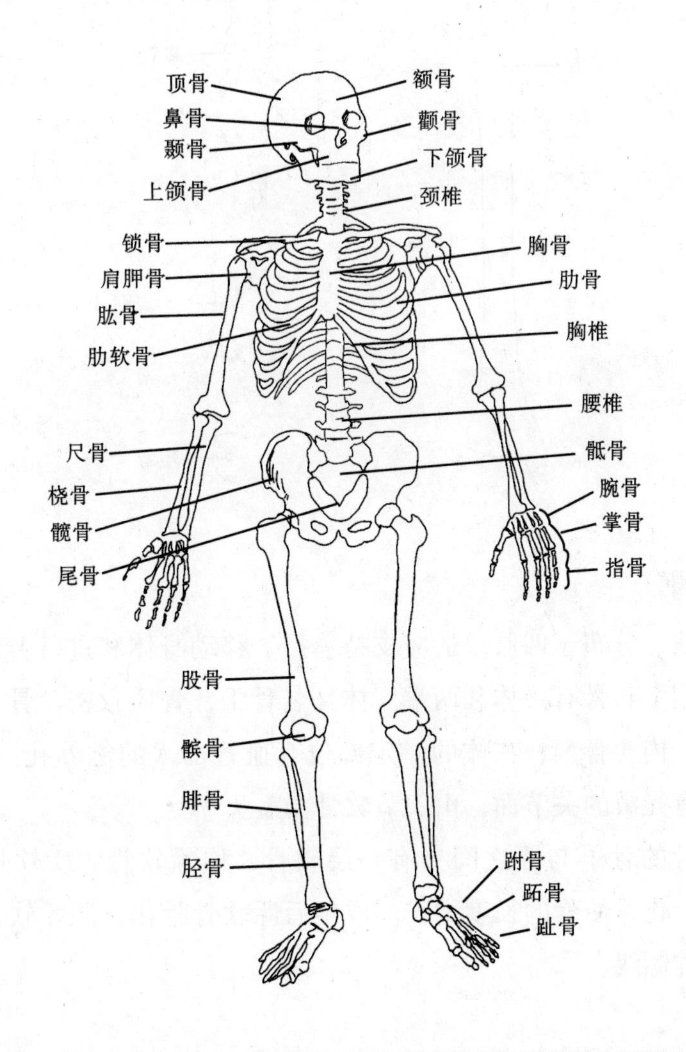

★ 骨的形态

形态和功能是互相制约的，由于功能的不同，骨有不同的形态。基本可分为四类：长骨、短骨、扁骨和不规则骨。

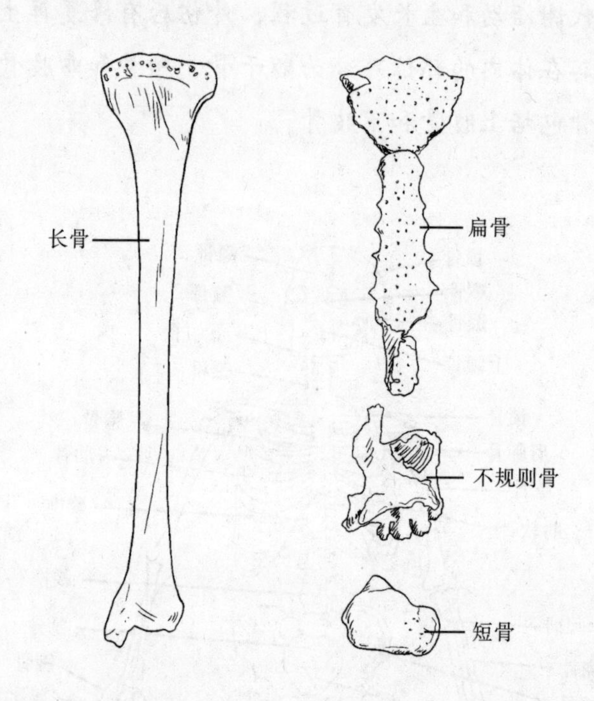

长骨

呈长管状，分布于四肢，适应支持体重、移动身体和进行劳动，在运动中起杠杆作用。长骨有一体和两端。体又名骨干，骨质致密，骨干内的空腔称为骨髓腔，内含骨髓；在体的一定部位有血管出入的滋养孔。端又名骺，较膨大并具有光滑的关节面，由关节软骨覆盖。

小儿长骨的骨干与骺之间夹有一层软骨，称骺软骨。骺软骨能不断增生，又不断骨化，使骨的长度增长。成年后骺软骨骨化，原骺软骨处留有一线状痕迹，称骺线。

短骨

一般呈立方形，多成群地连接存在，位于既承受重量又运动复杂的部位，如腕骨和跗骨。

扁骨

呈板状，分布于头、胸等处。常构成骨性腔的壁，对腔内器官有保护作用，如颅骨保护脑，胸骨和肋骨保护心肺等。

不规则骨

形态不规则，如椎骨。有些不规则骨，内有含气的腔，称含气骨，如位于鼻腔周围的上颌骨和筛骨等，发音时能起共鸣作用，并能减轻骨的重量。

★ 骨的构造

骨由骨膜、骨质和骨髓构成，此外还有丰富的血管和神经分布。

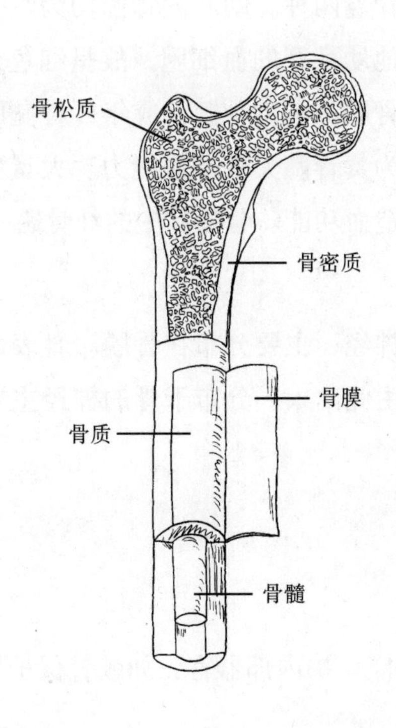

骨膜

分为骨外膜和骨内膜。骨外膜分两层，外层为纤维层，有营养和保护作用；内层为成骨层，参与骨的生长和修补。故骨外膜受损，骨不易愈合。在肌肉和韧带附着处，骨外膜显著增厚。骨内膜主要衬附于骨髓腔面以及骨小梁表面。

骨质

骨质是骨的主要成分，由骨组织构成，分骨密质和骨松质。骨密质分布在骨的表面，厚而致密，由紧密排列的骨板构成，抗压、抗扭力强。骨松质位于骨内部，由针状或片状的骨小梁组成，骨小梁按重力方向和肌肉牵引的张力方向排列。这两种排列方式，使骨以最经济的材料，达到最大的坚固性和轻便性。颅骨内、外骨板之间的松质称板障。

骨髓

骨髓位于长骨的骨髓腔和骨松质的间隙内，由造血细胞和网状结缔组织构成，分为红骨髓和黄骨髓两种。幼儿的骨髓均为红骨髓，其内含大量不同发育阶段的红细胞及其他幼稚型的血细胞，故呈红色，具有造血功能；在青春期，骨髓腔内既有红骨髓又有黄骨髓；成年后骨髓腔中的红骨髓逐渐发生脂肪沉积，呈黄色，转为黄骨髓失去造血能力。大量失血后，黄骨髓可以逆转为红骨髓，再次执行造血功能。骨松质中的红骨髓一直具有造血功能。

血管和神经

骨有丰富的血管和神经，主要分布在骨膜。骨表面有肉眼明显可见的小孔，分布于骨质的血管由此出入。分布于骨的神经主要是血管的运动神经和骨膜的感觉神经。

★ 骨的功能

◆ 保护功能：骨骼能保护内部器官，如颅骨保护脑；肋骨保护胸腔。

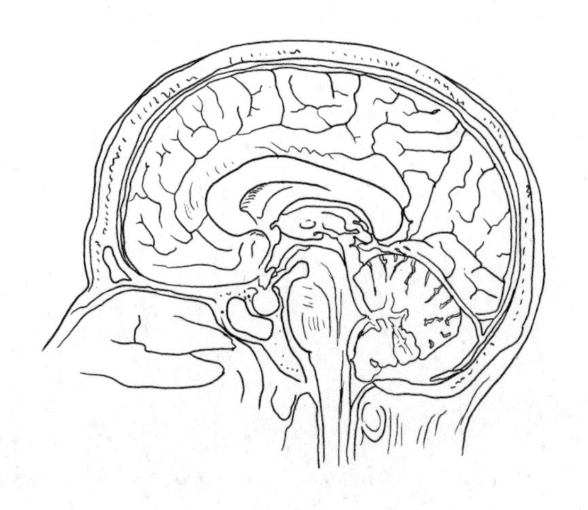

◆ 支持功能：骨骼构成骨架，维持身体姿势。

◆ 造血功能：骨髓在长骨的骨髓腔和海绵骨的空隙，通过造血作用制造血细胞。

◆ 贮存功能：骨骼贮存身体重要的矿物质，如钙和磷。

◆ 运动功能：骨骼、骨骼肌、肌腱、韧带和关节一起产生并传递力量使身体运动。

大部分的骨骼或多或少可以执行上述的所有功能，但是有些骨骼只负责其中几项。

★ 骨骼健康

◆ 骨骼健康的第一步——补充钙和维生素 D

钙可以强壮骨骼，维生素 D 则可以帮助人体吸收钙，日晒可以促进皮肤产生维生素 D 随着人的衰老，皮肤产生维生素 D 的能力下降。同样，人们涂抹防晒霜也会降低皮肤产生维生素 D 的水平。可以通过饮食调节及服用钙补充剂来促进人体对钙与维生素 D 的吸收。

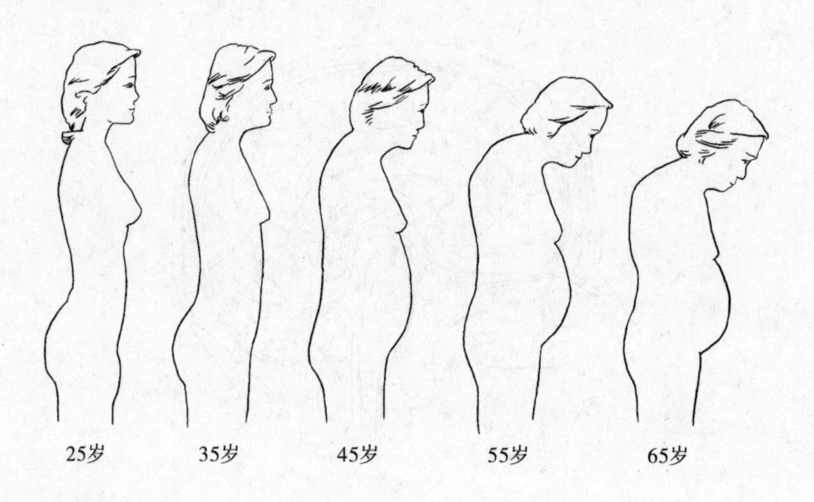

◆ 骨骼健康的第二步——负重训练

补充钙与抗骨质疏松药可以终止骨质的丢失，促进骨质的自我更新。但骨骼需要有压力的刺激才会使其更加的强壮，负重训练可以使骨骼更加强壮。在开始任何运动训练之前应该咨询运动医学医生，让他们开出符合自身体质特点的运动处方。

行走、慢跑等轻松的有氧运动可以使骨和肌肉对抗重力——使骨骼承受压力，让骨更加健壮。骑自行车对骨有很好的锻炼作用，它能供一定的阻力，可以改善肌肉和强壮骨质。如果条件允许的话，每周应进行 5 次 30 分钟负重的训练。最少也要进行每周 3 次 30 分钟的训练。核心肌肉力量的训练是很重要的训练。进行腹部肌肉和腰部的肌肉训练，瑜伽、普拉提和太极拳都可以让脊柱获得好的稳定性。脊柱周围的肌肉变得强壮可以增加脊柱的稳定性，而瑜伽、普拉提和太极拳可以增强人体的平衡能力，对预防跌倒有好处。如果进行瑜伽、普拉提和太极拳的训练一定要遵循导师的指导，确保在专业的监督下进行运动，将损伤的风险降到最低。

◆ 骨骼健康的第三步——不要吸烟，适度饮酒（中度酒）

尼古丁对骨有损害，吸烟可能会抵消所有的药物作用。适度的饮酒对人体有益，可每周饮 1~2 次，过度饮酒将导致骨质的丢失。如果同时吸烟与过度饮酒，将造成骨质的严重损害。

◆ 骨健康的第四步——与医生交流

影响骨健康的因素很多。如使用某些药物治疗慢性疾病会改变骨的健康。还有服药后的一些症状，如头昏轻微的疼痛、平衡能力丧失，这些因素都容易导致跌倒。因此，必须全面监测骨质疏松的发展和相关的风险系数。医生可能会解释患者的风险因素，同样也会建议患者采取预防与治疗骨质丢失的措施。

◆ 骨健康的第五步——骨的密度检查

骨矿物质的密度检查是唯一确诊患者钙丢失程度的监测方法。双极能量 X 线吸收测量学是低辐射最精确的测试方法为骨密度检查的黄金标准。如果患者正在服用骨质疏松药或遭遇某种风险因素，那就需要每 6 个月测试 1 次。

落 枕

落枕或称“失枕”，是一种常见病，好发于青壮年，以冬春季多见。落枕的常见发病经过是入睡前并无任何症状，晨起后却感到颈背部明显酸痛，颈部活动受限。这说明病起于睡眠之后，与睡枕及睡眠姿势有密切关系。

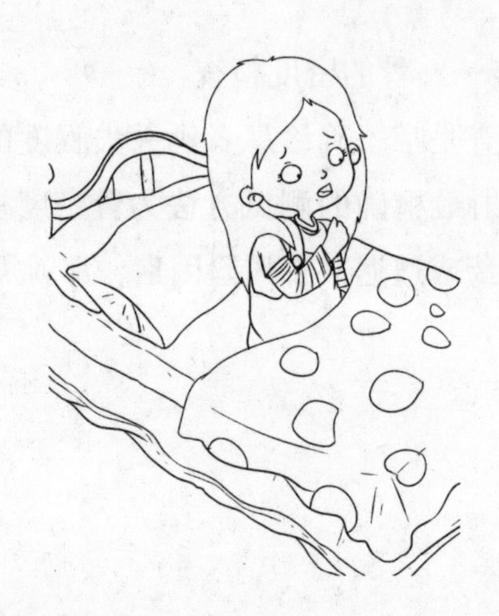

自查

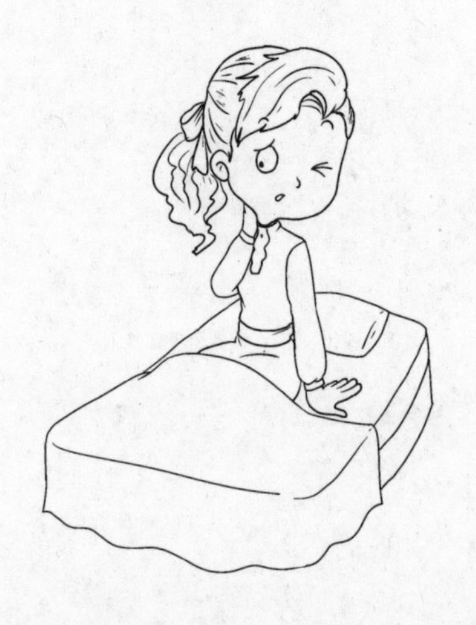

★ 落枕的病因

落枕的发病机制主要有两个方面：一是肌肉扭伤，如夜间睡眠姿势不良，头颈长时间处于过度偏转的位置；或因睡眠时枕头不合适，过高、过低或过硬，使头颈处于过伸或过屈状态，均可引起颈部一侧肌肉紧张，使颈椎小关节扭错，时间较长即可发生静力性损伤，使伤处肌筋强硬不和，气血运行不畅，局部疼痛不适，动作明显受限等。二是感受风寒，如睡眠时受寒，盛夏贪凉，使颈背部气血凝滞，筋络痹阻，以致僵硬疼痛，动作不利。

落枕是人在睡觉或外伤后突感颈部肌肉疼痛，尤以头颈部转动时更甚。引起落枕的原因有以下几种。

◆ 睡眠时头颈姿势不当

◆ 枕头垫得过高、软硬不当或高低不平

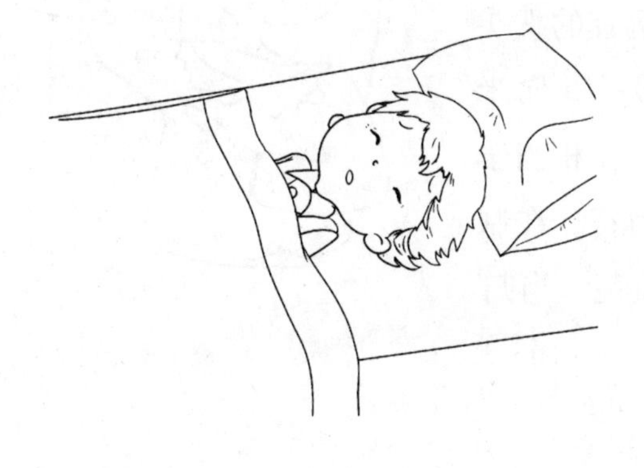

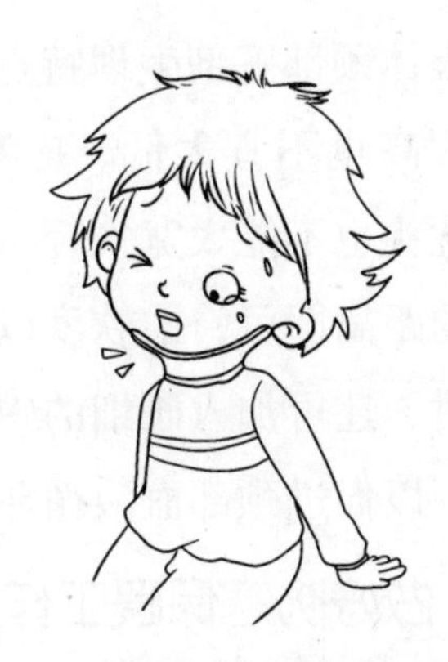

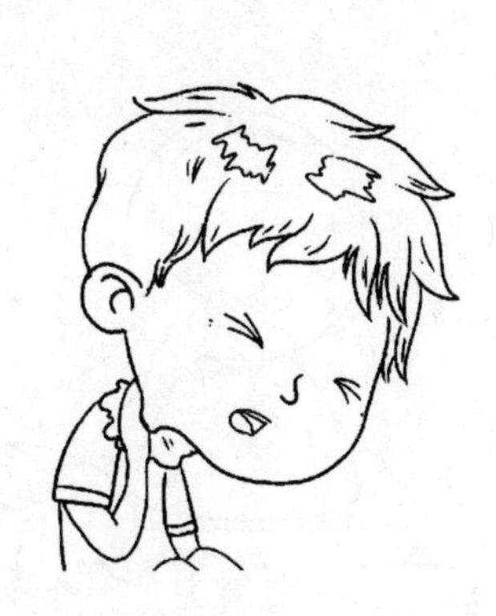

◆ 颈部外伤

◆ 颈部受风着凉

◆ 如为颈椎病引起，可反复“落枕”

自防

★ 预防落枕三要点

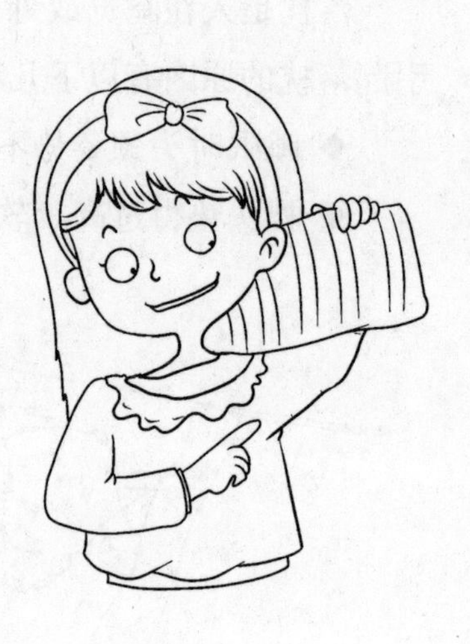

准备一个好枕头

按人体颈部解剖生理特点，一个适宜的枕头既不能太高也不宜太低。应掌握在 10~15 厘米为宜。枕头也不能太宽太轻，宽度最好在相当于肩至耳的距离即可，柔软度以易变形为宜。在制作枕头时，还可加入研细的中药，如黄芪、当归、甘草等，以促进颈部血液循环。

做好防寒保暖工作

睡觉时盖被不但要盖全身，而且还要盖好颈部，将被子往上“拉一拉”。天气炎热时，不要将颈部长时间对着电风扇吹，不可在有“穿堂风”的地方睡觉，以免颈部着凉引起颈肌痉挛诱发落枕。久坐伏案工作的人，勿忘颈部保健，要经常起身抬头活动颈部，防止颈肌慢性劳损。

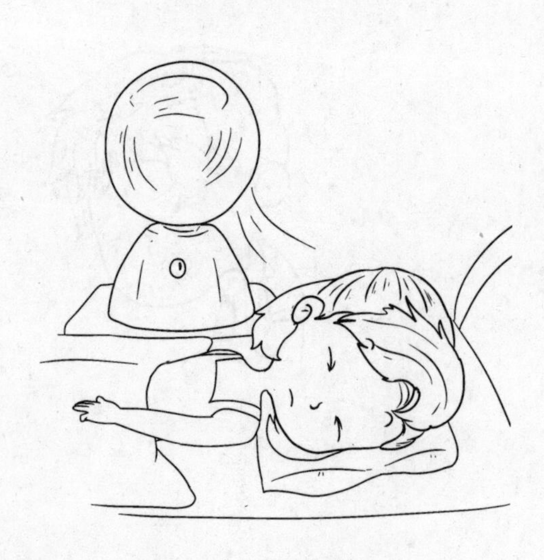

补充钙及维生素

钙是构成人体骨骼的主要成分，维生素是维持生命的要素。足够的钙及维生素，还能促进全身的血液循环，有利于体内代谢废物的排出，平时应多食用（虾皮，鱼等）牛奶和豆制品以及新鲜蔬菜，必要时也可适当服用钙片和维生素 B、维生素 C。

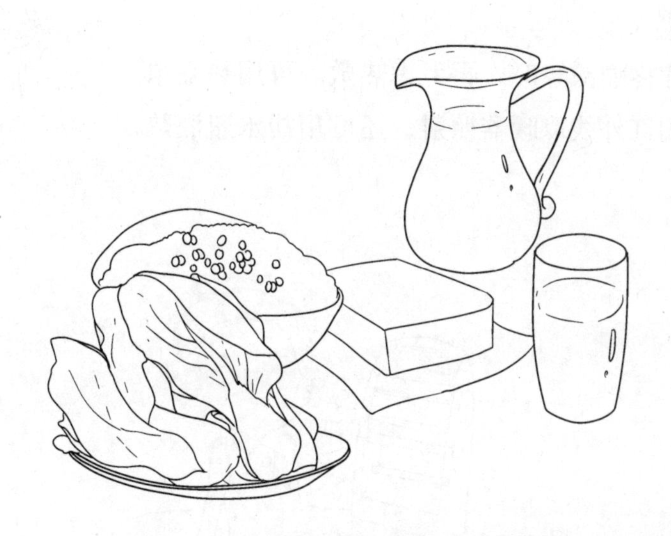

自养

落枕的治疗方法很多，一般与颈椎病的治疗方法相仿。因为落枕是急性起病，仅为单纯性肌肉痉挛，本身有自愈的趋向。所以，只要及时采取治疗措施，症状是可以很快消失的。

★ 落枕的治疗方法

大多数落枕疼痛持续 2~3 天，不做治疗亦可自己康复，但如果希望尽快减轻痛苦，及早恢复，可做以下处理。

冷敷

一般落枕都属于急性损伤，多见局部疼痛、僵硬。在48小时内只能用冷敷。可用毛巾包裹细小冰粒敷患处，每次15~20分钟，每天2次，严重者可每小时敷1次。

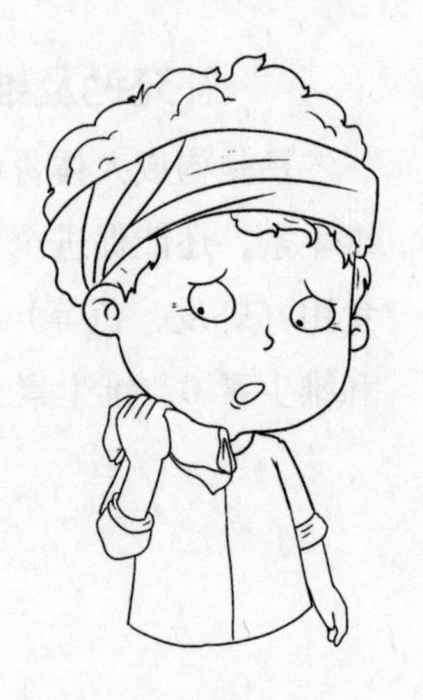

热敷

待到炎症疼痛减轻时，再考虑热敷。可用热毛巾湿敷，亦可用红外线取暖器照射，还可用盐水瓶灌热水干敷。

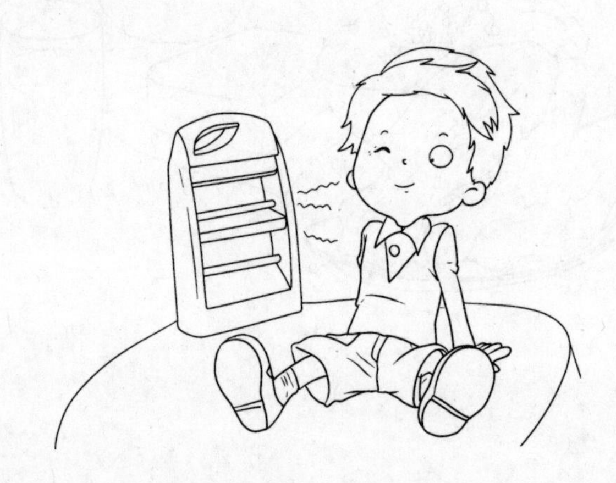

按摩

经上述方法后，颈肩仍觉疼痛者，可用分筋法按摩，由家人代劳。患者取坐位，暴露颈肩部，医者站在患者后方，在患肩处涂少许红花油或舒筋油，将左手扶住患者头顶位置，用右手拇指放在患肩痛处轻揉按摩，并向肩外轻轻推捋以分离痉挛痛点。每日推3~6次，一般在分筋按摩后，颈肩疼痛均可缓解。

★ 落枕的防复发

落枕易复发，会成为习惯性落枕。天长日久，颈肌劳损加重，颈椎退变加速，骨质增生，可形成颈椎病。落枕症状缓解后可行颈部功能锻炼，以增强颈部力量，减少复发机会。方法如下：两脚开立，与肩同宽，双手叉腰。分别做抬头望天、低头看地、头颈向后转，眼看右方、头颈向左后转，眼看左后方、头颈向左侧弯、头颈向左后转，眼看左后方、头颈向左侧弯、头颈向右侧弯、头颈前伸并侧转向左前下方、头颈前伸并侧转向右前下方、头颈转向右后上方、头颈转向左后上方、头颈向左右各环绕 1 周。以上动作宜缓慢，并尽力做到所能达到的范围。

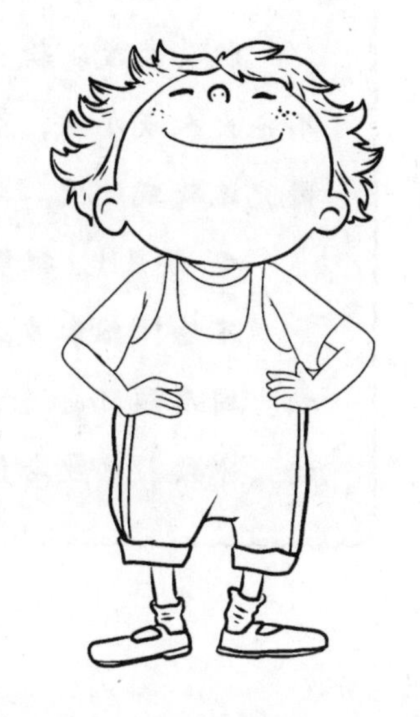

落枕起病较快，病程也很短，1 周以内多能痊愈。及时治疗可缩短病程，不予治疗者也可自愈，但复发率较高。落枕症状反复发作或长时间不愈者应考虑颈椎病的存在，应找专科医生检查，以便及早发现、治疗。

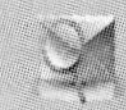**温馨提示：关于落枕的误区。**

◆ 误区1：落枕只是偶发的急性病症，与颈椎病无关

很多人认为落枕不是病，不管它也会慢慢好。但医生指出，落枕，特别是反复落枕，一年内出现三四次甚至更多，就是早期颈椎病的一种表现。西医称落枕为“急性颈椎关节周围炎”，这说明落枕是一种急性炎症，治疗不彻底，就会演变成慢性病。出现落枕，

说明颈椎周围的韧带已松弛，失去了维护颈椎关节稳定性的功能，而且椎关节已可能发生“错位”，可累及椎间盘，使骨质增生加速，发展成颈椎病。

◆ 误区2：避免落枕要睡低枕头

枕头高度、软硬适中即可。枕头高度选择，应考虑个人体型，不论大人或小孩，最理想的枕头高度以1个拳头高为佳；材质方面，避免过软或过硬。弹性与支撑力较佳的乳胶枕，是不错选择。

◆ 误区3：推拿可缓解落枕疼痛

不能！推拿力道过大，会让落枕造成的疼痛加剧，无助肌肉放松。因肩颈肌肉过于拉扯、紧绷造成的发炎现象，缓解关键在于放松，冰敷、热敷与伸展运动，都有不错效果。

颈　椎　病

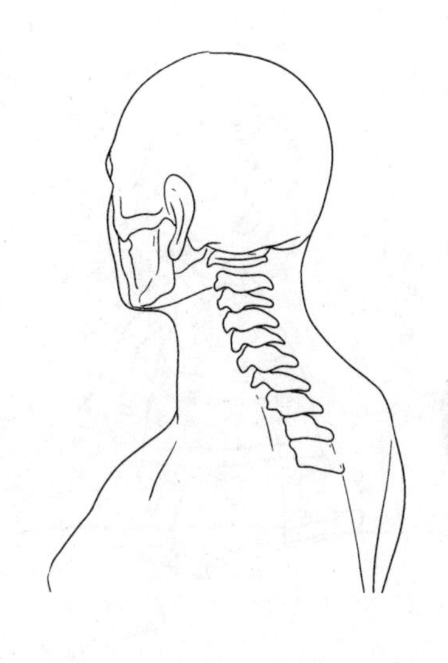

颈椎病是由于颈椎间盘退行性病变、颈椎骨质增生所引起的一系列临床症状的综合征，是脊椎病的一种。临床常表现为颈、肩臂、肩胛、上背及胸前区疼痛，手臂麻木，肌肉萎缩，甚至四肢瘫痪。颈椎病可发生于任何年龄，以40岁以上的中老年人为多。但随着生活方式的改变和积极预防保健的不足，此病在青少年中亦不罕见。

自查

★ 颈椎病的病因

颈椎病是颈椎间盘退行性病变、颈椎肥厚增生以及颈部损伤等引起颈椎骨质增生，或椎间盘脱出、韧带增厚，刺激或压迫颈脊髓、颈部神经、血管

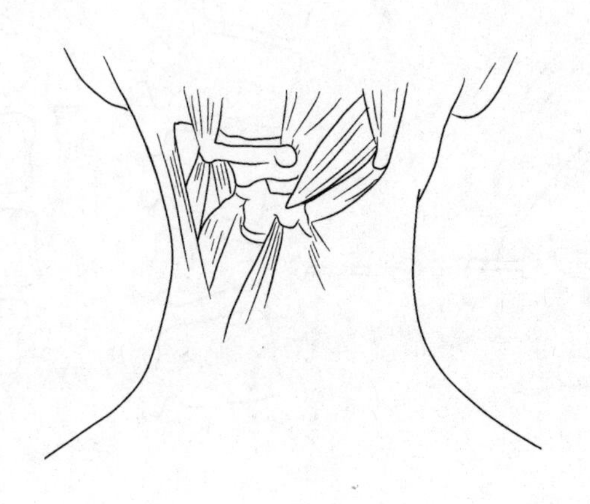

而产生一系列症状的临床综合征。

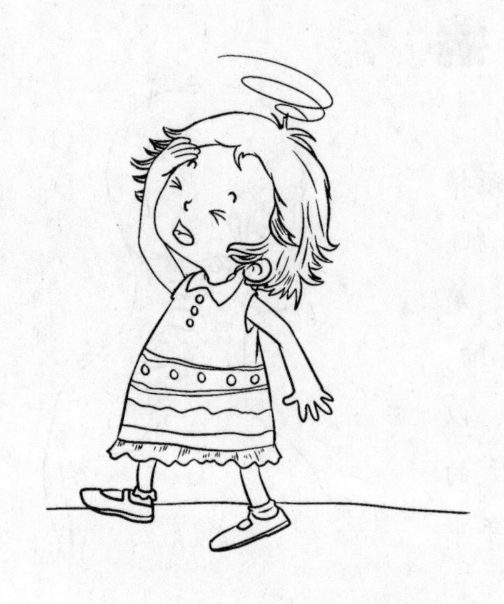

主要表现为颈肩痛、头晕头痛、上肢麻木、肌肉萎缩，严重者双下肢痉挛、行走困难，甚至四肢麻痹，大小便障碍，出现瘫痪。多发生在中老年人，男性发病率高于女性。

颈椎退行性改变

在年龄的不同阶段，颈椎及椎间盘可发生不同的改变，在颈椎体发生退行性改变的同时，椎间盘也发生相应改变。

外伤因素

在椎间盘退行性病变的基础上，进行剧烈活动或不协调的运动，是导致颈椎病的主要外伤因素。颈椎位于头颅和胸椎之间，是人体脊柱活动范围最大的部位，受伤的机会也较多，青少年时颈部外伤是导致中年后发病的重要因素。据报道5%～15%的颈椎病患者有急性外伤史。特别是颈椎骨折、脱位后出血、水肿波及椎间孔，骨折碎片移位直接压迫脊髓或血管神经而引起的病理变化，或骨折后局部形成的骨痂刺

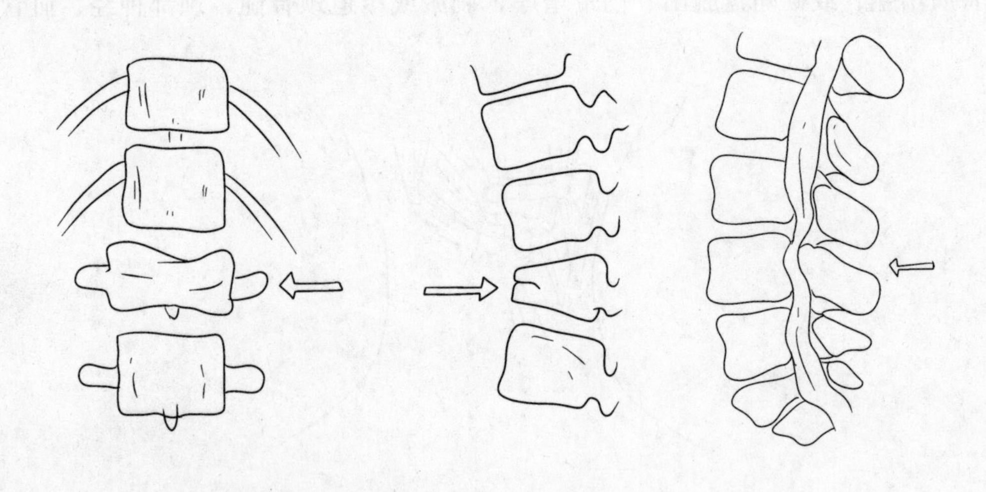

激脊神经根、脊髓，椎体脱位或半脱位，使椎管变窄等均可产生脊髓的压迫而引起临床症状。

不良姿势

每个人的生活习惯都不一样，有些人习惯在床上躺着看书、看电视，所以长此以往这样的姿势就导致了颈部劳损，以后就会出现状况，导致颈椎病的发生，影响生活。尤其在椎间盘退行性病变基础上，受到寒冷、潮湿因素的影响，可造成局部肌肉的张力增加，肌肉痉挛，增加对椎间盘的压力，引起纤维环损害。

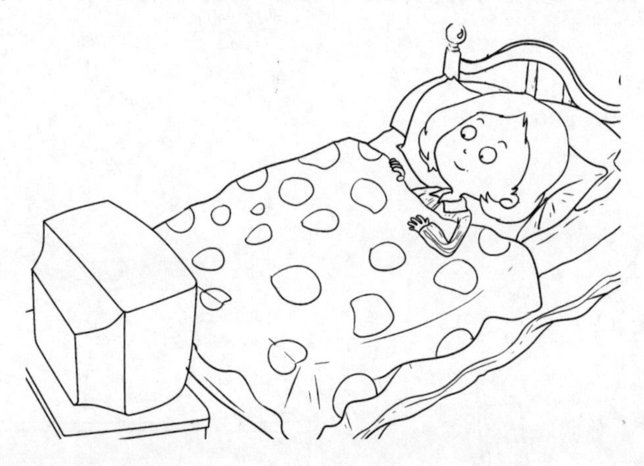

慢性劳损

长期处于不良的劳动姿势，椎间盘受到来自各方面的牵拉、挤压或扭转。

遗传因素

多与先天性发育异常有关，如椎管狭窄等，可引起颈椎病或者发病率高于其他发育正常的人群。

长期处于同一种姿势

长期使头颈部处于单一姿势，如现代办公室白领一族要长时间低头工作、长期使用电脑，易发生颈椎病及项背肌筋膜炎等，这是颈椎病的病因。

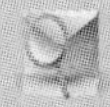

温馨提示：小孩子患颈椎病的原因

最重要的一点就是和坐姿、习惯有关，加上平时不运动，导致颈部肌肉过于疲劳，长期得不到缓解。

如今许多中小学生课业负担过重，下课时间不出教室，放学后除了补课就是闷在家中写作业；即便功课忙完了，还要遵从父母的安排学琴、画画等；还有的学生喜欢上网、玩游戏。这些都使得他们保持久坐的状态，缺少必要的肢体活动，埋下了颈椎病的隐患。

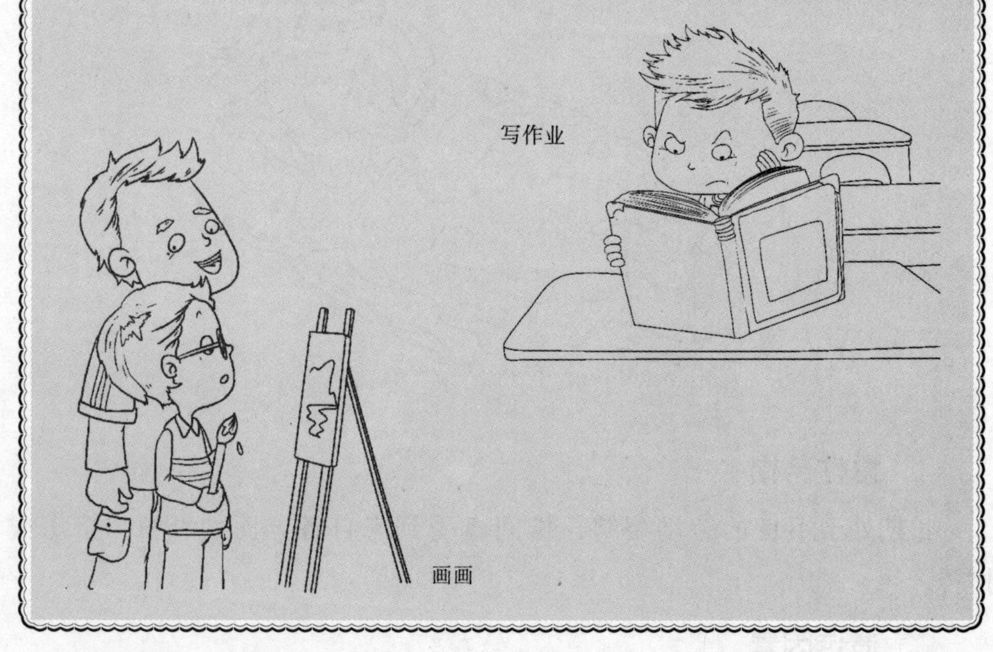

★ 颈椎病的疾病类型

颈椎病的临床表现依病变部位、受压组织及压迫轻重的不同而有所不同。其症状可以自行减轻或缓解，亦可反复发作；个别病例症状顽固，影响生活及工作。根据临床症状颈椎病大致分为颈型、神经根型、交感神经型、脊髓型、椎动脉型及其他类型。在临床上可见到各型之间症状、体征彼此夹杂的各种混合型。

颈型颈椎病

颈型即局部型，是由颈椎间盘退行性改变引起颈椎局部疼痛。主要以颈部症状为主，表现为颈活动受限，枕颈部疼痛，一般没有肢体麻木、步行障碍等其他部位的症状。

神经根型颈椎病

多见于40岁以上的人，起病缓慢，多无外伤史。但是当头部受到各种原因的外伤时会诱发本病。

主要症状有颈肩背疼痛及颈神经受刺激或受压症状。其重要体征如下。

颈部有不同程度的畸形及僵硬现象。

压痛点在受累颈脊神经的颈椎横突下方及其背支支配的区域。

臂丛神经牵拉试验阳性。

椎间孔挤压试验阳性。

交感神经型颈椎病

交感神经型颈椎病的症状主要包括头部症状、眼耳鼻喉部症状、胃肠道症状以及心血管症状。下面我们来看看每个分类下的具体症状：

眼耳鼻喉症状：眼底胀痛、干涩或多泪、视物模糊等；咽部异物感、口干、声带疲劳等；味觉改变。

胃肠道症状：恶心甚至呕吐、腹胀、腹泻、消化不良、嗳气以及咽部异物感等。

头部症状：如头晕或眩晕、头痛或偏头痛、头沉、枕部痛、睡眠欠佳、记忆力减退、注意力不易集中等。偶有因头晕而跌倒者。

心血管症状：心悸、胸闷、心率变化、心律失常、血压变化等。面部或某一肢体多汗、无汗，畏寒或发热，有时感觉疼痛、麻木，但是又不按神经节段或走行分布。

脊髓型颈椎病

颈椎间盘突出、韧带肥厚骨化或者其他原因造成颈椎椎管狭窄，脊髓受压和缺血，引起脊髓传导功能障碍。有的以上肢开始发病，向下肢发展；有的以下肢开始发病，向上肢发展。主要表现为走路不稳、四肢麻木、大小便困难等。

椎动脉型颈椎病

由于钩椎关节退行性改变的刺激，压迫椎动脉，造成椎-基底动脉供血不全者，常伴有头晕、黑蒙等症状，与颈部旋转有关。

其他类型颈椎病

指食管压迫型颈椎病，吞咽有异物感，临床上非常罕见。

★ 颈椎病的症状

我们周围的不少朋友都患有颈椎病，骨科专家解释说，通过对颈椎病早期症状的了解，我们能够及早发现自己是否得了颈椎病，从而做到及时的治疗，以下就是对颈椎病早期症状的介绍。

吞咽障碍

颈椎病的症状是多种多样的，治疗本病要从症状入手。颈椎病早期症状之一是吞咽障碍。当患者吞咽时有梗阻感、食管异物感，有一部分患者还会出现声音嘶哑、干咳、恶心、呕吐、胸闷等症状。这是由于颈椎椎体前缘骨质直接压迫食管后壁而引起食管狭窄，或因颈椎病引起自主神经功能紊乱导致食管痉挛或过度松弛而出现的症状。也可因骨刺形成使食管周围软组织发生刺激反应引起。

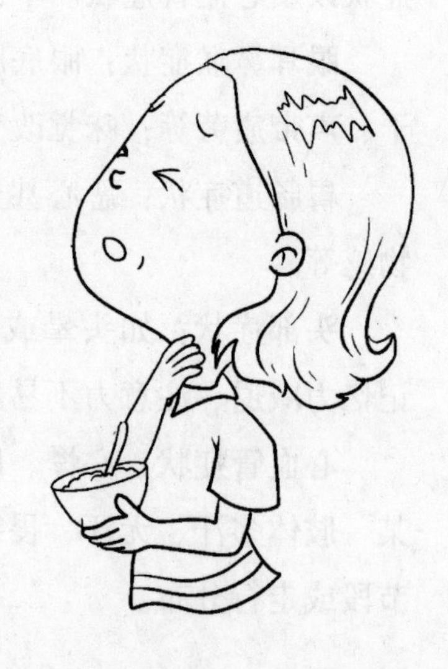

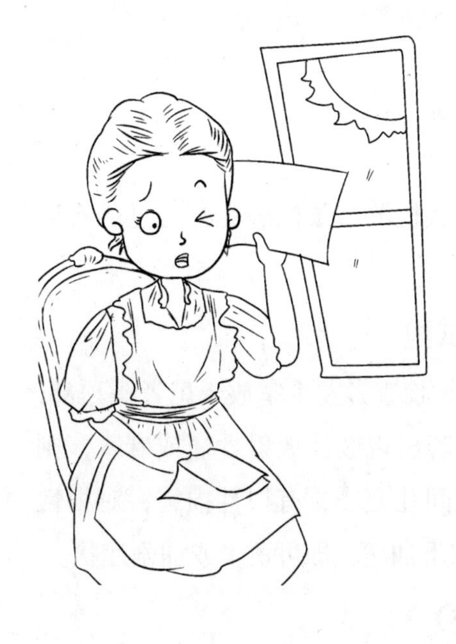

视力障碍

视力障碍是颈椎病的症状之一，该症状表现为视力下降、流泪、眼胀痛、怕光等，有的颈椎病患者还出现视野缩小、视力锐减症状。这与颈椎病造成自主神经功能紊乱及椎-基底动脉供血不足而引发的大脑枕叶视觉中枢缺血性病损有关。

高血压

有些颈椎病患者会出现血压增高或降低的症状，一般情况下都以血压增高为常见，称为“颈性高血压”。这与颈椎病所致椎-基底动脉供血失常和交感神经受刺激发生功能紊乱有关。由于颈椎病和高血压病皆为中老年人多见，故二者并存的机会不少。

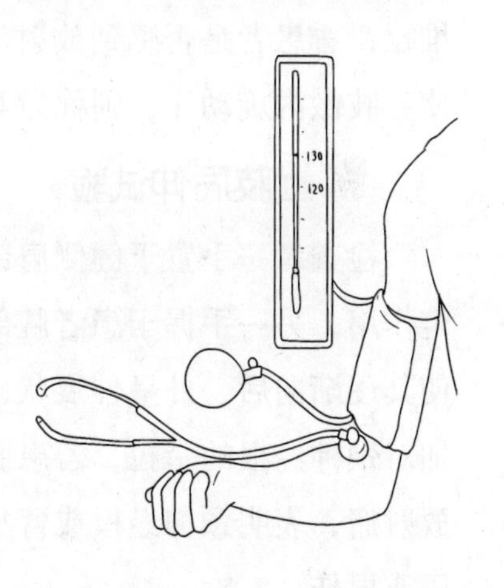

颈心综合征

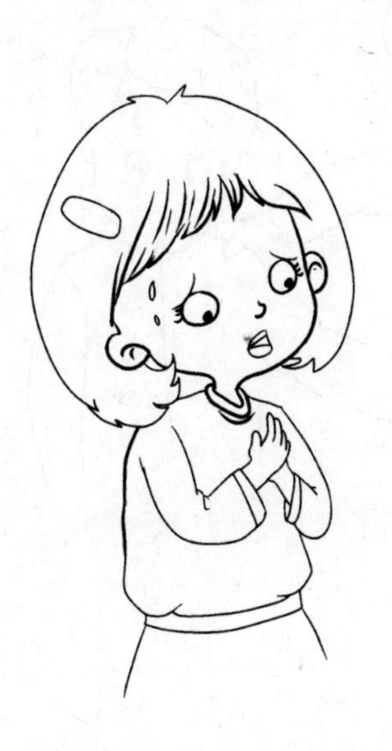

该症状主要表现为心前区疼痛、胸闷、早搏等心律失常及心电图 ST 段改变，易误认为冠心病。这是颈背神经后根受颈椎骨质增生刺激和压迫所致。

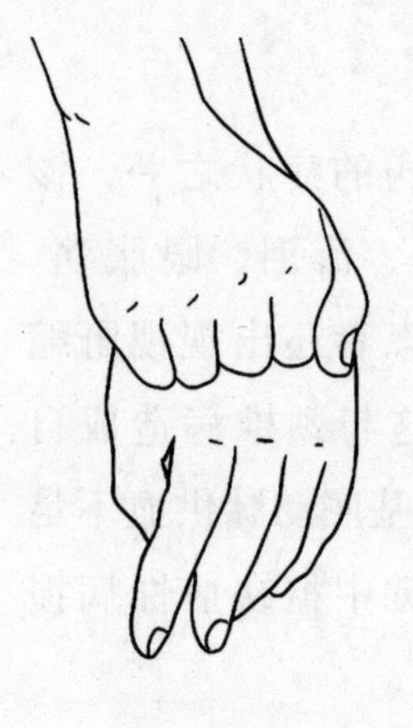

★ 颈椎病的诊断

在颈椎病的初期怎么检测出颈椎病呢？常见的有四种方法。

椎间孔挤压试验

令患者头偏向患侧，检查者左手掌放于患者头顶部，右手握拳轻叩左手背，若出现肢体放射性痛或麻木，则表示力量向下传递到椎间孔变小，有根性损害；对根性疼痛严重者，检查者用双手重叠放于头顶，向下加压，即可诱发或加剧症状。

臂丛神经牵拉试验（Eaten 试验）

患者低头，检查者一手扶患者头颈部、另一手握患肢腕部，做相反方向推拉，看患者是否感到放射痛或麻木，这称为 Eaten 试验。如牵拉同时再迫使患肢做内旋动作，则称为 Eaten 加强试验。

上肢后伸试验

检查者一手置于健侧肩部起固定作用、另一手握于患者腕部，并使其逐渐向后、外呈伸展状，以增加对颈神经根的牵拉，若患肢出现放射痛，表明颈神经根或臂丛有受压或损伤。

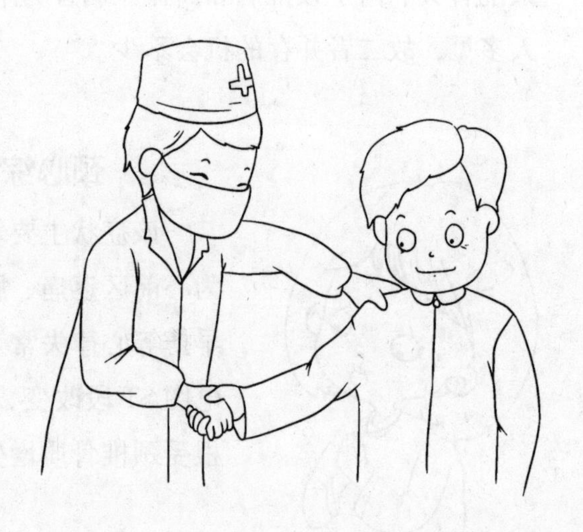

前屈旋颈试验

令患者颈部前屈，嘱其向左右旋转活动。如颈椎处出现疼痛，表明颈椎小关节有退行性病变。

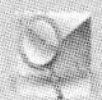温馨提示：出现何种症状时应尽快就医？

如果您伴有以下的症状表现应尽快就医。

◆ 颈肩酸痛可放射至头枕部和上肢。

◆ 一侧肩背部沉重感，上肢无力，手指发麻，肢体皮肤感觉减退，手握物无力，有时不自觉的握物落地。

◆ 其严重的典型表现是：下肢无力，行走不稳，两脚麻木，行走时如踏棉花的感觉。

◆ 最严重者甚至出现大小便失控，性功能障碍，甚至四肢瘫痪。

◆ 常伴有头颈、肩背、手臂酸痛，脖子僵硬，活动受限。

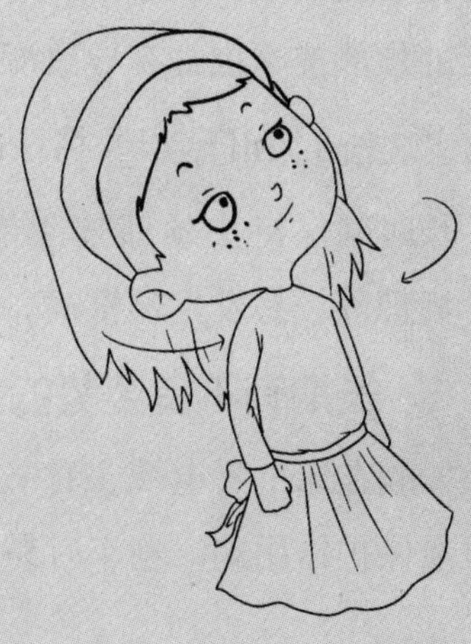

◆ 有些患者伴有头晕、目眩，重者伴有恶心呕吐、卧床不起，部分可有眩晕、猝倒。

◆ 当颈椎病累及交感神经时可出现头晕、头痛、视物模糊，两眼发胀、发干，两眼张不开、耳鸣、耳堵、平衡失调、心动过速、心慌、胸部紧束感，有的甚至出现胃肠胀气等症状。也有吞咽困难、发音困难等症状。

如果您还伴有以上的症状，则希望您能尽快到医院进行检测与治疗。

自防

★ 颈椎病的易发人群

头颈部外伤人员

头颈部外伤并不直接引起颈椎病，但却往往是颈椎病产生症状的加重因素，一些患者因颈椎骨质增生、颈椎间盘膨出、椎管内软组织病变等造成颈椎管处于狭窄临界状态中，外加颈部外伤常诱发症状的产生，甚至瘫痪。不适当的颈部按摩也常有导致瘫痪发生的报道。

长时间低头看书、坐办公室人员

长时间保持头颈部处于单一姿势，导致局部过度活动，损伤局部椎间盘、韧带等，易发生颈椎病。

长期有不良姿势的人

如躺在床上看电视、看书，高枕，坐位睡觉等；在车上趴着睡觉，睡着时肌肉保护作用差，刹车时易出现颈部损伤。

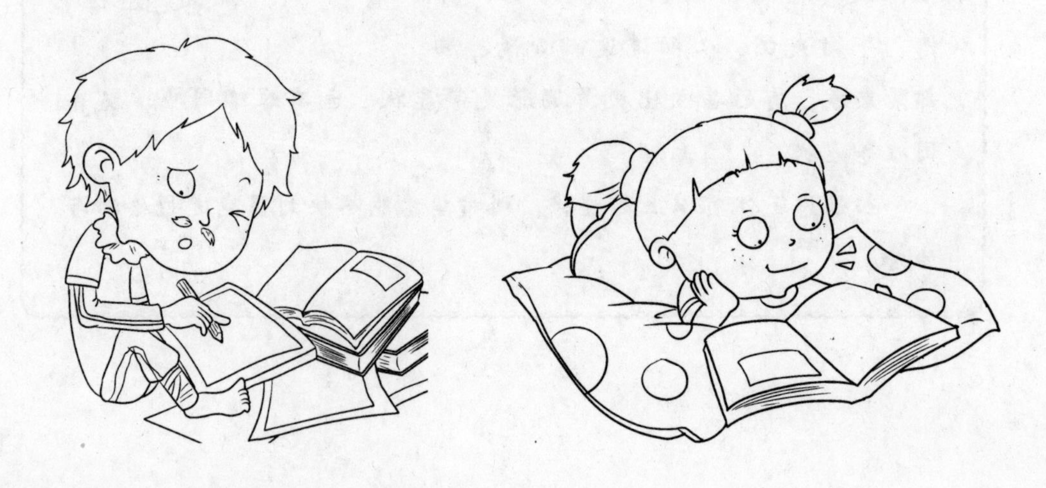

颈椎结构发育不良的人

先天性小椎管也是颈椎病的发病基础。颈椎中央椎管、神经根管狭小者，颈椎病的发病率是正常人的高2倍。

★ 颈椎病的预防措施

多休息

颈椎病急性发作期或初次发作的患者，要适当注意休息，病情严重者更要卧床休息2~3周。卧床休息在放松颈部肌肉，减轻肌肉痉挛和头部重量对椎间盘的压力，消退组织受压水肿等方面具有重要的作用。但卧床时间不宜过长，以免发生肌肉萎缩、组织粘连、关节粘连等变化，阻碍颈椎病的恢复。所以颈椎病的间歇期和慢性期，应适当参加工作，不需长期休息。

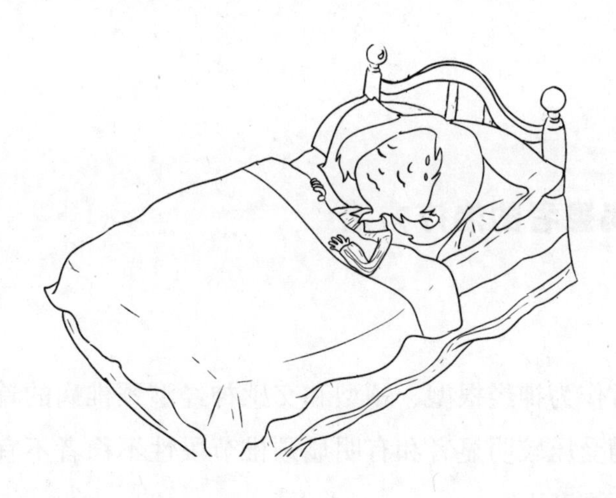

对疾病要有正确的认识，树立战胜疾病的信心

颈椎病病程比较长，椎间盘的退变、骨刺的生长、韧带钙化等与年龄增长、机体老化有关。病情常有反复，发作时症状可能比较重，影响日常生活和休息。因此，一方面要消除恐惧悲观心理，另一方面要有乐观的心态，并

积极治疗。

注重保养

人体犹如一部复杂的机器，时常需要加以保养。尤其是颈椎病，本身就是一种退行性病变，更要对颈部加以保护，尽量避免不必要的损伤。无论是睡眠、休息，还是学习工作，甚至日常一些动作，都要保持良好的习惯，时刻不忘颈椎的保护，同时加强颈肌的锻炼。

积极治疗

颈椎病的治疗方法有非手术治疗和手术治疗之分。绝大多数患者经治疗能够缓解症状甚至治愈不再复发。但每一种治疗方法均有其独特的操作、作用和适应证，需要有专科医师指导，而且有一定的疗程。切忌病急乱投医，频繁更换治疗方法或多种方法杂乱并用，不但得不到治疗效果反而加重病情。

自养

★ 颈椎病患者的治疗方法

牵引

颈椎牵引常作为神经根型、颈型和交感神经型颈椎病的首选疗法。但脊髓型颈椎病脊髓受压较明显者和有明显颈椎节段性不稳者不宜采用。一般用颈枕牵引带做颈椎牵引。

推拿

中医学认为颈椎病系因颈项长期劳累，气血失和，加上外感风寒、阻滞经络所致。推拿治疗可以调和气血，驱风散寒，舒筋通络，从而达到解痉镇痛的效果。推拿适用于除了严重颈脊髓受压的脊髓型以外的所有各型颈椎病。对于脊髓型颈椎病，传统不主张进行推拿治疗，认为有可能加重脊髓损害，但国内已有安全有效的牵引和推拿治疗的报道，因此，轻型脊髓型颈椎病不一定禁忌推拿治疗，只是手法宜温和，免除旋扳手法。颈椎病的推拿手法应刚柔结合，切忌粗暴。

理疗

理疗能改善局部血液循环，放松痉挛肌肉，缓解症状。方法可选用高频（微波、超短波）、低中频电疗［如经皮神经电刺激（TENS）、间动电疗、电脑中频］、超声波、磁疗等。

运动疗法

颈椎病的运动疗法主要是做医疗体操练习，颈椎病医疗体操的目的与作用主要有两方面：通过颈部各方向的放松性运动，活跃颈椎区域血液循环，消除瘀血水肿，同时牵伸颈部韧带，放松痉挛肌肉，从而减轻症状；增强颈部肌肉，增强其对疲劳的耐受能力，改善颈椎的稳定性，从而巩固治疗效果，防止反复发作。

★ 颈椎病患者的食疗方法

◆ 多吃富含钙和维生素 D 的食物，如甘蓝、栗子、蚌类、大多数绿叶蔬菜、海带、燕麦、鲑鱼、沙丁鱼、海菜、芝麻、小虾、黄豆、豆腐、萝卜叶和麦胚。

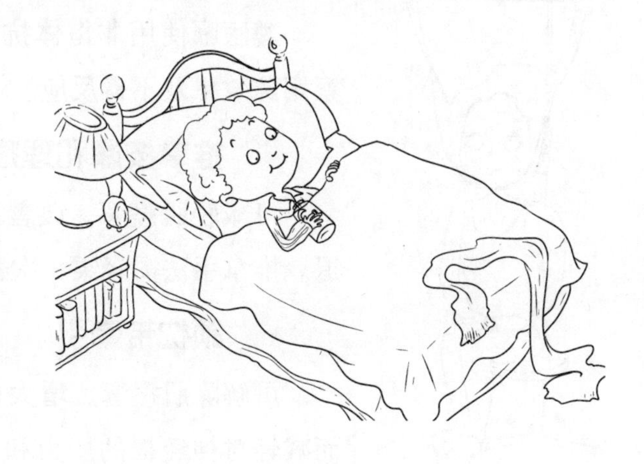

◆ 要在不同的时间食用全谷物和含钙的食物。睡前服钙，这是钙吸收的最佳时间，还有助于睡眠。

◆ 在饮食中包含有蒜、葱头以及鸡蛋（血胆固醇不高者），这些食物含硫，是健康骨骼所必需的。

◆ 限量如下食物：杏仁、芦笋、腰果、大黄和菠菜，这些食物含有草酸，抑制钙吸收。

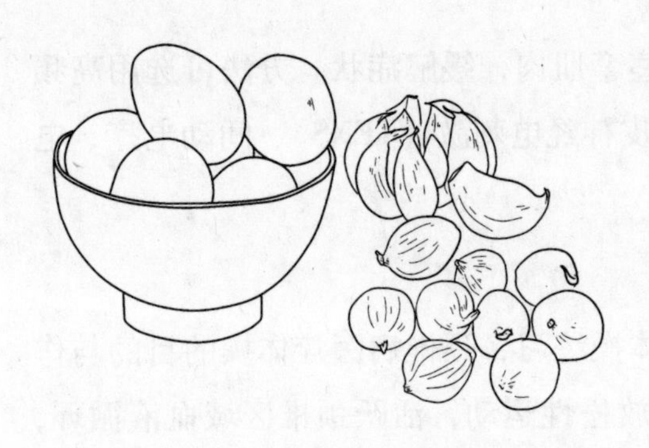

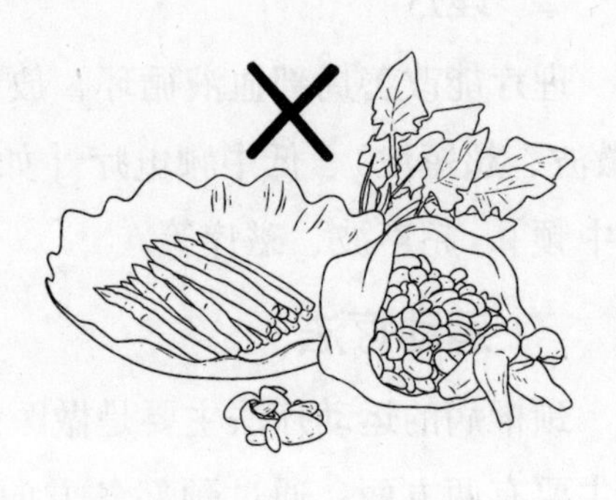

◆ 避免食用含磷的饮料和食物以及酵母产品。

★ 颈椎病的防复发

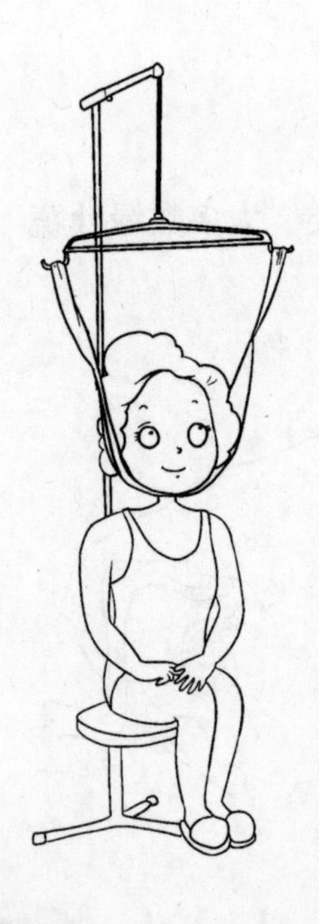

用药护理

遵医嘱使用非甾体抗炎药、肌松弛剂和镇静剂，观察用药效果及不良反应。

推拿按摩和理疗

可减轻肌痉挛，改善局部血循环，促进炎性水肿消退。推拿手法需轻柔，次数不宜过多，否则会加重损伤。

颌枕带牵引

可解除肌痉挛、增大椎间隙、减少椎间盘压力，从而减轻对神经根的压力和对椎动脉的刺激。坐位与卧位都可进行牵引，牵引量 2~6 千克，牵引时间以颈、背部肌能耐受为限，每日数次，每次 1 小时。如无不适，可行持续牵引，每日 6~8 小时，2 周为一个疗程。脊髓型颈椎病一般不宜做此牵引。

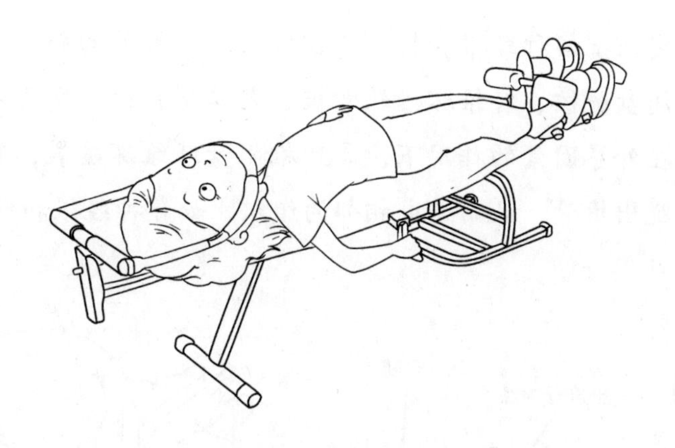

◆ 纠正日常生活、工作、休息时头、颈、肩的不良姿势，保持颈部平直。加强功能锻炼，可以预防颈椎病的发生。

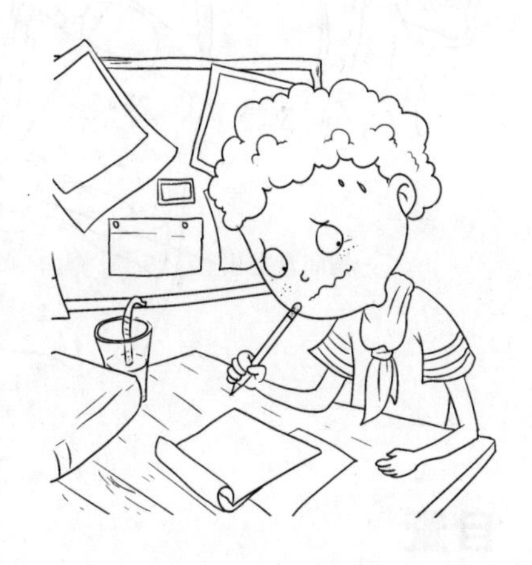

颈椎间盘突出症

颈椎间盘突出症俗称颈椎骨刺，是临床上较为常见的脊柱疾病之一。主要是由于颈椎间盘髓核、纤维环、软骨板，尤其是髓核，发生不同程度的退行性病变后，在外界因素的作用下，导致椎间盘纤维环破裂，髓核组织从破裂之处突出或脱出椎管，从而造成相邻的组织，如脊神经根和脊髓受压。

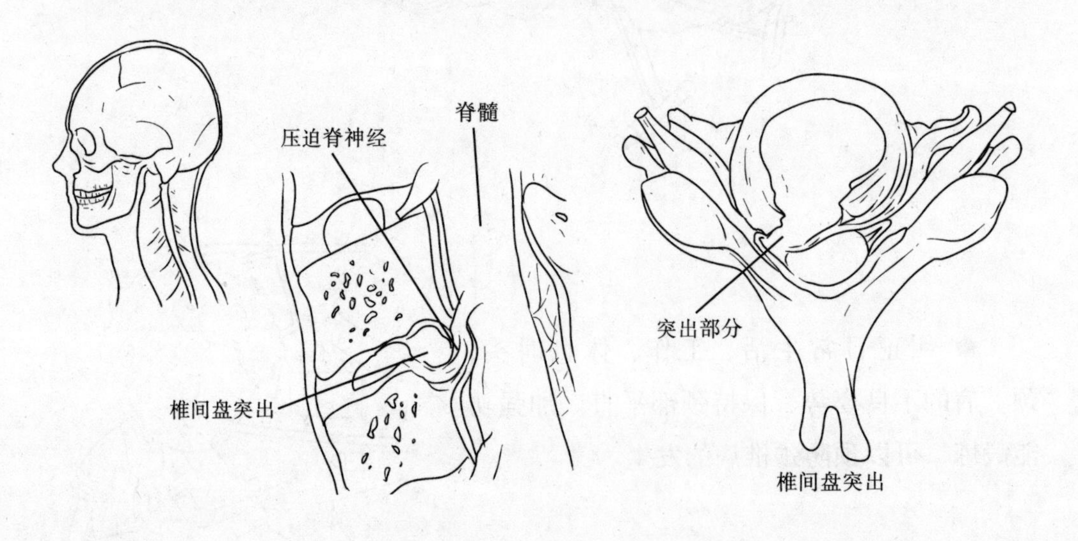

自查

★ 颈椎间盘突出症的病因病理

颈椎间盘突出症由颈部创伤、退行性病变等因素导致。致伤原因主要是加速暴力使头部快速运动导致颈部扭伤，多见于交通事故或体育运动，可由前方、后方、侧方撞击致伤，而以车尾撞击引起的颈部过伸-加速损伤所致的椎间盘损伤最为严重。一般认为急性颈椎间盘突出症是在椎间盘发生一定程度退行性变的基础上，受到一定外力作用发生的，但亦可见于原无明显退变的椎间盘。

椎间盘是人体各组织中最早和最易随年龄发生退行性改变的组织，由于年龄的增长，髓核丧失一部分水分及其原有弹性。不良的睡眠、枕头的高度不当或垫的部位不妥，另外，工作姿势不当，尤其是长期低头工作者颈椎间盘突出症发病率非常高。

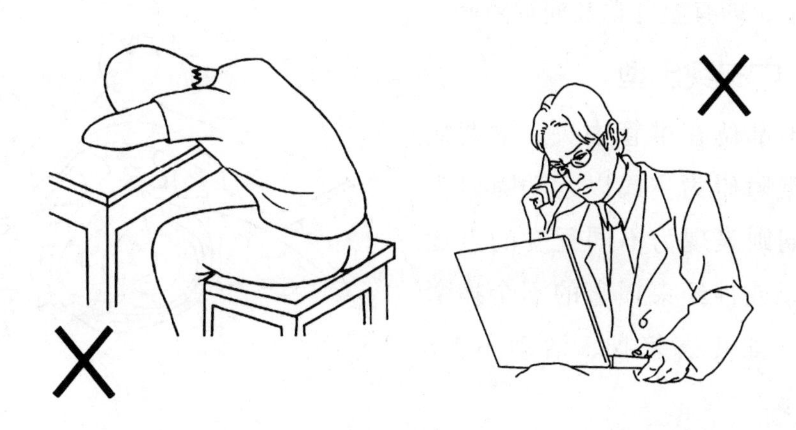

★ 颈椎间盘突出症的分型

颈椎间盘突出症可分为以下三种类型。

侧方突出型

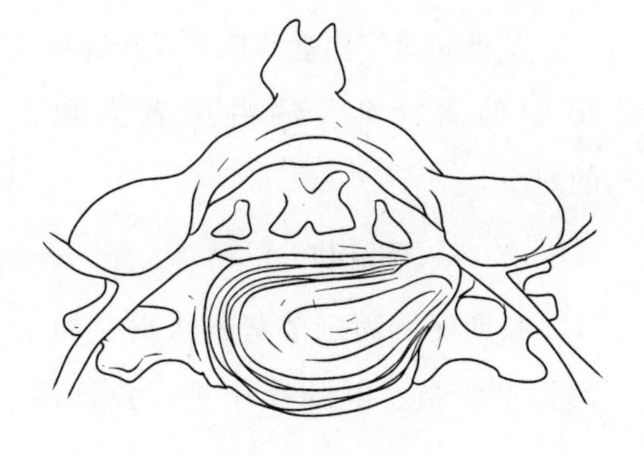

突出部位在后纵韧带的外侧，钩椎关节的内侧。轻者出现颈脊神经支配区（即患侧上肢）的麻木感，重者可出现受累神经节段支配区的剧烈疼痛，如刀割样或烧灼样，

同时伴有针刺样或过电样窜麻感，疼痛症状可因咳嗽而加重。

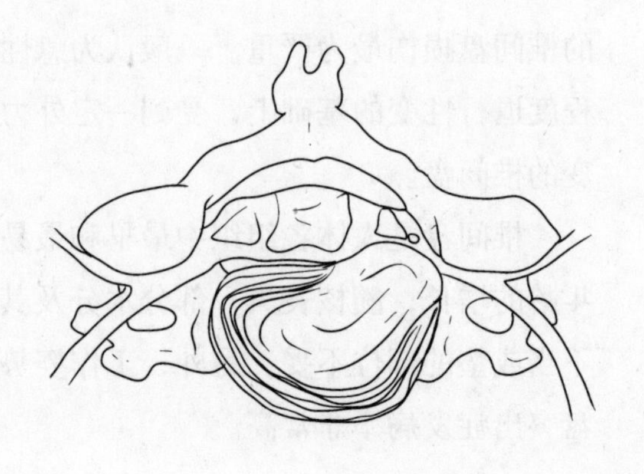

旁中央突出型

突出部位偏向一侧而在脊髓与脊神经之间。可出现不同程度的单侧脊髓受压的症状，同侧肢体出现触觉及深感觉障碍；对侧则以感觉障碍为主，即有温度觉及痛觉障碍。

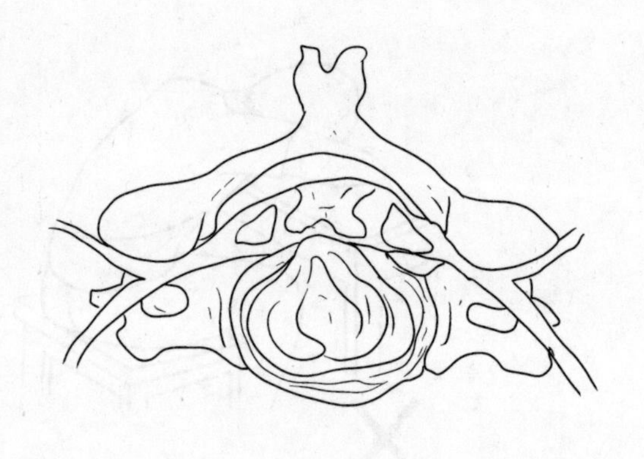

中央突出型

突出部位在椎管中央。早期症状以感觉障碍为主或以运动障碍为主，晚期则表现为不同程度的上运动神经元或神经束损害的不全痉挛性瘫痪，如步态笨拙、活动不灵、走路不稳。

自防

★ 颈椎间盘突出症的高危人群

颈椎间盘突出症临床多见于20~40岁的青壮年，约占患者人数的80%。

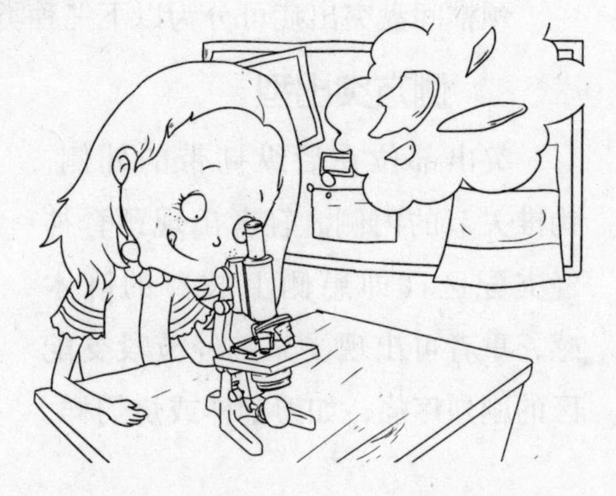

从事职业

长期保持固定姿势的人群，如办公室职员、电脑操作员、会计、

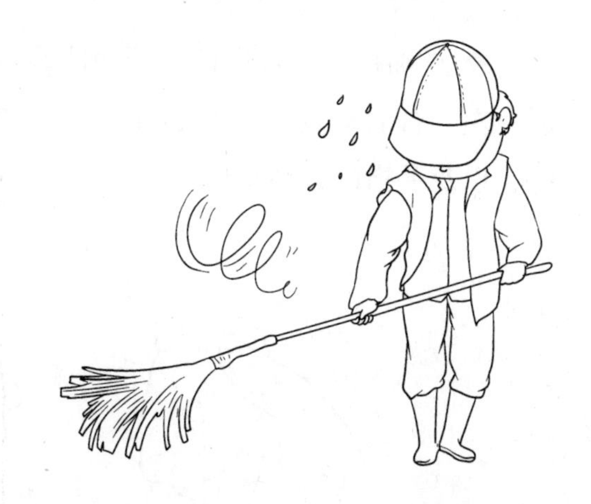

打字员、教师、司机、银行职员、手术室护士、交通警察、刺绣女工、长期观看显微镜者、油漆工、电工、刻字工、汽车或机械修理工等。

性别

颈椎间盘突出症男性明显多于女性。

环境

长期工作或居住在潮湿及寒冷环境中的人较易发生。

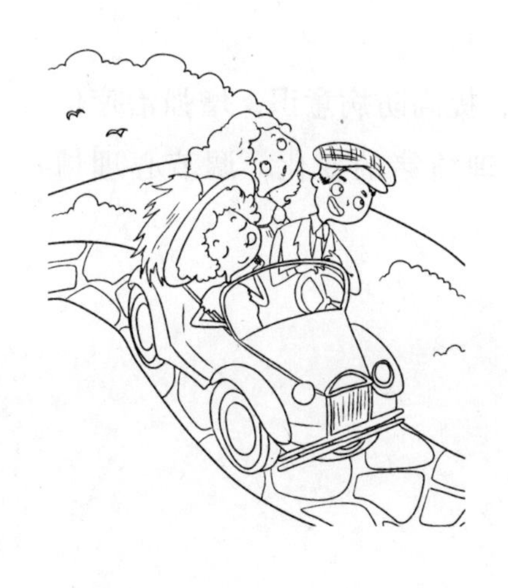

★ 颈椎间盘突出症的预防

◆ 坐车时不要打瞌睡，以免司机急刹车时造成本病发生。

◆ 做体育运动时要保持正确的姿势不要使颈部过伸。

自养

★ 颈椎间盘突出症的护理

◆ 长期卧床的患者，应注意有关卧床并发症的预防与观察。经常用50%的红花酒精按摩患者的骨突部位，如骶骨、尾骨、足跟处、内外踝等。按摩上、下肢肌肉，鼓励患者主动加强各关节活动。

◆ 正确指导患者进行头颈功能锻炼，坚持颈部的活动锻炼，方法为前、后、左、右活动及左、右旋转活动，指导患者两手做捏橡皮球或毛巾的训练，以及手指的各种动作。

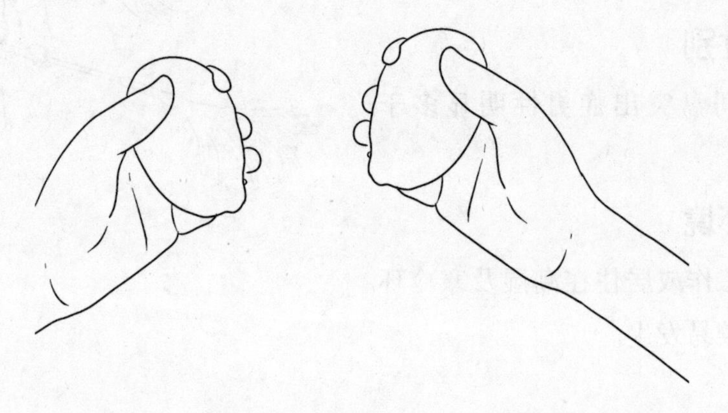

◆ 让患者了解颈椎间盘突出症的有关知识，提高防病意识，增强治疗信心，掌握康复的方法。观察患者治疗过程中心理情绪的变化，调节心理情绪，保持心理健康。

肩周炎

肩周炎，全称为肩关节周围炎，发病年龄大多为40岁以上，女性发病率略高于男性，且多见于体力劳动者。

由于50岁左右的人易患此病，所以本病又称为五十肩。其病变特点是广泛，即疼痛范围广泛、功能受限广泛、压痛广泛。

自查

★ 肩周炎的病因病理

年龄因素

患者大多是中老年人，年龄在四五十岁左右，可见肩周炎的出现与患者的年龄有很大的关系，年龄越大，患病的概率就越高。

风寒湿侵袭

肩周炎的发病部位是肩部，肩部在睡觉的时候很容易着凉，从而就诱发了这种疾病的出现。

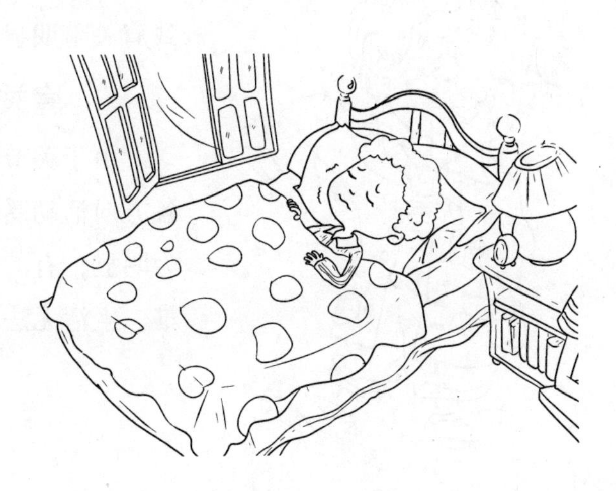

肩部损伤

肩周炎的发生和肩部损伤也有很大的关系。如果平时在锻炼和工作的时候没有加以注

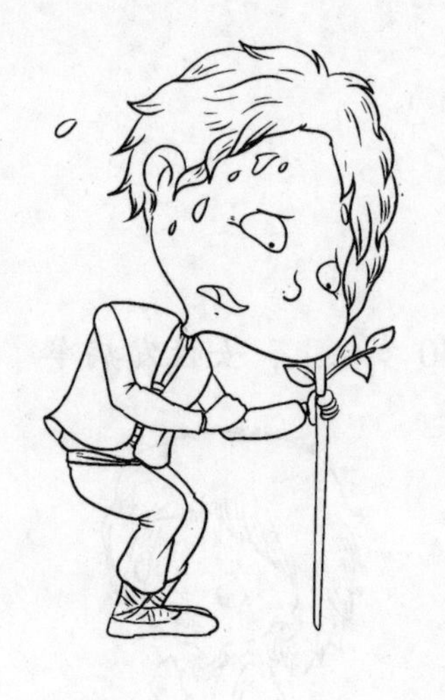

意的话，就很容易致肩部受到一些伤害，从而诱发肩周炎。

★ 肩周炎的症状

疼痛

多为肩部慢性、阵发性疼痛，之后疼痛会逐渐加重，且呈持续性。当气候变化或劳累时，患者的疼痛加重，并放射至颈项及上肢，当肩部偶然受到碰撞或牵拉时，则可引起撕裂样剧痛。

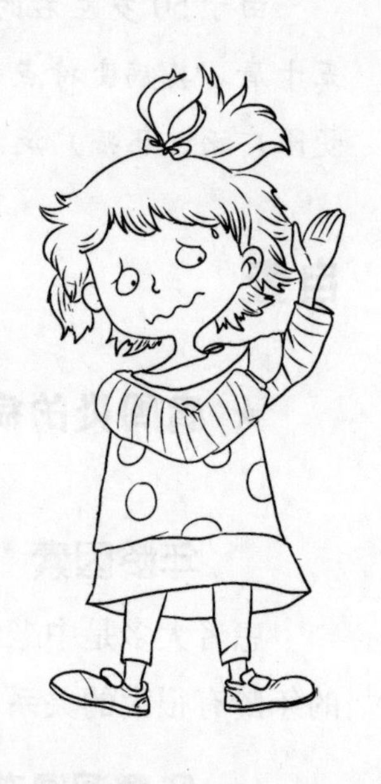

肩关节僵硬

肩关节活动受限是肩周炎早期症状之一，一般出现在疼痛症状明显后3~4周。开始因为疼痛、肌肉痉挛等不敢动，后来就是关节囊、韧带等软组织粘连、挛缩，导致肩关节明显僵硬。

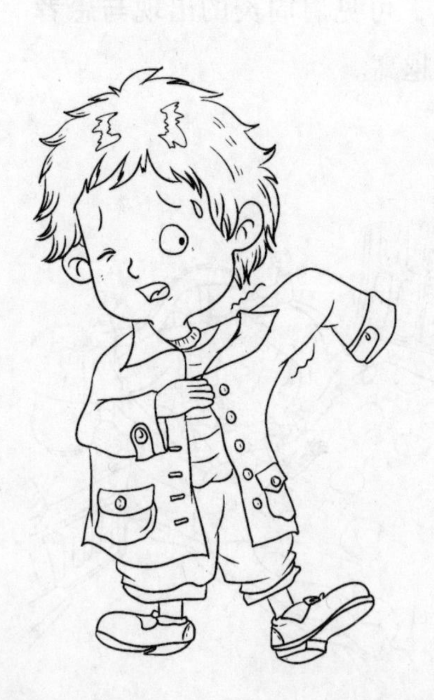

肩关节活动受限

由于关节囊及肩周软组织的粘连，肩关节各方向活动受限，以外展、上举、内外旋时尤为明显，有的患者甚至梳头、穿衣、洗脸都困难，生活无法自理。

★ 肩周炎自测

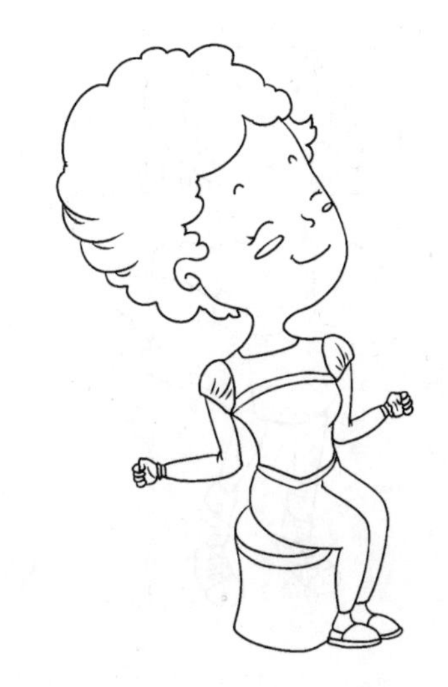

自测肩周炎的方法：将双侧肘部紧贴腰部，屈曲肘关节90°，双手拇指翘起朝天、余四指握拳；在保持肘部紧贴腰部不动、屈肘90°不动的情况下，将双手向两侧分开，使双手间距离拉大。就好像做拉力器的锻炼似的，只是肘部不能动。如果自己不能完成这项试验，可以保持上述姿势，请家人帮忙检查患侧手是否可以外移拉开。

如果肩痛侧的手能外移，则大多数不是肩周炎；如果肩痛侧手外移程度明显低于健侧，多数是肩周炎，即俗称的“冻结肩”。

自防

★ 肩部的日常保健

注意防寒保暖

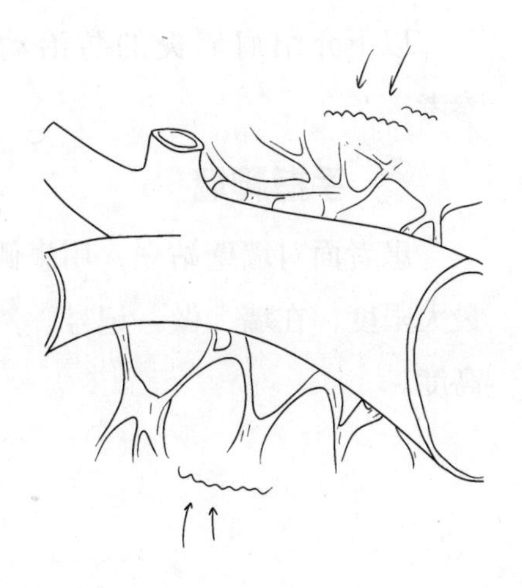

由于气候变化，寒冷湿气不断侵袭机体，可使肌肉组织和小血管收缩，久则引起肌细胞的纤维样变性、肌肉收缩功能障碍而引发各种症状。因此，在日常生活中注意防寒保暖，特别是避免肩部受凉，对于预防肩周炎十分重要。

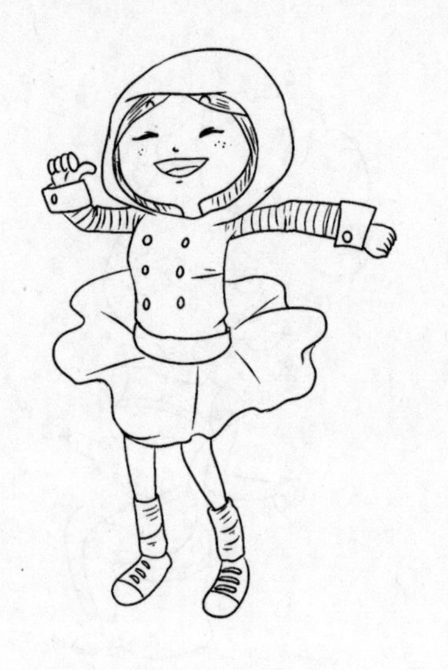

加强功能锻炼

对肩周炎来说，特别要注重关节的运动，可经常进行打太极拳、太极剑、门球等运动，或在家里进行双臂悬吊，使用拉力器、哑铃以及双手摆动等，但要注意运动量，以免造成肩关节及其周围软组织的损伤。

纠正不良姿势

对于经常伏案、双肩经常处于外展工作的人，应注意调整姿势，避免长期的不良姿势造成慢性劳损和积累性损伤。电脑桌上键盘和鼠标的高度，应当稍低于坐姿时肘部的高度。这样才能最大限度地降低操作电脑时腰背、颈部肌肉和手部肌肉腱鞘等部位的损伤。

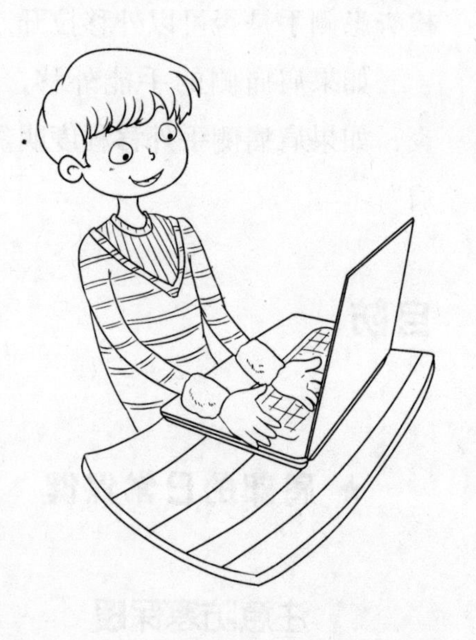

★ 肩周炎的预防措施

以下介绍肩周炎的防治动作，供患者参考。

手指爬墙

患者面对墙壁站立，用患侧手指沿墙缓缓向上爬动，使上肢尽量高举到最大限度，在墙上做一记号，然后再徐徐向下回原处，反复进行，逐渐增加高度。

屈肘甩手

患者背部靠墙站立，或仰卧在床上，上臂贴身、屈肘，以肘点作为支点，进行外旋活动。

体后拉手

患者自然站立，在患侧上肢内旋并向后伸的姿势下，健侧手拉患侧手或腕部，逐步拉向健侧并向上牵拉。

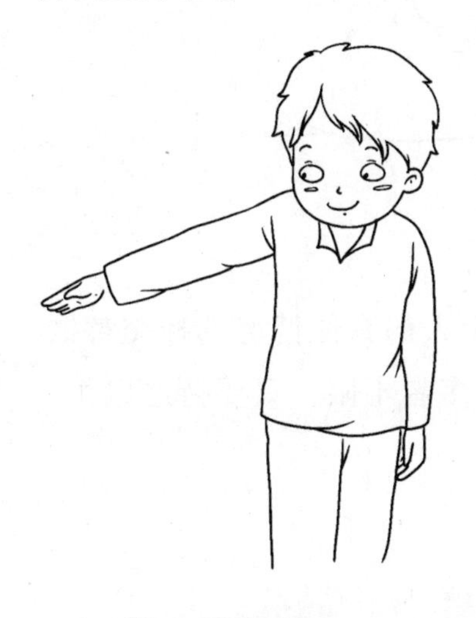

展臂站立

患者上肢自然下垂，双臂伸直，手心向下缓缓外展，向上用力抬起，到最大限度后停 10 分钟，然后回原处，反复进行。

旋肩

患者站立，患肢自然下垂，肘部伸直，患臂由前向上向后划圈，幅度由小到大，反复数遍。

后伸摸棘

患者自然站立，在患侧上肢内旋并向后伸的姿势下，屈肘、屈腕，中指指腹触摸脊柱棘突，由下逐渐向上至最大限度后保持不动，2 分钟后再缓缓向下回原处，反复进行，逐渐增加高度。

擦汗

患者站立或仰卧均可，患侧肘屈曲，前臂向前向上并旋前（掌心向上），尽量用肘部擦额部，即擦汗动作。

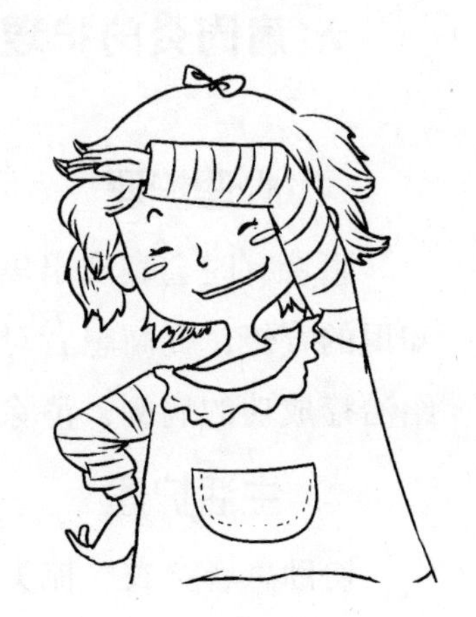

头枕双手

患者仰卧位，两手十指交叉，掌心向上，放在头后部（枕部），先使两肘尽量内收，然后再尽量外展。

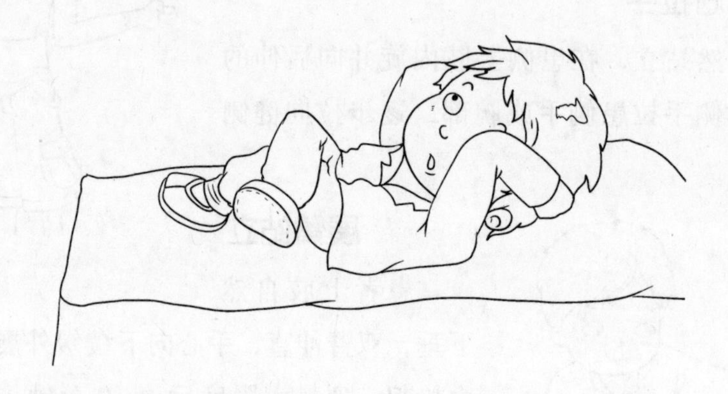

以上 8 种动作不必每次都做完，可以根据个人的具体情况选择交替锻炼，每天 3~5 次，一般每个动作做 30 次左右，多者不限，只要持之以恒，对肩周炎的防治会大有益处。

自养

★ 肩周炎的护理

心理护理

患者有时会表现出焦虑、紧张，为疾病的预后担忧。应对患者进行卫生知识的宣传，提高患者对疾病的认识，从心理上配合治疗与护理。向患者介绍治疗成功的病例，消除因怕治疗时疼痛而引起的紧张心理。

生活护理

协助患者穿衣、梳头、系腰带等。关心、体贴患者，协助患者解决生活中的困难。鼓励患者主动进行锻炼，尽快恢复生活自理能力。

肌肉萎缩、关节粘连的护理

定期为患者按摩上肢及肩部肌肉，主动加强上肢各关节活动。鼓励患者做手指关节的各种活动，捏橡皮球或健身球，并做主动性的肩关节功能锻炼，以防止肌肉萎缩及关节粘连。

★ 肩周炎的自我康复方法

摇膀子锻炼法

健侧手撑腰，患侧手、腕、肘关节伸直，呈车轮状摇膀10次，每日锻炼两遍。

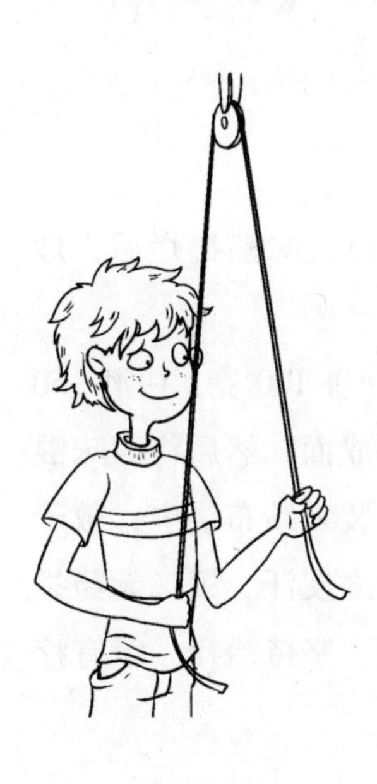

绳索过滑车锻炼法

在天花板或房檐下装一滑轮，用一根绳索穿过滑轮，两手分别握住绳子的两端，做上下牵拉运动20~30次，每日锻炼两遍。

手指爬墙锻炼法

面对墙壁站立，用患侧手指沿墙壁徐徐上爬至最大限度，在墙上做一标记，重复锻炼时力争超过这一标记。反复锻炼，逐步增加高度，使患肩活动度加大，恢复功能。

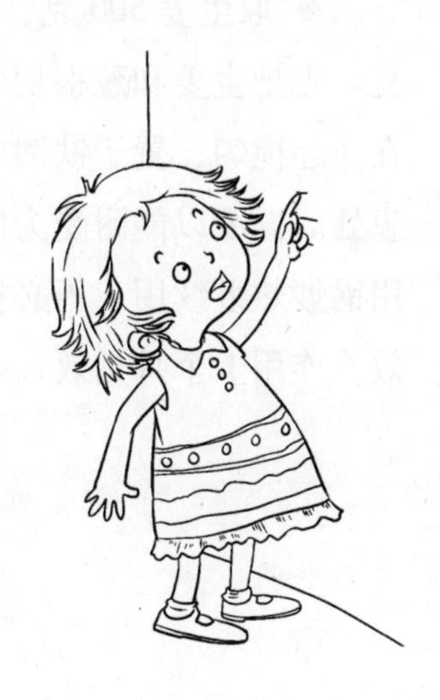

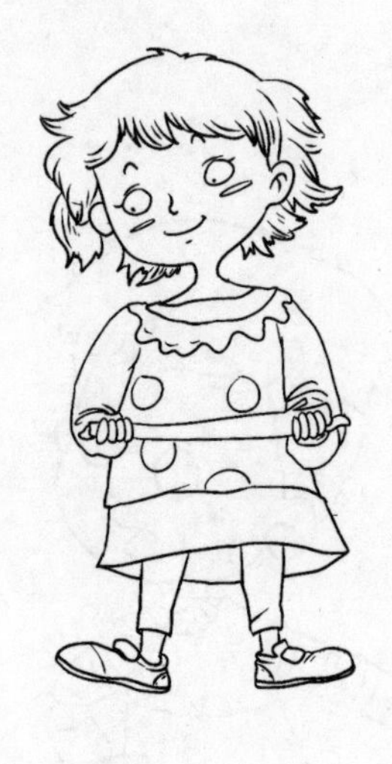

上举屈肘锻炼法

患者站立双脚分开与肩同宽，双手握一木棍上举，以健肢带动患肢，然后屈肘，上举，再屈肘，再上举……反复进行数十次，每日锻炼两遍。

健手牵拉患臂锻炼法

患者站立，双脚分开与肩同宽，双手后背相握，用力将患臂向健侧、向上牵拉，幅度由小到大，反复数十次。每日锻炼两遍。

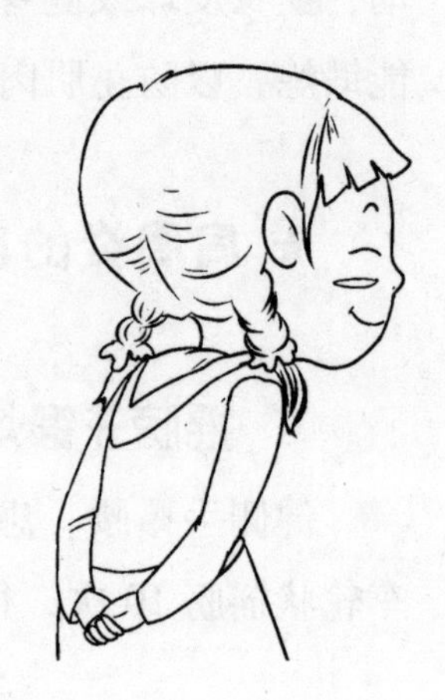

★ 肩周炎的药膳

◆ 取追骨风 30 克，酒 60 克。追骨风入酒内浸泡 5 日。分数次内服。

◆ 用老生姜 1000 克，葱子 500 克，甜酒 250 克。将二味药捣烂后，炒热，敷痛处。

◆ 取生姜 500 克，大葱根 50 克，花椒 250 克，小茴香 100 克，白酒 150 克。先把生姜和葱根切碎，捣成泥浆，小茴香和花椒捣成面，然后将四味混在一起搅匀，置于铁锅中用文火炒热，加白酒搅和，再装入纱布袋中，敷于患处。温度以能耐受为度，上盖毛巾，再盖上棉被，使之发汗。第二天药袋用锅炒热继续用，不必换药，此药袋可加酒。每晚 1 次，坚持治疗，定有疗效。连用 1 个月见效，一般需用 81 天。

网 球 肘

网球肘（肱骨外上髁炎）是指肘外侧肌腱发炎疼痛。网球肘是因最先发现网球运动员经常发生肘关节外侧疼痛而得名。其实，只要肘关节活动过度、强度过大者均易导致此病。该病又称为“肱桡关节滑囊炎”“前臂伸肌总腱炎”“肱骨外上髁炎”及“肱骨外上髁软组织劳损”等。

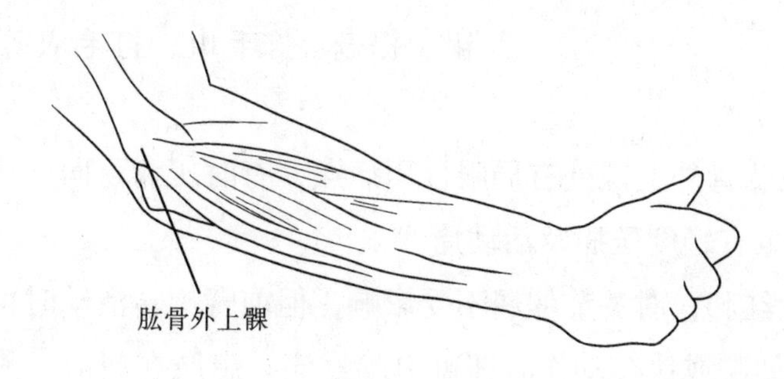

自查

★ 网球肘的病因病机

网球肘因网球运动员易患此病而得名，由于长期的劳损，可使附着在肘关节部位的一些肌腱和软组织发生部分性纤维撕裂或损伤，或因摩擦造成骨膜创伤，引起骨膜炎。

网球肘的致病因素很多，但一般认为是因前臂伸肌群的长期反复强烈的收缩、牵拉，使这些肌腱的附着处发生不同程度的急性或慢性积累性损伤，肌纤维产生撕裂、出血、机化、粘连，形成无菌性炎症反应而发病。

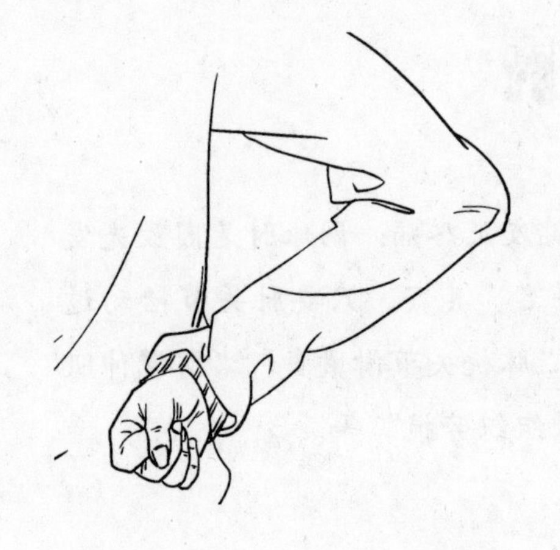

★ 网球肘的症状

◆ 本病多数发病缓慢，症状初期只是感到肘关节外侧酸胀和轻微疼痛，患者自觉肘关节外上方活动痛，疼痛有时可向上或向下放射，感觉酸胀不适，不愿活动。

◆ 不能持重，手不能用力握物，握锹、提壶、拧毛巾、打毛衣等运动可使疼痛加重。

◆ 一般在肱骨外上髁处有局限性压痛点，有时压痛可向下放射，有时甚至在伸肌腱上也有轻度压痛及活动痛。

◆ 局部无红肿，肘关节伸屈不受影响，但前臂旋转活动时可疼痛。严重者手指伸直、伸腕或执筷动作时即可引起疼痛。患肢在屈肘、前臂旋后位时伸肌群处于松弛状态，因而疼痛可缓解。有少数患者在阴雨天时自觉疼痛加重。

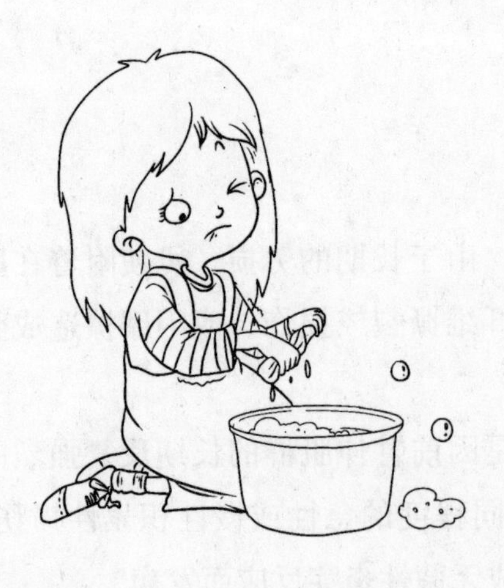

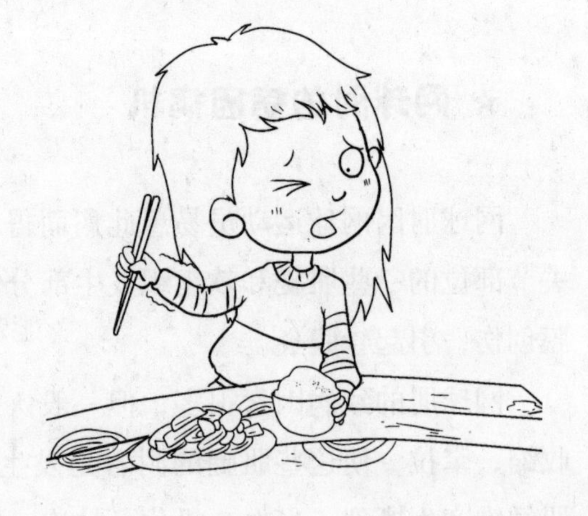

★ 网球肘的类型

网球肘一般分为以下四类，但是这四类网球肘的发病原因基本上是一致的，所以可以选择统一的治疗方法治疗。

◆ 外侧网球肘，亦称肱骨外上髁炎，即经典的网球肘，主要累及附于肱骨外上髁的桡侧腕短伸肌腱起点。原因多见于打单手反拍。

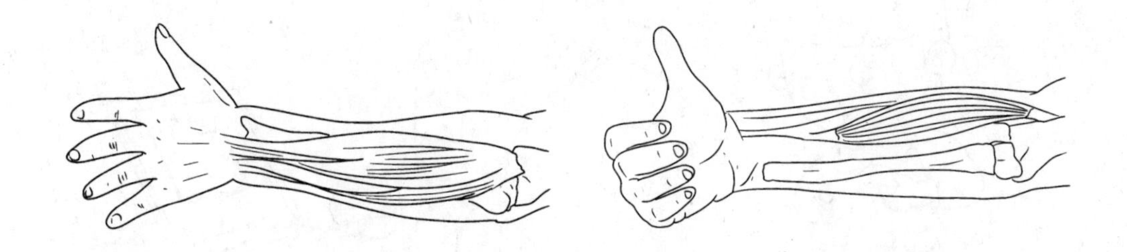

◆ 内侧网球肘，亦称肱骨内上髁炎或高尔夫球肘，主要累及附于肱骨内上髁的屈肌和旋前圆肌腱起点。多见于正手球或发球时。

◆ 后侧网球肘，亦称肱三头肌腱炎。

◆ 混合型网球肘，内外侧网球肘同时发生，并不少见。

自防

★网球肘的易发人群

◆ 网球运动时，肘关节屈伸活动多，力度大，受损机会就多。国外医生就是因为看到此病多见于网球运动者，便称其为网球肘。

◆ 其实，不仅仅是打网球，打羽毛球、乒乓球，甚至从事理发、修理机械、操作电脑、插秧、手工洗衣、做饭等肘关节活动多的工作都可诱发网球肘，产生相应症状。

◆ 家庭主妇、砖瓦工、木工等长期反复用力做肘部活动者，也易患此病。

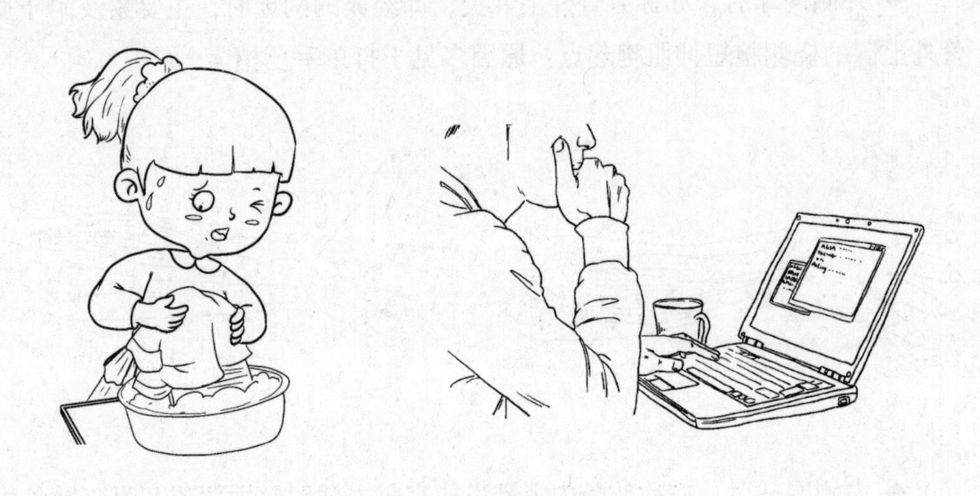

◆ 中老年人由于肌腱纤维退变、老化，损伤后往往不能很快恢复，发病率较高。

★ 网球肘的预防措施

进行体育运动前，要做好充分的准备活动。长期体力活动较少的人，应注意避免突然的肘部过度活动。从事反复伸屈肘关节工作的中老年人，应注意劳逸结合，适度进行有针对性的锻炼。患者治愈后，仍要防止肘部吹风、着凉，避免过劳，以免复发。

针对网球肘，日常生活中一般可从以下方面进行预防。

◆ 加强手臂、手的力量练习和柔韧性练习。

◆ 练习时应注意，运动的强度要合理，不可使手臂过度疲劳。

◆ 平时电脑打字、料理家务前，要充分做好热身运动，特别是手臂和手腕的内旋、外旋、背伸练习。

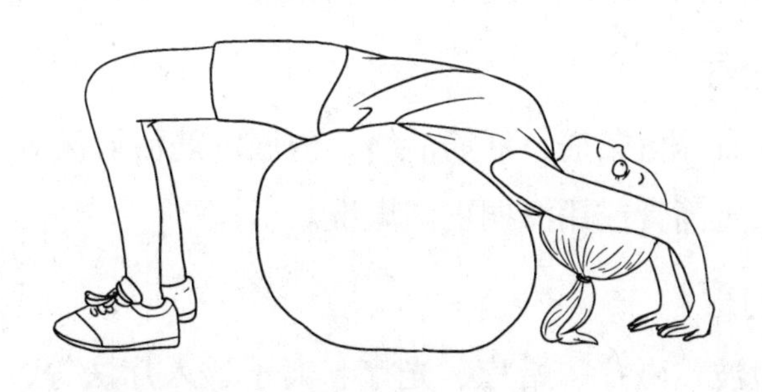

◆ 纠正直臂击球的动作，让大臂和小臂无论在后摆还是前挥的时候都保持一个固定且具弹性的角度。

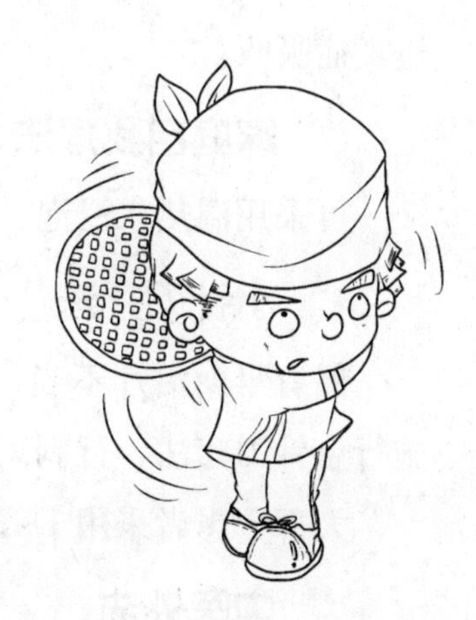

◆ 打球时于前臂肌腹处缠绕弹性绷带，但松紧需适中。

自养

★ 网球肘的治疗方法

网球肘的治疗，急性期应减轻患肢的工作量，局部痛点打封闭、手法治疗、理疗、热敷等均有一定的效果。

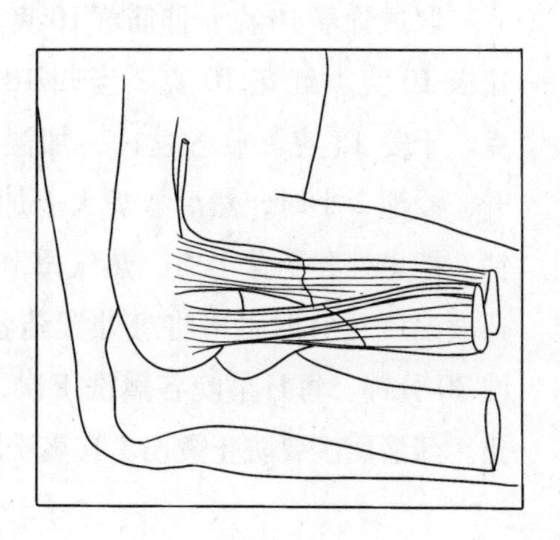

手法治疗的方法

患者端坐于方凳上，医者站于其患侧，患者屈肘，放松肌肉，医者一手握腕，一手扶肘并以拇指由轻到重揉拨肱桡关节及肱骨外髁疼痛处，2~3 分钟后，用揉拨之手掌向前推住患侧肘关节背侧，扶腕之手握腕将前臂及手腕旋前，先做肘屈伸活动，摇动几下，然后猛一用力（巧动）伸直肘关节，常可听见一弹响声，然后再用拇指或手掌揉搓放松肱桡关节周围软组织，这时患者感觉患肢轻松，疼痛就会减轻。

药物治疗

内服药治疗宜养血荣筋，舒筋活络，内服舒筋活血汤等。

外用药外敷定痛膏或用海桐皮汤熏洗。

物理治疗

可采用超短波、磁疗、蜡疗、光疗、离子透入疗法等，以减轻疼痛、促进炎症吸收。

家庭自我疗法

可采用温热水浸泡、蜡垫疗法及热水袋热敷疗法。

小针刀疗法

偶有早期治疗不当，病程长、症状顽固者，施行小针刀疗法，行剥离松解术，1~2 次治愈。

大部分患者采用 1~2 种方法即可治愈。

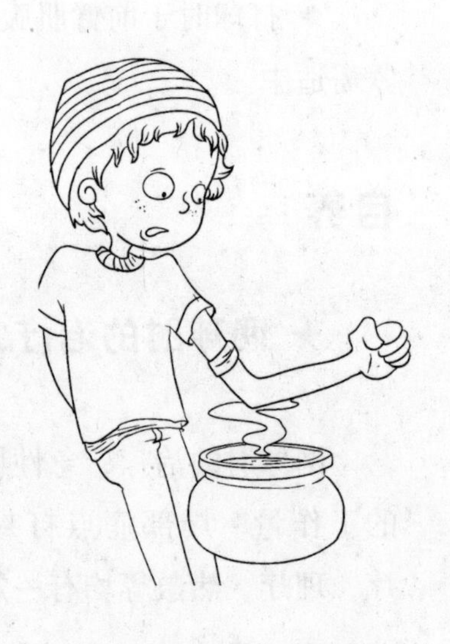

中医外洗

取透骨草 10 克、伸筋草 10 克、桂枝 10 克、花椒 10 克、红花 10 克、当归 10 克、白芷 10 克、干姜 15 克。放入盆内，加温水约 3500 毫升，浸泡 2 小时，然后放炉火上加热煮沸 30 分钟。把患处置药盆上方，热气熏蒸 30 分钟。待药液温度适宜时，再将患处置药盆内浸泡、烫洗 30 分钟。每日早晚各熏洗 1 次，每次约 1 小时，每剂药用 1 天，治愈为止。药液熏洗要防止烫伤。在熏洗同时配合局部手法按摩，提高疗效。

温馨提示：网球肘患者吃哪些对身体好？

◆ 要多吃富含微量元素的食物，如绿叶蔬菜、动物肝脏、海产品、豆类、蘑菇、面粉、麦片、蛋黄、乳酪等。

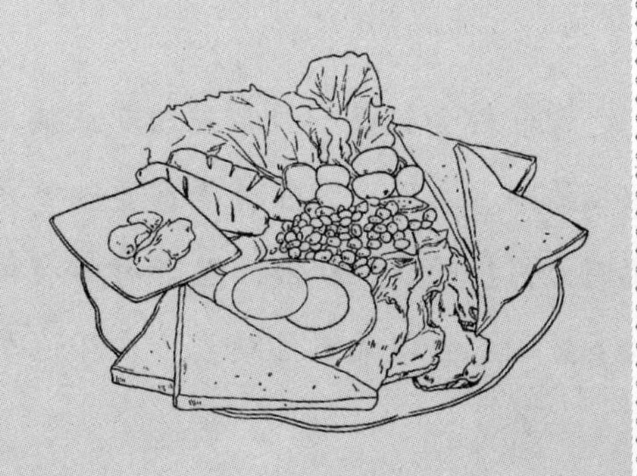

◆ 要多吃新鲜的蔬菜和水果，如小白菜、油麦菜、紫菜、芹菜、绿豆芽、茄子等新鲜的蔬菜。

网球肘患者不要吃哪些食物？

◆ 少食油腻、煎炸食物。

◆ 忌烟、酒及辛辣刺激性食物。

◆ 茶应少喝，茶中鞣质含量高，会影响钙、铁及蛋白的吸收。

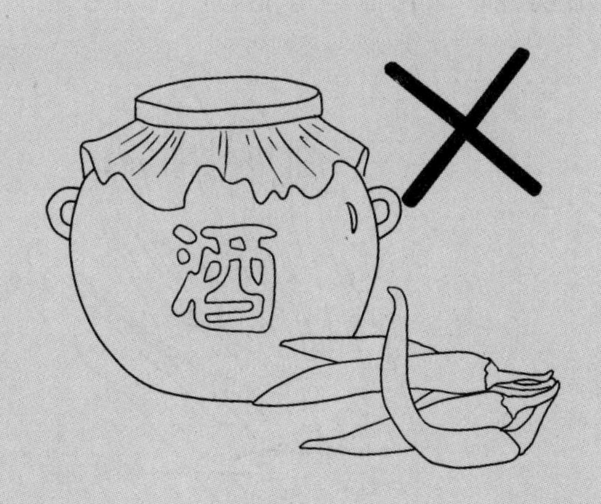

腕管综合征

腕管综合征是一种常见的职业病，多发于电脑（键盘、鼠标）使用者、职业钢琴师、木匠、装配员等需要做重复性腕部活动的人群。女性发生此疾病的比例为男性的3~10倍，患者时常夜间痛醒，但初期甩一甩就可以减轻症状，大多数的人会以为自己睡姿不良压迫手腕引起的疼痛，而延误就医。

自查

★ 腕管综合征的病因

正中神经主要控管拇指、示指、中指以及一部分无名指的感觉神经。手部的正中神经在手腕处，会穿过由腕骨与韧带围成的“腕管”，当遭受外来的压迫时，就可能出现腕管综合征。可能原因包含：腕骨骨折、退化、变形

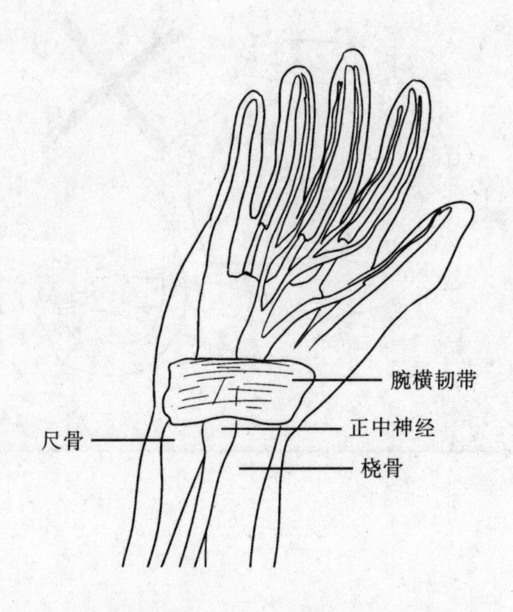

与关节炎可能导致腕管狭窄压迫正中神经，以及糖尿病、甲状腺疾病、酒精滥用等。

★ 腕管综合征的症状

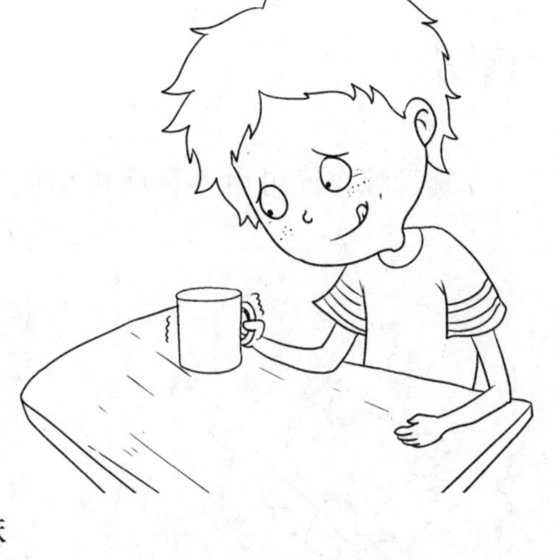

主要症状为患手正中神经支配区疼痛、麻木、手指运动无力及血管、神经营养障碍等。

◆ 早期拇指、示指、中指及无名指的桡侧会有麻木刺痛感，症状会在夜间加剧，夜间睡觉时或清晨快起床时，患者常因手麻痛而醒来。

◆ 中期则出现持续性手指疼痛麻木，且如扣扣子、拿杯子等细微动作会出现障碍，麻木、疼痛症状会延伸至肘或肩膀。

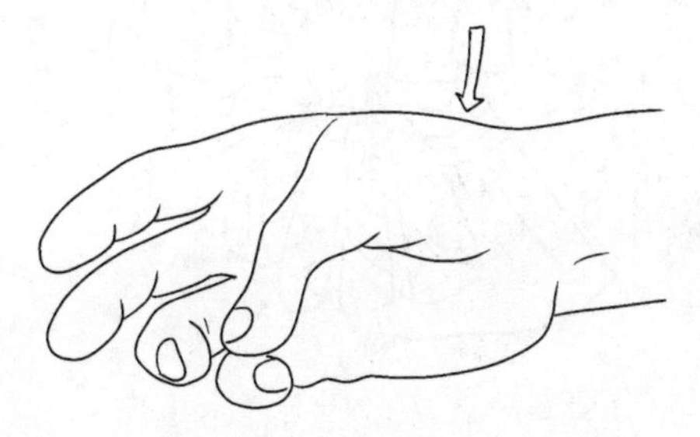

◆ 后期拇指基端的肌肉消瘦、伸展困难，手部感觉丧失。

★ 腕管综合征的诊断

斐伦式试验法

将双肘放于桌上，双手垂直，手腕自然下垂弯曲 90° 30 秒到 1 分钟，会出现酸麻症状。

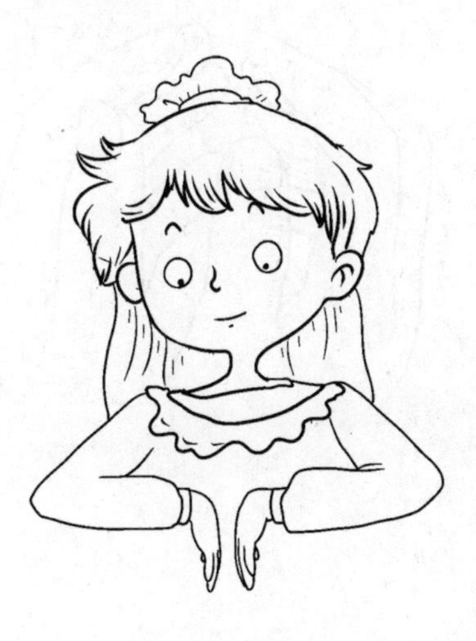

提内耳征象

轻敲患者的正中神经控管的区域，患者会有触电或刺痛感，可能已罹患腕管综合征。

自防

腕管综合征可由多种病因引起。多数患者是因手、腕部活动过度所致。对于这类原因引起的腕管综合征预防工作是有意义的。手及腕部劳动强度大时应注意劳动间期休息，防止腕部正中神经持续性受压。中年女性在劳动中更要注意这一点。另外，在劳动前和劳动后放松腕部，充分活动腕关节，有助于防止腕管综合征的发生。

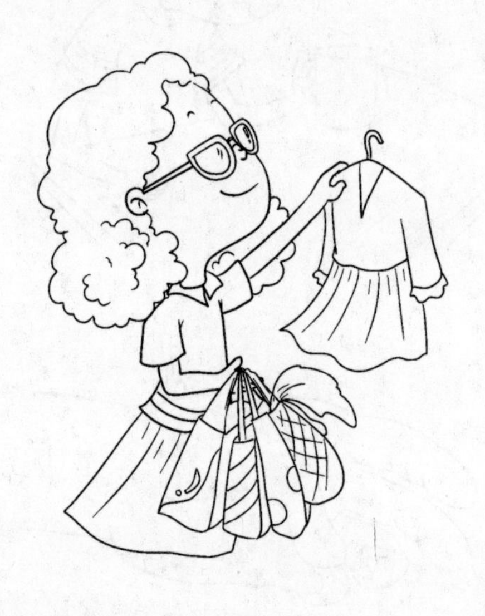

商场里常见“购物狂”们拎着大包小包的“战利品”继续扫货，买单时索性把购物袋挂在手腕上，或者转移到另一侧手上，腾出手去掏钱包。

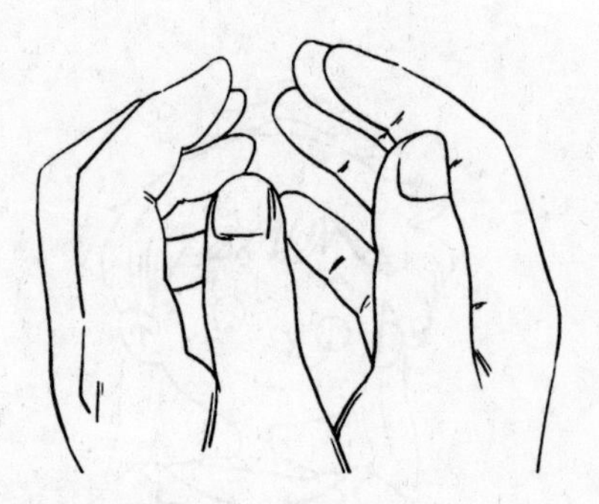

专家指出，“这样的动作很危险，容易诱发腕管综合征和腱鞘炎”。患者往往早就存在慢性劳损，短时间负荷过重，就会诱发劳损加重，从而出现症状。腕管综合征因神经受到压迫，患者的手腕一旦翻动到某个角度，就会触发出刺痛感和麻木感。腱鞘炎多发于拇指，表现为手指有弹响。

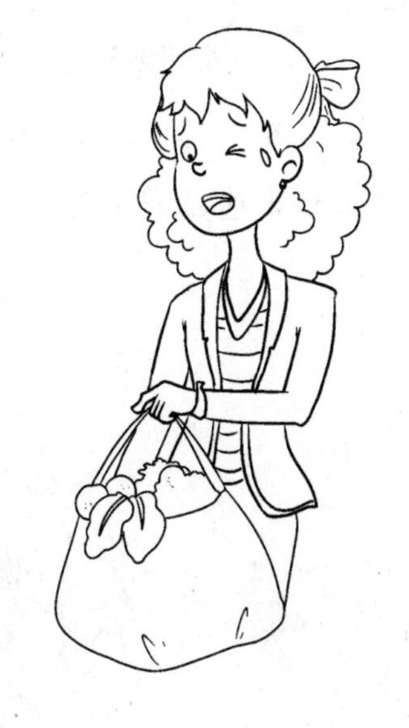

专家建议如果出现手麻等症状，可以到医院做肌电图确诊。曾发作过腕管综合征的人，购物时不要将重物长时间挂在手臂上，平时不要长时间用一种姿势去抓握物品，不要用手指去抓重物。建议调整用力习惯，最常用的一个办法是拧毛巾时换个方向，原来习惯顺时针拧，则不时改用逆时针。

自养

★ 腕管综合征的治疗方法

对于已经患该病的患者经过治疗后如症状缓解，要注意防止复发。要避免长时间手、腕强度较大的活动。

日常生活

首要是去除日常生活当中可能的诱发因子，减少腕部不当的姿势及重复性动作，当症状轻微不影响日常生活时，治疗的重点只需注意避免腕部过度劳累即可。

职能治疗师所制作的副木

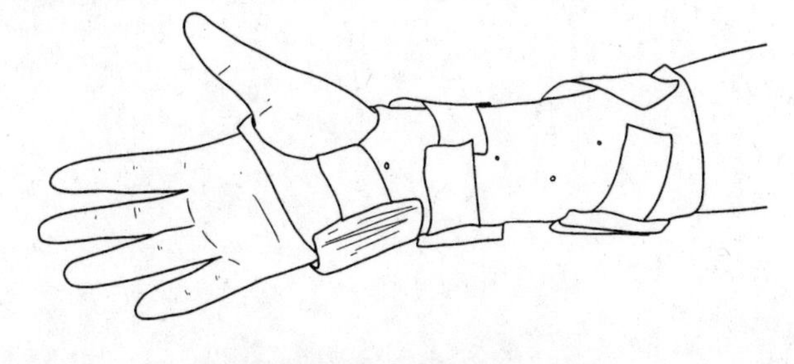

可用特制的手腕护具（竖腕副木），避免腕部过度的伸展或屈曲并减少腕部活动量，以降低局部的发炎与疾病的恶化。白天使用时需注意每使用两个小时需休息半个小时，以免造成末端肢体循环不好以及腕关节活动度的减少。

物理治疗

有时可使用物理治疗来减轻正中神经的炎症，但目前大多数的医学文献发现未达显著疗效，包括激光、超声波、电疗等。

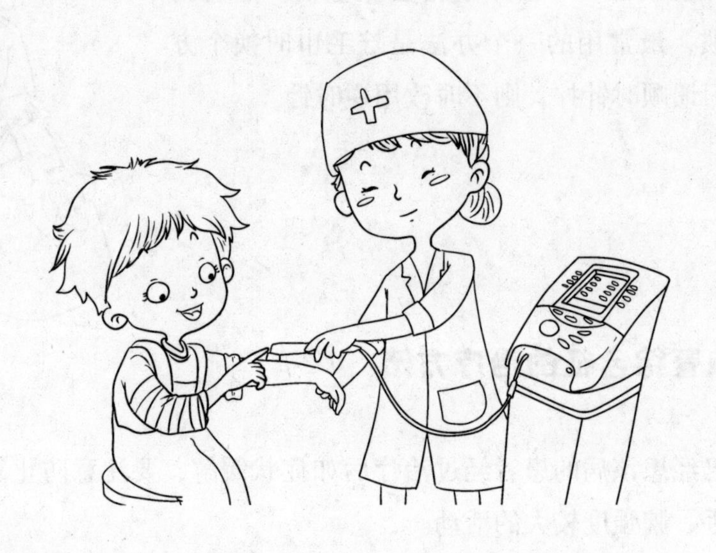

药物

急性期若怀疑局部的炎症正在发展中，可以加上口服的非甾体抗炎药物，但不建议长期使用。

如果症状没有改善时，可以局部注射治疗以解除麻痛的感觉。局部注射后如果症状获得改善，也是一种诊断佐证。

腰椎间盘突出症

腰椎间盘突出症是一种多发病、常见病，它主要因腰椎间盘劳损变性、纤维环破裂或髓核脱出等，刺激或压迫脊神经、脊髓等引起的一系列症状群。

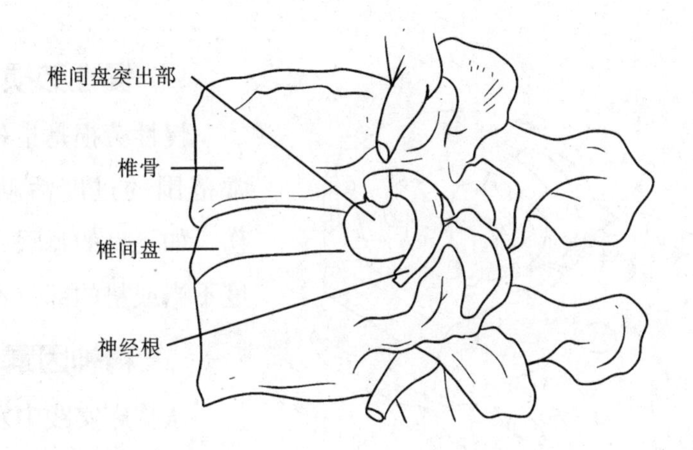

自查

★ 腰椎间盘突出症的病因

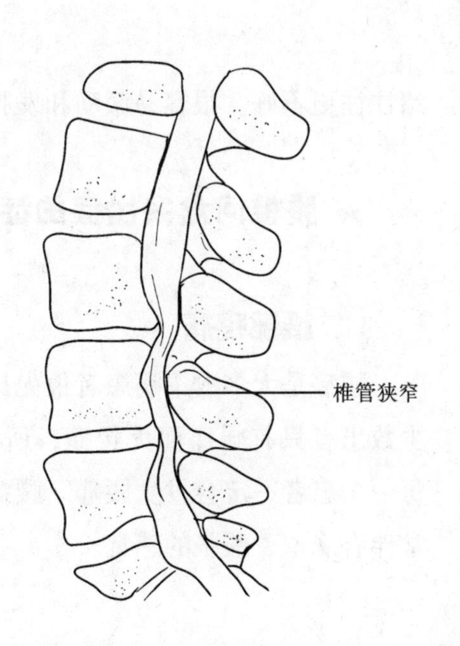

发育性椎管狭窄

椎管狭窄者更易发生腰椎病，而且预后也相对较差。

外伤

在腰椎退变、失稳的基础上，腰部的外伤更易诱发腰椎病的产生与复发。

代谢因素

由于各种原因所造成人体代谢失常者，特别是钙、磷代谢和激素代谢失调者，容易发生腰椎病。

年龄因素

随着年龄的增长，人体各部件的磨损也日益增加，腰椎同样会产生各种退行性变化，而椎间盘的退行性变化是腰椎病发生发展中最关键的原因。

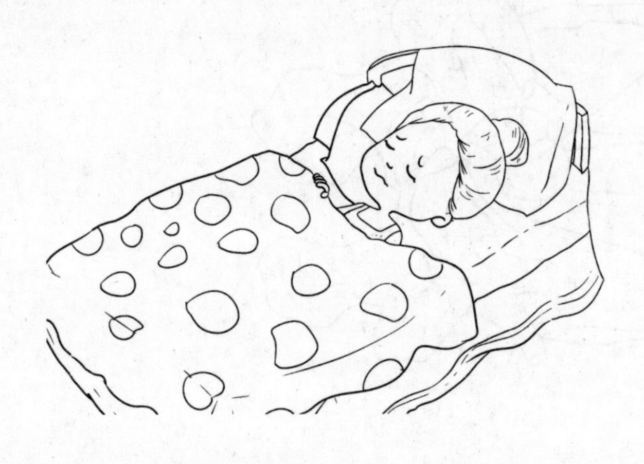

慢性劳损

慢性劳损是指各种超过正常范围的过度活动带来的损伤，如不良的睡眠、枕头的高度不当或垫的部位不妥。

精神因素

从临床实践中发现，情绪不好往往使腰椎病加重，而腰椎病加重或发作时，患者的情绪往往更不好，很容易激动和发脾气，腰椎病的症状也更为严重。

★ 腰椎间盘突出症的症状

腰部疼痛

腰痛是大多数本病患者最先出现的症状，少数患者只有腿痛而无腰痛，所以说并不是每一个患者一定会发生腰痛。腰痛多为刺痛，常伴有麻木、酸胀的感觉。

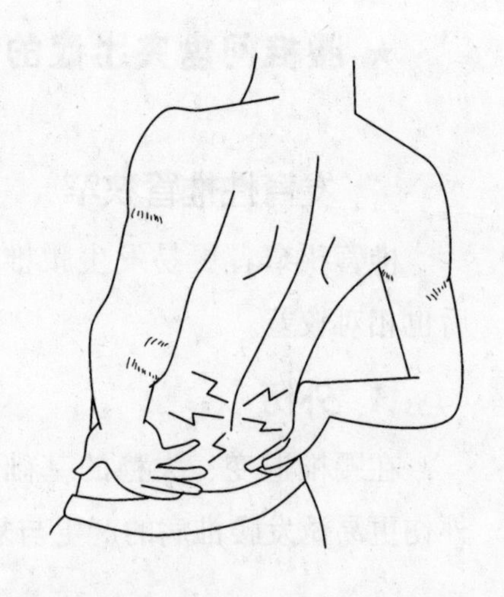

腰部活动受限

腰椎间盘突出症患者腰椎的前屈后伸活动与椎间盘突出的程度密切相关。如纤维环未完全破裂，腰椎取前屈位置，后伸受限。

下肢放射痛

从事重体力劳动尤其是反复弯腰活动者发生腰腿痛概率高。还有缺乏锻炼的人，腰背部肌力差，即使偶尔弯腰抬重物或腰部扭伤，也易诱发腰腿痛。

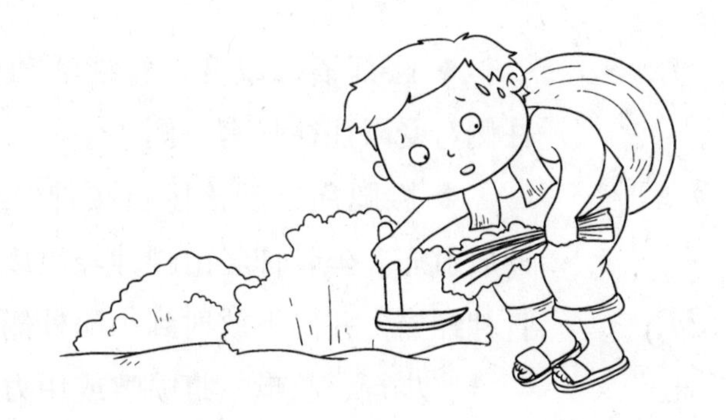

跛行

腰椎间盘突出症发生的跛行多为间歇性，即行走一段距离后出现下肢疼痛、无力，弯腰或蹲下休息后症状可缓解，仍能继续行走。

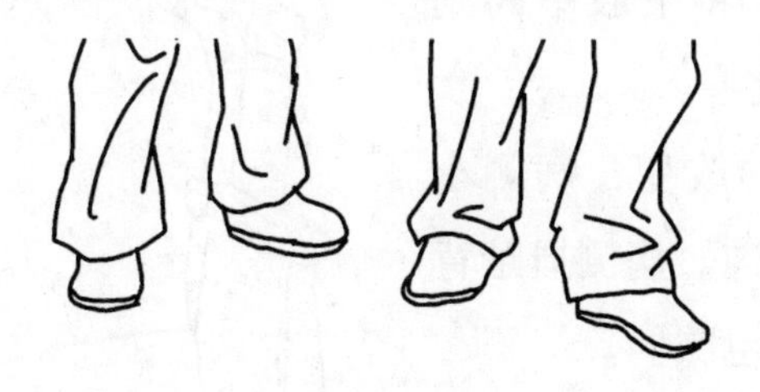

★ 腰椎间盘突出症的发病机制

腰椎间盘突出症是一种多发病、常见病，它主要因腰椎间盘劳损变性、纤维环破裂或髓核脱出等，刺激或压迫脊神经、脊髓等引起的一系列症状群。成年人腰椎间盘发生退行性改变，纤维环中的纤维变粗、变脆以致最后断裂，使腰椎间盘失去原有的弹性，不能担负原来承担的压力。在过度劳损、体位骤变、猛力动作或暴力撞击下，纤维环即可向外膨出，从而髓核也可经过破裂的纤维环的裂隙向外突出，这就是所谓的椎间盘突出。

★ 腰椎间盘突出症的诊断

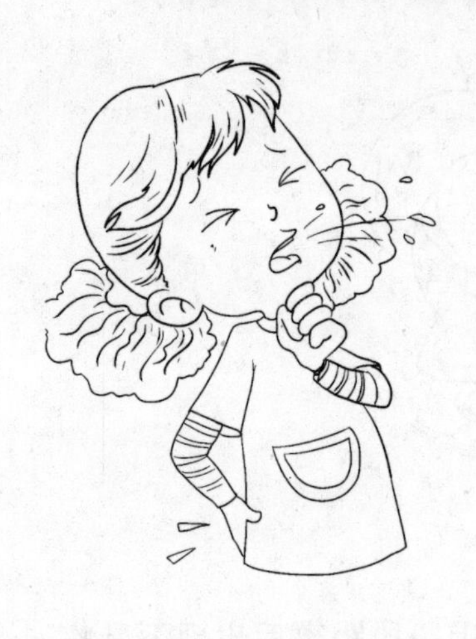

◆ 腰部姿态改变，脊柱活动受限，患者脊柱侧弯受限往往只有一侧。

◆ 腰腿痛，髓核压迫腰神经根，导致腰痛伴放射痛。坐骨神经由腰神经组成，故又导致坐骨神经痛，并向下放射到小腿外侧和足背。患者弯腰、步行、咳嗽、打喷嚏或用力排便时，均可使疼痛加剧。

◆ 压痛点，腰椎棘突旁相当于神经根受压部位，有局限性压痛点。当用力压或叩击此处时，疼痛也向小腿外侧和足背放射。

◆ 仰卧于床上，将下肢举高到90°，腰、臀部疼痛改善。

◆ 感觉和肌力的改变，病侧小腿外侧和足背感觉迟钝。病侧拇趾背伸力减弱；跟腱反射也减弱。

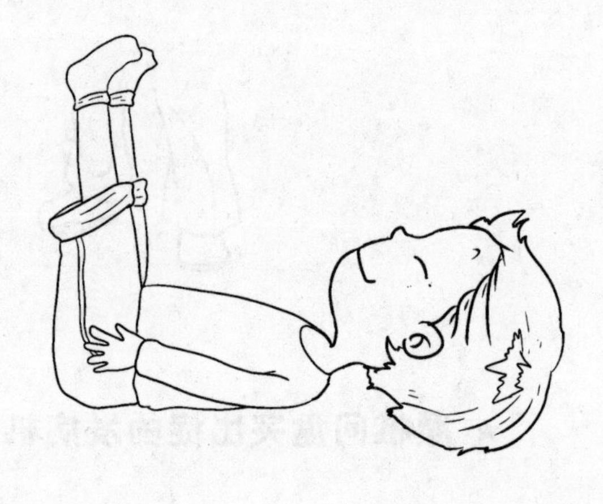

自防

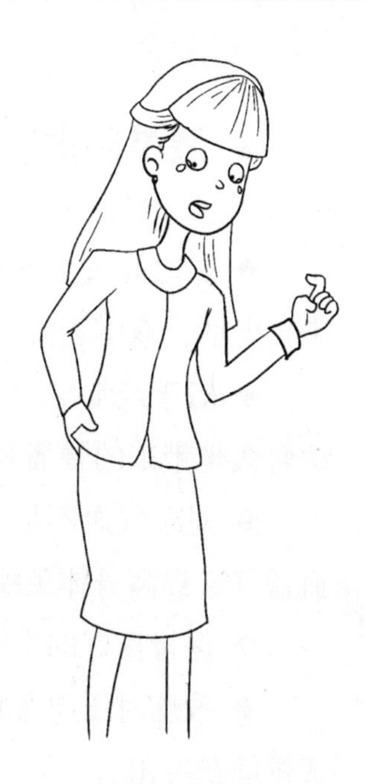

★ 腰椎间盘突出症的易发人群

从年龄上讲

腰椎间盘突出症好发于青壮年。

从性别上讲

腰椎间盘突出症多见于男性，男性的发病率高于女性。

从体型上讲

一般过于肥胖或过于瘦弱的人易致腰椎间盘突出症。

从职业上讲

以劳动强度较大的体力劳动者多见，但目前来看脑力劳动者的发病率也并不很低。

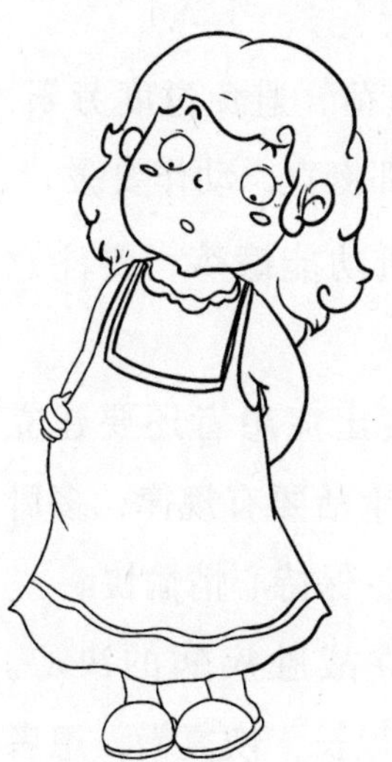

从姿势上讲

工作姿势不良的伏案工作人员及经常站立的售货员、纺织工人等较多见。

从生活和工作环境上讲

经常处于寒冷或潮湿的环境都在一定程度上成为诱发腰椎间盘突出症的条件。

从女性的不同时期讲

产前、产后及更年期为女性发生腰椎间盘突出症的危险期。

★ **腰椎间盘突出症的预防措施**

◆ 长时间久坐的白领可以在打电话的时候站起来接电话，双脚轮流支撑着自己的身体，这样有利于促进血液的循环。

◆ 对于经常坐着的白领和司机，可以在座位上放一个靠垫，这样有助于缓解久坐带来的腰痛和尾骨疼痛。

◆ 对于气血不足，亚健康人群，可以适当摄入虫草素，虫草素有助于补血益气，提高身体免疫力。

◆ 保持良好的生活习惯，防止腰腿受凉，防止过度劳累。

◆ 锻炼时压腿弯腰的幅度不要太大，否则不但达不到预期目的，还会造成椎间盘突出。

自养

★ **腰椎间盘突出症的治疗方法**

◆ 腰椎间盘突出症患者的自疗方法包括减轻腰部负荷，避免过度劳累，尽量不要弯腰提重物，如捡拾地上的物品宜双腿下蹲腰部挺直，动作要缓。

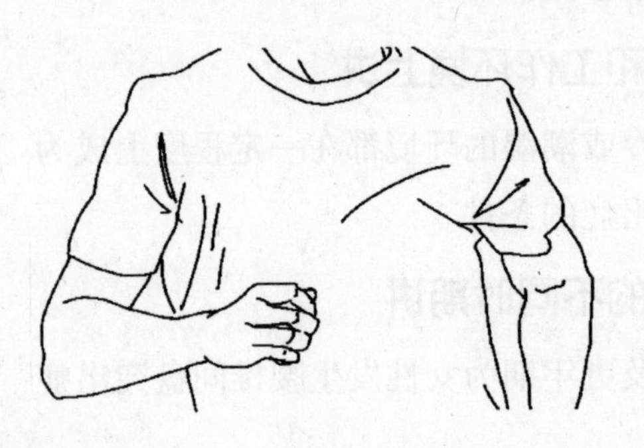

◆ 加强腰背肌功能锻炼，要注意持之以恒

◆ 腰椎间盘突出症患者还要建立良好的生活方式，生活要有规律，多卧床休息，注意保暖，保持心情愉快。

◆ 患者应树立战胜疾病的决心。腰椎间盘突出症病程长，恢复慢，患者应保持愉快的心情，用积极乐观的人生态度对待疾病。

◆ 机械牵引床牵引。适用范围：颈椎病、肩周炎、腰痛、腰椎间盘突出、坐骨神经痛、腰肌劳损、关节炎、腰椎骨质增生等。患者仰卧，臀腰之间位于牵引床两截床面之交界处，固定胸部、骨盆，牵引的力量从20~30千克开始，以能减轻腰腿痛和适合患者耐受力为度，逐渐增加牵引力。

★ 腰椎间盘突出症的食疗方法

饮食疗法是腰椎间盘突出症的治疗方法之一，并且在腰椎间盘突出症患者的治疗过程中起到了很大的作用。日常饮食以蔬菜、水果为主，多喝新鲜的果汁，多补充蛋白质，如酸奶、蛋黄等，少喝茶和咖啡，少食多餐。常见的饮食疗法有以下几种。

◆ 黑豆核桃猪肾汤，黑豆90克，核桃仁60克，猪肾1副，共煮熟后食用，有益肾填精、滋养椎间盘的作用。

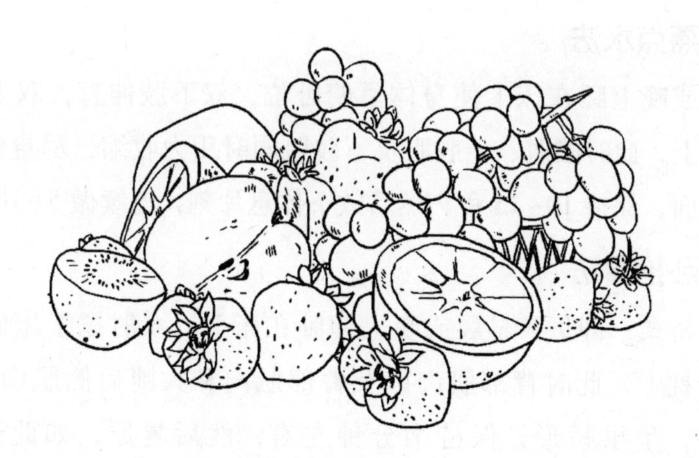

◆ 芝麻15克，淘净，轻微炒黄后研成泥状，加大米100克煮熟。每日早餐食用。

◆ 杜仲羊肾，杜仲50克，羊肾4个。羊肾去筋膜，切开洗净，将杜仲焙研细末，放羊肾内，外用荷叶包住，再包2~3层湿纸，慢火煨熟，用少许白酒佐食。此方补肾阳，疏通经络。

◆ 淡菜300克焙干研末，与黑芝麻150克炒熟，拌匀，早晚各服一匙。

◆ 腰花粥，猪腰子一副，粳米100克，葱白、味精、姜、盐、黄酒各适量。猪腰子洗净去筋膜，切成小块，入沸水中略烫备用。粳米洗净，加水适量小火熬成粥，加入腰花及上述佐料，煮沸后食用。此方适于腰椎间盘突出兼有腰膝软弱、步履艰难的患者。

◆ 海带25克，荔枝壳15克，小茴香15克，青皮15克。加水共煮，每日饮服1次。

◆ 生韭菜（或根）500克，洗净捣汁温服，每次500毫升，每日2次。

◆ 当归生姜羊肉汤，当归50克，生姜50克，羊肉500克，加盐适量，熬汤食用。此方通阳活血止痛，适合寒重者。

★ 腰椎间盘突出症的运动疗法

飞燕点水法

即早晨或晚上睡在床上使身体呈俯卧位，双下肢伸直，双上肢置于体侧，掌心向上，此时腰肌、上肢肌及下肢肌同时用力收缩，尽量使上胸及下腹部离开床面，保持10~15秒，然后放下休息片刻，连续做5~10次。

仰卧抬臀法

亦称拱桥式，即每天早晨或晚上仰卧在床上，双肘撑于床面，双膝微屈，头置于枕上，此时背部肌肉以及臀部肌肉和大腿后侧肌肉用力收缩，挺胸、抬臀，呈拱桥形，保持半分钟左右，然后复原，如此连续做5~10次。

仰卧位锻炼法

双肘屈曲向下支撑肘后，仰头和抬起胸部；双肩和足跟支撑时抬起臀部；交替直腿抬高或双腿直腿抬高；头、双肘和脚跟支撑时抬起胸腹部和骨盆。

俯卧位锻炼法

双前臂支撑时抬起头与上身；交替直腿向后抬起；两手放背后，抬起头及上体；飞燕，即上肢后伸，头与背部尽力后仰，下肢直后伸，全身起，让腹部着床。

腰椎管狭窄症

腰椎管狭窄症是骨科的常见病，其发病原因有先天性的腰椎管狭窄，也有由于脊柱发生退变性疾病引起的，还有由于外伤引起脊柱骨折或脱位或腰手术后引起椎管狭窄。

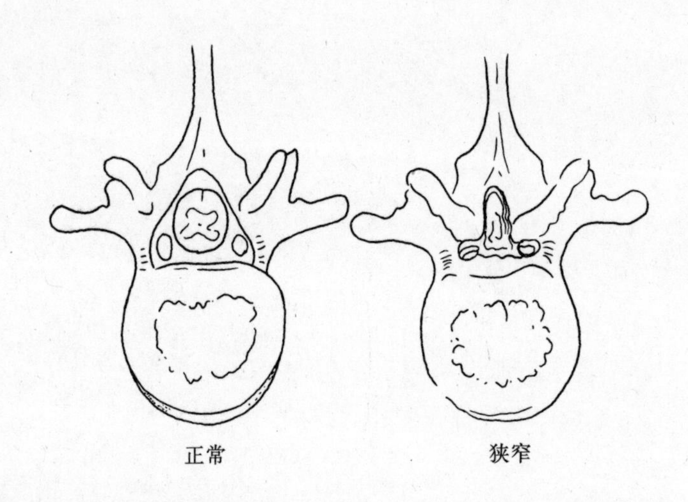

自查

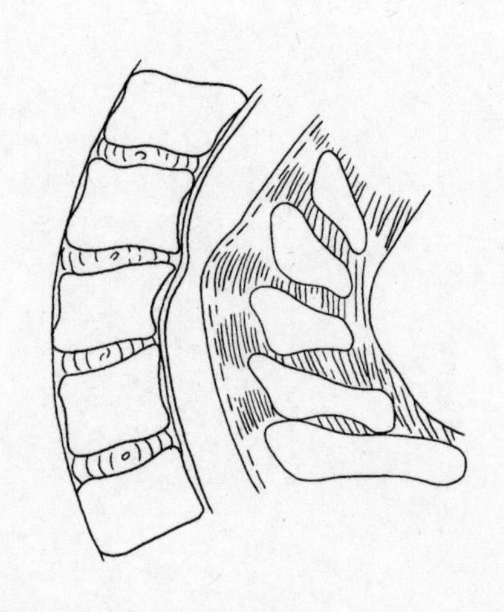

★ 腰椎管狭窄症的病因

退变性腰椎管狭窄

主要是由于脊柱发生退行性病变所引起，因脊椎受老年性改变及劳损的影响，而使椎板增厚，椎体骨赘增生等，使椎管产生容积上的缩小，而致狭窄、小关节肥大以及黄韧带肥厚等。

复合因素所致的狭窄

先天和后天畸形同时存在导致椎管狭窄；椎间盘突出使椎管容积变小；或椎间盘突出与椎管轻度狭窄二者的复合原因导致狭窄。

脊椎滑脱症（退变性）与骨溶解病所致狭窄

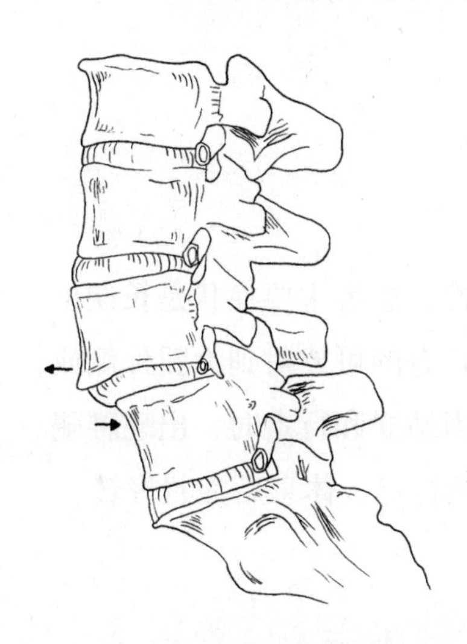

由于腰椎峡部不连或退变而发生脊椎滑脱时，因上下椎管前后移位，使椎管进一步变窄，同时脊椎滑脱，可促进退行性变，更加重椎管狭窄。

医源性椎管狭窄

除因为手术操作失误外，多由于脊柱融合术后引起棘间韧带和黄韧带肥厚或植骨部椎板增厚，尤其是后路椎板减压后再于局部行植骨融合术，其结果使椎管变窄压迫马尾或神经根，引起腰椎管狭窄症。

外伤性椎管狭窄

脊柱受外伤时，特别是外伤较重引起脊柱骨折或脱位时常引起椎管狭窄。

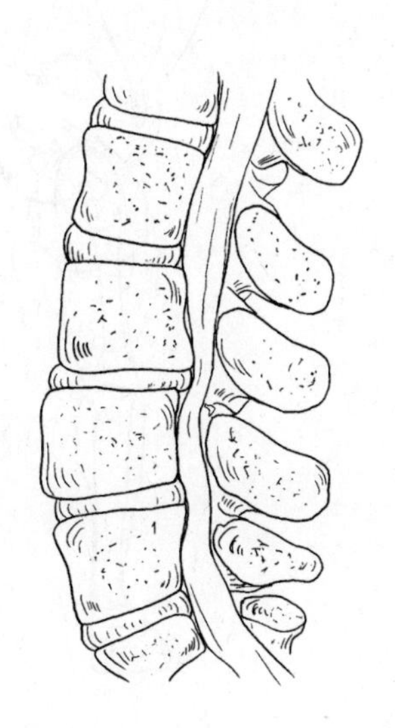

其他

包括特异性或非特异性炎症，椎管内或管壁上的新生物等均可引起椎管狭窄。各种畸形如老年性驼背、脊柱侧弯、强直性脊柱炎、氟骨症、Paget 病及椎节松动均可引起椎管狭窄症。

★ 腰椎管狭窄症的分类

- ◆ 脊椎退变所致的狭窄。
- ◆ 复合因素所致的狭窄。
- ◆ 脊椎滑脱症（退变性）与骨溶解病所致狭窄。
- ◆ 医源性狭窄。
- ◆ 外伤性狭窄。

★ 腰椎管狭窄症的诊断

腰椎管狭窄症常见于中年以上者，男性多于女性，患者主要症状是长期反复的腰腿痛和间歇性跛行。疼痛性质为酸痛或灼痛，有的可放射到大腿外侧或前方等处，多为双侧，可左、右腿交替出现症状。当站立和行走时，出现腰腿痛或麻木无力，疼痛和跛行逐渐加重，甚至不能继续行走，休息后症状好转，

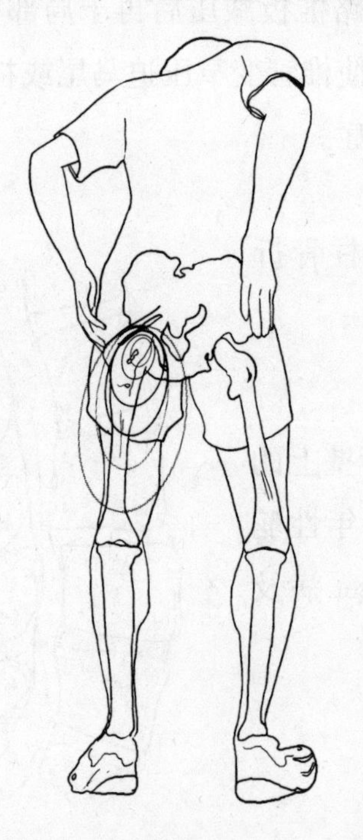

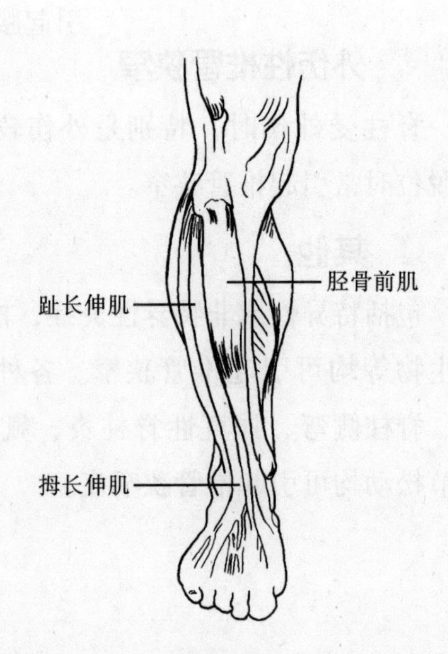

骑自行车无妨碍。病情严重者，可引起尿急或排尿困难。部分患者可出现下肢肌肉萎缩，以胫前肌及趾长伸肌最明显，肢体痛觉减退，膝或跟腱反射迟钝。

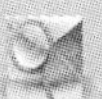

温馨提示：腰椎管狭窄症的手术指征是什么？

◆ 活动后腰及腿痛，影响生活工作，经保守治疗不愈者。

◆ 进行性跛行加重，或站立时间渐缩短者。

◆ 神经功能出现明显缺损者。

手术的目的是解除神经和血管在椎管内、神经根管内或椎间孔内所受的压迫。常用的手术方式为椎板切除、神经根减压术。

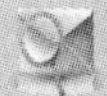

温馨提示：腰椎管侧隐窝狭窄症是怎么回事？

临床中有些病例，手术前诊为腰椎间盘突出症，但术中并无突出的椎间盘，或只有小的突起，主要病变为椎管侧方狭窄压迫神经根，称为侧隐窝狭窄症，以区别于主椎管狭窄。

侧隐窝指椎管向侧方延伸的狭窄间隙，主要发生在三叶形椎管，以下位两个腰椎处最为典型。一般认为侧隐窝前后径小于3毫米以下者为狭窄，5毫米以上者为正常，在此之间者为相对狭窄。

那么，侧隐窝为什么会狭窄呢？先天因素可造成侧隐窝狭窄，三叶形椎管侧隐窝深，前后径小，从发育上就存在着狭窄症的因素。另一个促成狭窄的重要因素是退变。椎间盘退变纤维环膨出钙化，椎体后上缘增生，从前方向后突入侧隐窝；椎间盘狭窄后，下位椎骨的上关节突上移；峡部增生，黄韧带肥厚钙化，自后方突入侧隐窝；退变的椎体前或后滑脱，均可促成侧隐窝狭窄。

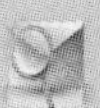

温馨提示：腰椎间盘突出症与腰椎管狭窄症是一回事吗？

腰椎管狭窄症是指构成椎管的骨性组织或软组织，由于先天性发育的原因或后天性退变的各种因素，造成的椎管、神经根管、椎间孔等任何形式的狭窄，引起马尾神经或神经根受压迫或刺激，出现一系列临床表现的综合征。腰椎管狭窄症的临床表现为：间歇性跛行、下腰痛、神经根压迫症状以及马尾神经压迫症。

腰椎管狭窄症与腰椎间盘突出症的最大区别是：腰椎间盘突出症一般不具备间歇性跛行、主诉与客观检查不符、腰部后伸受限三大症状；腰椎间盘突出症屈颈试验和直腿抬高试验多为阳性，而腰椎管狭窄则为阴性。此外，腰椎管狭窄症在影像学上与腰椎间盘突出症有较明显的区别，即腰椎管狭窄症在CT、磁共振、脊髓造影等检查时均显示椎管矢状径小于正常，而腰椎间盘突出症则无。二者是单独的两种疾病，但同时还有一定联系，可以相伴发生，而且伴发比例相当高，这也是人们易将二者混淆的原因。因为在腰椎间盘突出症后期，由于相应的小关节发生滑膜炎性渗出反应、关节软骨磨损及碎裂，导致在椎体侧后缘及关节突处出现增生的骨赘，继发腰椎管狭窄症。在两病同时发生时，患者可同时表现二者的症状及体征。

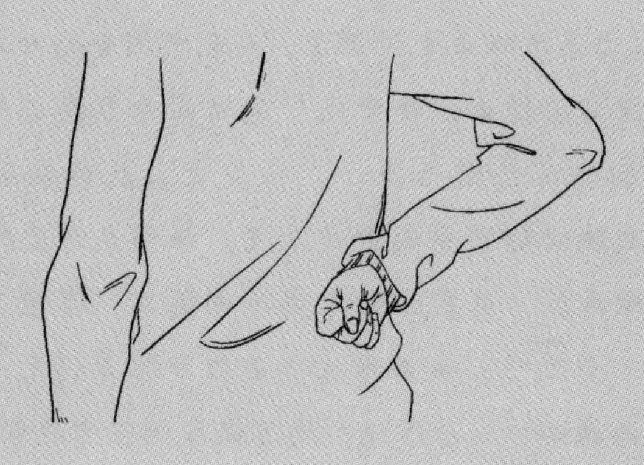

自防

★ 腰椎管狭窄症的预防措施

近年来，腰椎退变性疾病发病率越来越高，给家庭带来了沉重的精神和经济负担，对患者本人也造成极大的痛苦。预防此病发生是很重要的，要求我们平时要注重腰部的锻炼，注意起居的避风、寒、湿，注意劳逸结合，从而避免加速腰椎间盘退变和在腰椎间盘退变基础上的损伤。预防措施应从以下几方面做起。

坚持健康检查

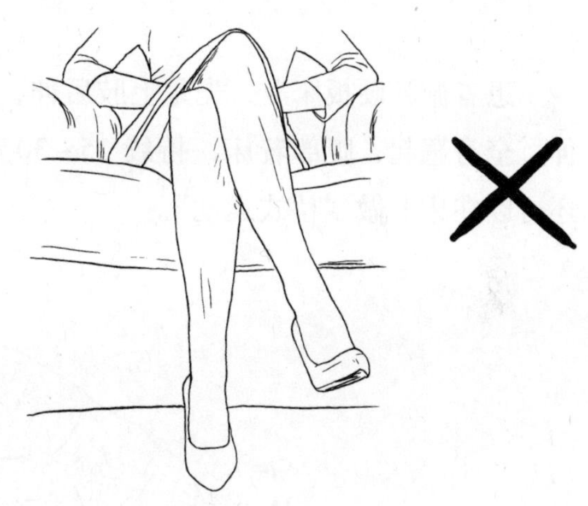

青少年或工作人员应定期进行健康检查，注意检查有无脊柱先天性或特发性畸形，如有此种情况，在以后极易发生腰背痛，并诱发椎间盘突出。对于从事剧烈腰部运动的工作者，如体力劳动者、运动员和杂技演员，应注意检查有没有发生椎弓根骨折等，如有这种结构上的缺陷应该加强腰背部保护，防止反复损伤。

改正不良的姿势，注意保持正确的姿势，克服不良的习惯

坐位时，不要翘起“二郎腿”，需要在一个固定的姿势下工作时，特别是如弯腰姿势时，弯腰时间不要过长，也不要过度弯腰，应适当进行原地活动，间歇地做些伸腰活动，尤其是腰背部活动，以解除腰背肌肉疲劳。

加强肌肉锻炼

强有力的背部肌肉，可防止腰背部软组织损伤，腹肌和肋间肌锻炼，可增加腹内压和胸内压，有助于减轻腰椎负荷。可坚持游泳或做飞燕点水运动。

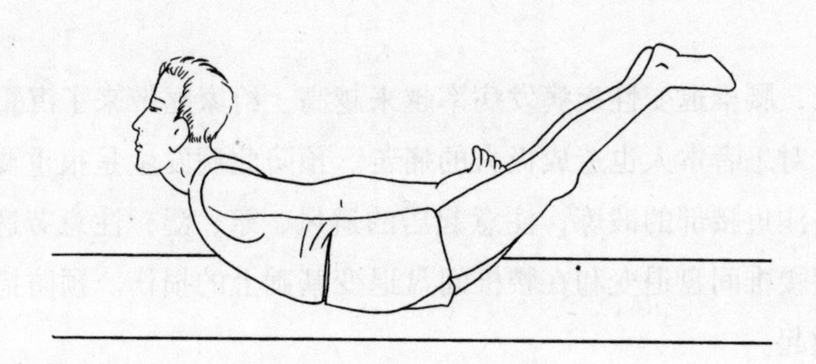

患者俯卧硬板床上，先是上肢后伸，头后背尽量后仰，然后下肢并拢后伸，全身翘起，腹部着床，持续 15~30 秒，每次 30 分钟，每天 2 次以上。还可以在床上做“桥式运动”。

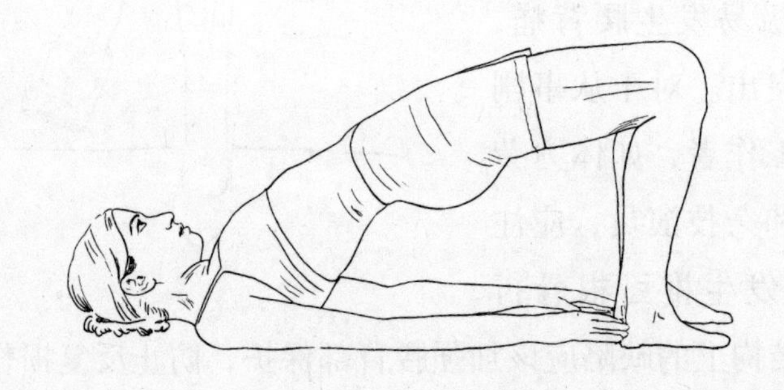

患者仰卧，双手平放身体两侧，双膝并拢屈曲，双足撑床，收腹、抬臀，坚持30秒钟左右再放松。每组 30 分钟，每天做 2 次以上。尽量不要选择高尔夫球、网球、棒球、保龄球、羽毛球等使左右侧肌肉失去平衡的运动。

- 避免体重过重
- 寒冷、潮湿季节时应注意保暖，以免风寒湿邪侵袭人体的患病部位，同时，避免劳累诱发本病的复发。

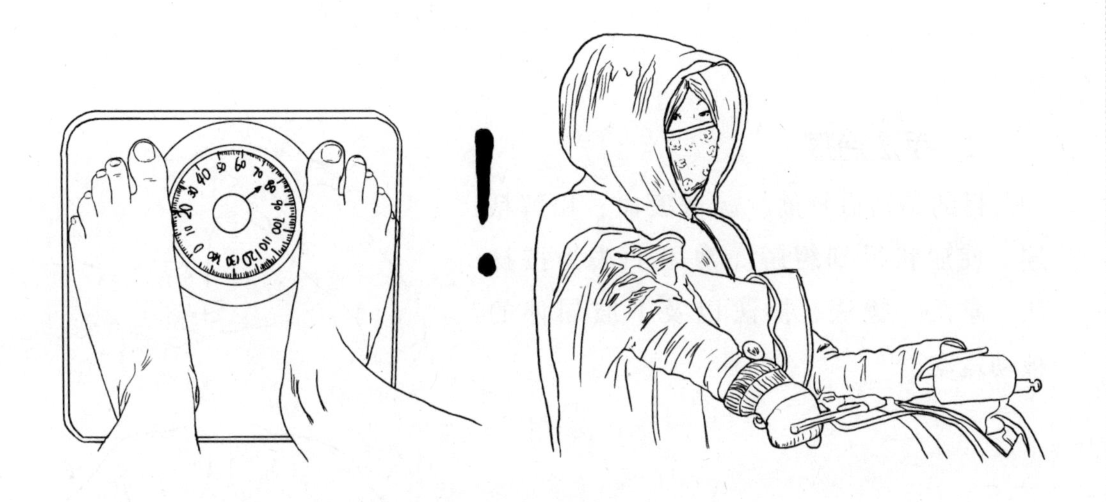

自养

★ 腰椎管狭窄症的治疗方法

目前国内治疗腰椎管狭窄症的方法有很多，但治疗都存在着局限。

膏药治疗

用生姜或清水擦拭患处，待洁净后将膏药贴于体表刺激神经末梢，通过反射，扩张血管，促进局部血液循环，改善周围组织营养，达到消肿、消炎和镇痛的目的。

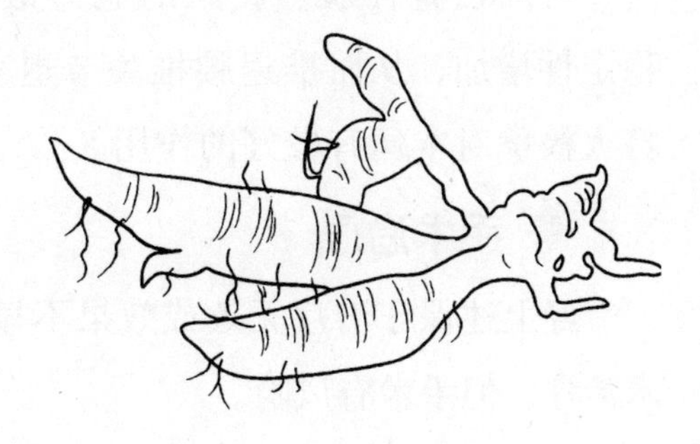

针灸治疗

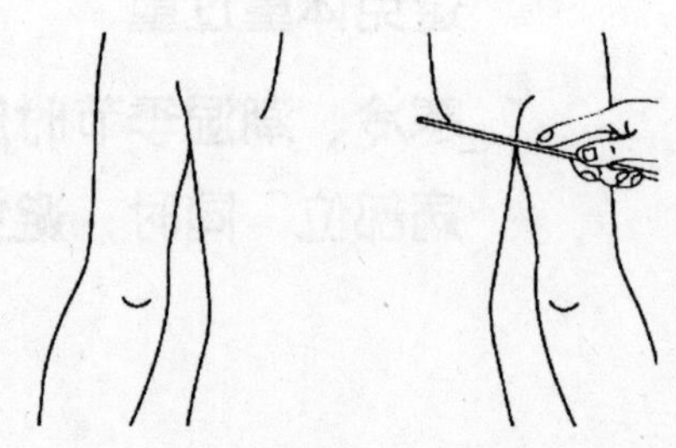

可取腰阳关、肾俞、大肠俞、气海俞命门、环跳、风市、委中、昆仑等穴位，每日1次，10次为一疗程。

手法治疗

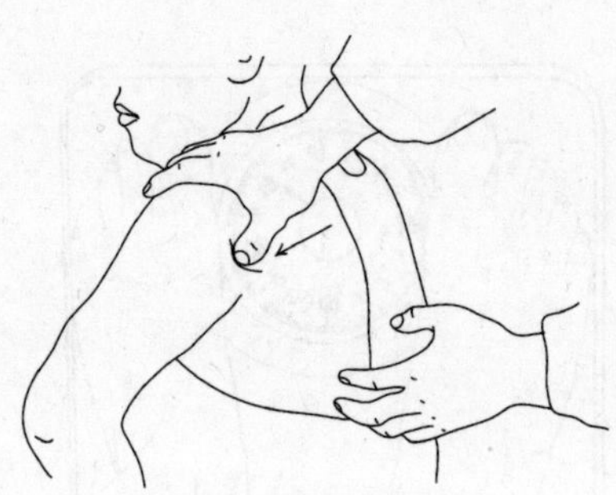

目的是活血舒筋，疏散瘀血，松解粘连，使症状得到缓解。常用手法为按揉法、拿法、搓法、擦法以及下肢屈伸的被动运动。

封闭治疗

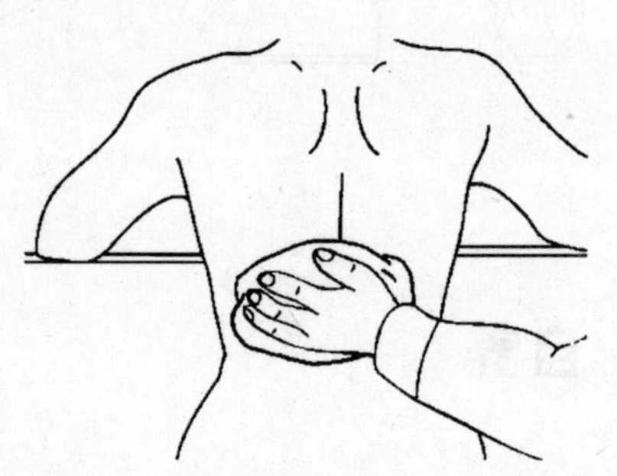

可用硬膜外封闭，能消除肿胀，松解粘连，缓解症状，常用醋酸泼尼松龙12.5毫克加1%普鲁卡因10毫升，每周一次。

体育锻炼

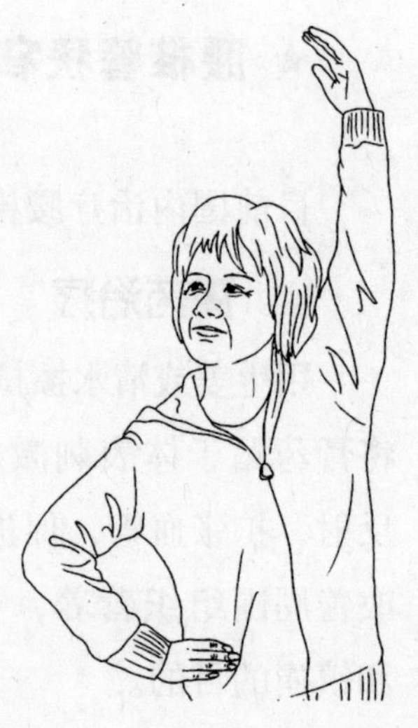

可加强背伸肌、腹肌的肌力锻炼，使腰椎的稳定性增加，从而推迟腰椎关节退变演变的速度。打太极拳对本病有较好的作用。

手术治疗

经上述保守治疗无效或效果不显者，可考虑手术治疗，但手术有风险。

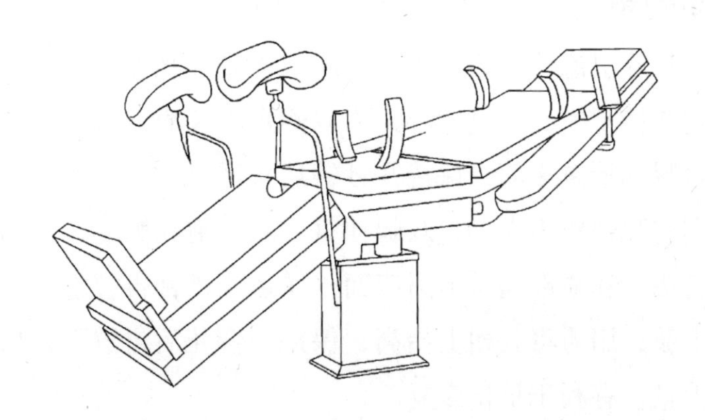

药物治疗

对神经根的无菌性炎症可采用镇痛消炎药物，如芬必得等。中药治宜温通经络、强壮筋骨，可用补肾壮筋汤加减，常用药如熟地、炮姜、杜仲、牛膝、续断等。气虚血亏者加黄芪、党参、当归、白芍。腰腿冷痛者加鸡血藤、独活、桂枝、淫羊藿等。

★ 腰椎管狭窄症患者的防复发

卧床休息

卧床休息是术后治疗的一个重要组成部分。术后一段时间内要卧床休息，我们手术后的患者常规卧床两三天。内固定手术后的患者由于有了内固定的保护，所以下床早；单纯髓核摘除，因为纤维环的瘢痕形成需要较长时间，所以下床晚。具体时间由每个医院、每位主刀医生的习惯而定，短则三五天，长则几个月。床铺最好是特硬席梦思或硬板床，上面铺厚垫。卧床期间，翻身应该由别人协助，肩膀和臀部要同时翻过去，腰部不能扭转，以免影响腰部肌肉韧带等的愈合。使用尿壶和一次性的尿布，在床上解大小便，尽量不要抬高臀部。卧床休息阶段结束后，可开始逐渐下地在室内活动，但一开始仍需佩戴腰围大约6周，对腰部进行保护。

锻炼问题

从手术后拔除引流管开始，患者就应该逐步加强腰背肌肉锻炼，恢复日常活动后更应坚持不懈。可以仰卧，用双侧足跟和肩背部作为支点，收缩腰背部的肌肉将臀部抬离床面，保持几秒钟后再缓慢放下，反复练习。也可以趴在床上，利用腹部作为支点，双腿伸直，双手抱在脑后，主动收缩腰骶部肌肉，努力将头部和腿部同时抬离床面，保持几秒钟再缓慢放下。或者侧卧在床，伸直下肢，用力将其朝上抬高，保持一会儿后再放下，反复多次，可以加强肌肉力量，有利于早日康复。

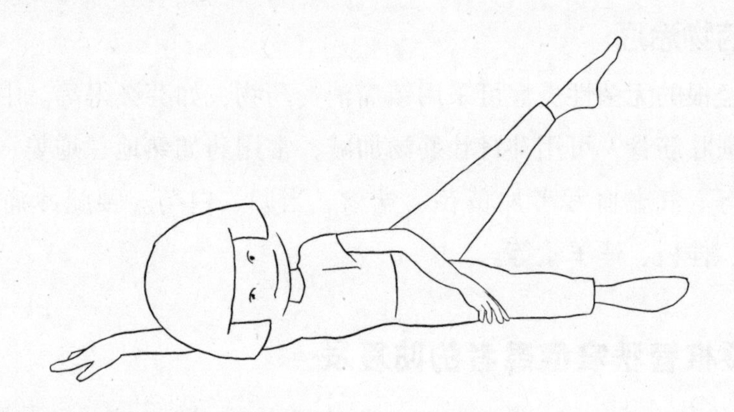

日常生活

戒烟非常重要，尤其对做腰椎融合手术的患者。可以饮少量红酒。室内活动没有问题后可以转向室外活动，到小区和附近的街道走走。手术以后2~3个月，可以恢复坐办公室等非体力劳动。术后3~4个月，可以酌情恢复部分体力劳动，但始终要避免弯腰搬运重物、肩挑手提重物等活动。日常生活中要避免弯腰弓背等不良姿势，避免剧烈的体育运动。对于年轻尚未生育的妇女，应在术后完全恢复一段时间，比如术后一年再考虑怀孕生育，否则易导致症状的复发甚至加重。

腰椎滑脱症

正常人的腰椎排列整齐，如果由于先天或后天的原因，其中一个腰椎的椎体相对于邻近的腰椎向前滑移，即为腰椎滑脱。因退变、外伤或先天因素等使腰椎椎体与椎弓根或小关节突骨质连续性中断者，称为腰椎峡部崩裂；椎骨出现变位致使连续性延长，以致上位椎体、椎弓根、横突和上关节突一同在下位椎节上方向前移位者，称为腰椎峡部崩裂合并腰椎滑脱。而退变因素致腰椎滑脱者占60%以上，发病年龄以20~50岁较多。

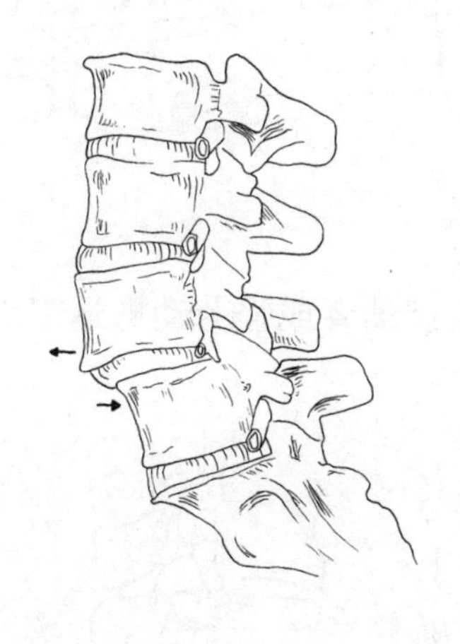

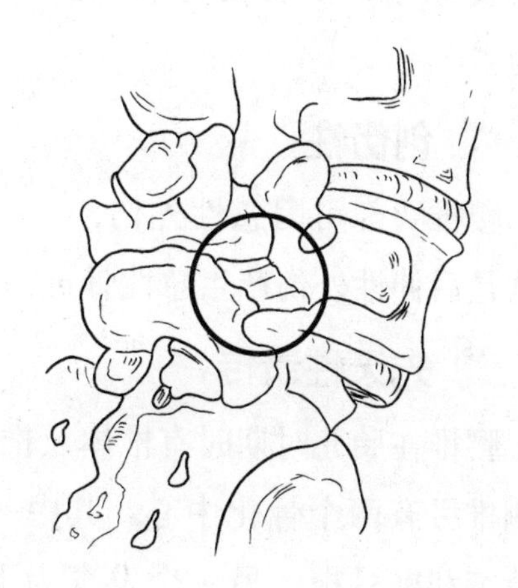

自查

★ 腰椎滑脱症的病因

腰椎滑脱的原因可以是先天性的（出生时就存在），也可能是后天性的，在儿童时期或更晚些发生。主要是因各种过度的机械应力引起，诱因包括搬运重物、举重、踢足球、体育训练、外伤、磨损和撕裂。还有一种腰椎滑脱是退行性的，即由于腰椎各种结构老化而发生结构异常，通常发生于50岁以后，这种滑脱通常伴有腰椎管狭窄，多需要手术治疗。

★ 腰椎滑脱症的诱发因素

腰椎滑脱症的病因至今尚不十分明确，大量研究表明先天性发育缺陷和慢性劳损或应力性损伤是两个可能的重要原因，一般认为以后者为主。

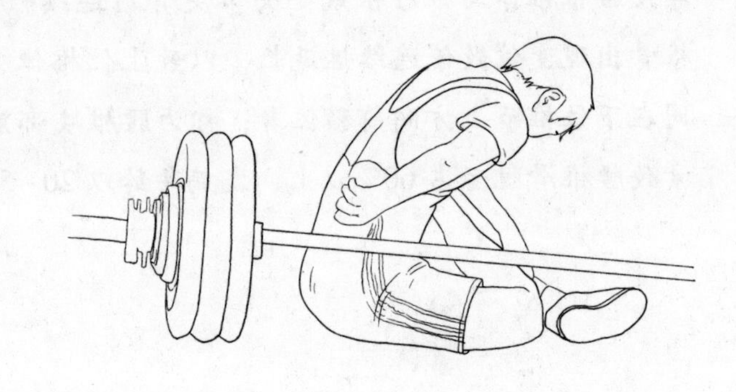

创伤性

腰椎峡部可因急性外伤，尤其是后伸性外伤产生急性骨折，多见于竞技运动者或强劳动搬运工。

先天性遗传

腰椎在胎儿时期时有椎体及椎弓骨化中心，每侧椎弓有两个骨化中心，其中一个发育为上关节突和椎弓根，另一个发育为下关节突、椎板和棘突的一半。若二者之间发生不愈合，则形成先天性峡部骨裂。

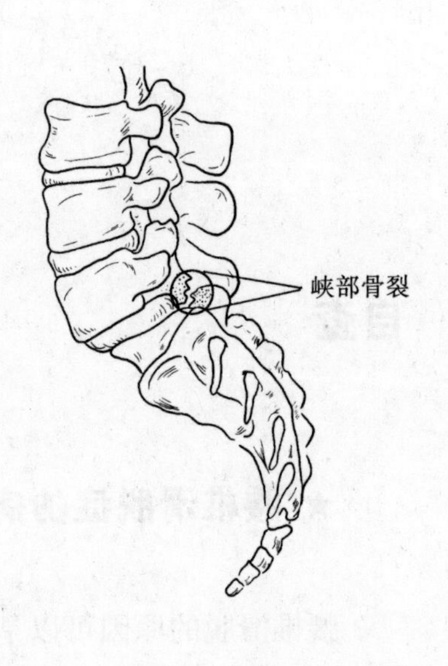

疲劳骨折或慢性劳损

从生物力学角度分析，人体处于站立时，下腰椎负重较大。导致前移的分力作用于骨质相对薄弱的峡部，长期反复作用可导致疲劳性骨折及慢性劳损。

退变性因素

由于长时间持续的下腰不稳或应力增加，使相应的小关节发生磨损，发生退行性改变，关节突变得水平，加之椎间盘退变、椎间不稳、前纵韧带松弛，从而逐渐发生滑脱，但峡部仍保持完整，故又称假性滑脱。多见于50岁以后发病，女性的发病率是男性的3倍，多见于L_4椎体，其次是L_5椎体，滑脱程度一般在30%以内。

病理性骨折

病理性骨折系全身或局部病变，累及椎弓、峡部及上、下关节突，使椎体后结构稳定性丧失，发生病理性滑脱。局部骨病变可以是肿瘤或炎症。

★ 腰椎滑脱症的症状

腰椎滑脱又称为峡部不连，局部形成假关节样改变。行走以后由于站立可使上方的脊椎向前滑动，称为脊椎滑脱；也可因骶骨上部或L_5椎弓发育异常，而产生脊椎滑脱，其峡部并无崩裂。

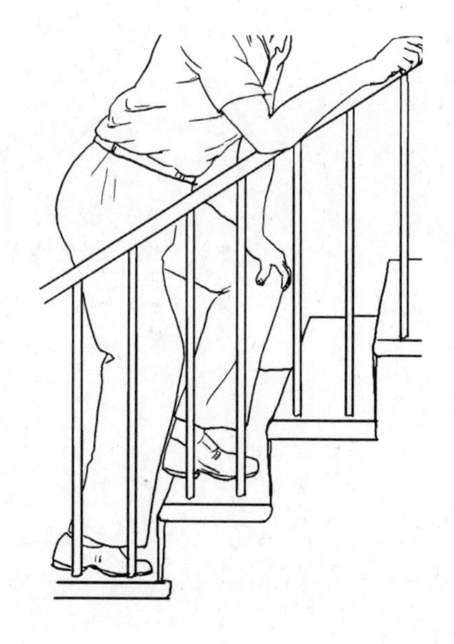

发生腰椎滑脱后，患者可以没有任何症状，仅仅是在X线检查时发现；也可能会出现各种相关症状，如腰痛、下肢疼痛、麻木、无力，严重时可出现大小便异常。滑脱较重的患者可能会出现腰部凹陷、腹部前凸，甚至躯干缩短、走路时出现摇摆。如果腰椎滑脱没有明显的加重，可以采取保守治疗，定期复查腰椎X线，了解滑脱情况。如果有腰痛和腿部的不适，在休息后通常症状可以得到缓解。

自防

★ 腰椎滑脱症的预防

加强腰背肌肉的功能锻炼

腰背肌肉的强劲可增加腰椎的稳定性，拮抗腰椎滑脱的趋势。腰背肌肉的锻炼可用下列两种方法。其一是俯卧位，双上肢呈外展状、抬头、抬胸、上肢离开床面，同时双下肢亦伸直向后抬起呈飞燕状。其二是仰卧位，双膝屈曲，双足踩于床面，吸气时挺胸挺腰，使臀部离开床面，呼气复原。

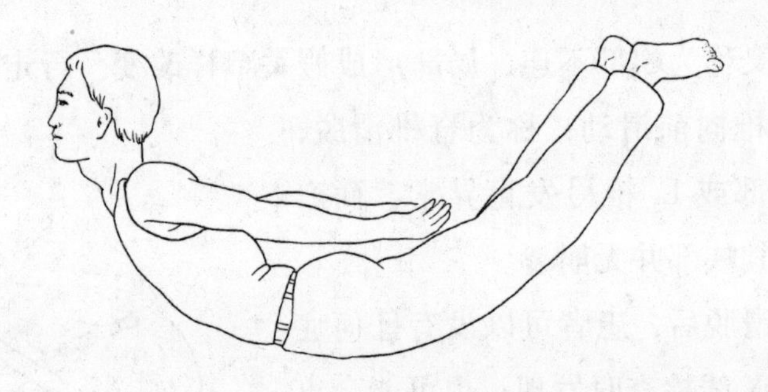

☆☆☆☆☆☆☆☆☆☆☆☆☆☆☆☆☆☆☆☆☆☆☆☆☆☆☆☆☆☆☆☆

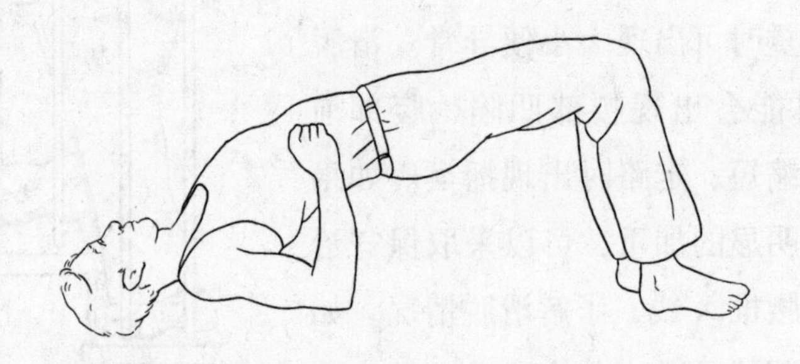

减少腰部过度旋转、蹲起等活动，减少腰部过度负重

这样可减少腰椎小关节的过度劳损、退变，在一定程度上避免退行性腰椎滑脱的发生。

减轻体重，尤其是减少腹部脂肪堆积

体重过重增加了腰椎的负担及劳损，特别是腹部脂肪堆积，增加了腰椎在骶骨上向前滑脱的趋势。

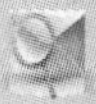

温馨提示：防治腰椎滑脱症的运动疗法

正确的腰椎锻炼原则是不增加腰椎负担。在锻炼项目的选择上，有氧运动能减轻腰椎负担，并能增强腰椎柔韧性和肌肉力量，能有效缓解和预防腰痛。

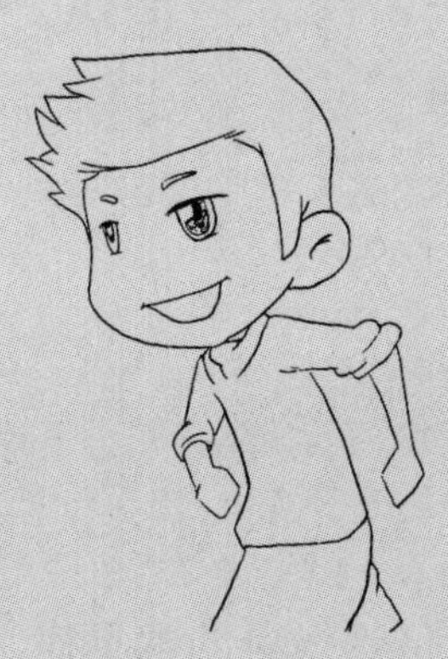

◆ 首选运动是快走和慢跑

进行这两项运动时应穿有弹性的运动鞋，抬头挺胸，每天或隔日活动30分钟左右。建议腰椎术后患者快步行走，腰肌劳损等退行性腰椎病患者活动时间应有所限制，一旦发生腰痛症状应立刻停止活动。

◆ 其次是骑自行车

骑车时车座尽量降低，把手高一点。骑车对腰椎管狭窄患者最有利，它可以增加腰椎管宽度和腰椎柔韧性，每天坚持30分钟左右为宜。

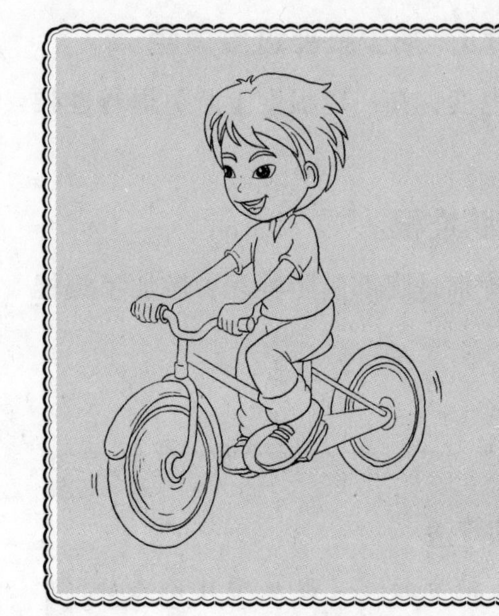

◆ 第三是登山运动

登山可锻炼大腿肌肉和腰肌力量，但过度劳累会增加腰椎负担。登山时应尽量避免斜坡角度大的山路，不应背着重物登山。登山时有意让腹肌用力，膝关节稍微屈曲。

◆ 此外，游泳也是安全有效的对腰椎有利的运动，不会游泳的人可以在水中行走和跑步。

自养

★ 腰椎滑脱症的治疗方法

多功能治疗

腰椎滑脱症是临床上较为常见的腰部疾患之一，是骨伤科的常见病、多发病，据临床统计，约95%的腰椎滑脱症患者有不同程度的腰痛，80%的患者有下肢痛。特别是腰痛，不仅是腰椎滑脱症最常见的症状，也是最早出现的症状之一。所以如果发现有类似的情况应及时就诊，明确诊断，排除其他可能的因素，仔细检查，以防漏诊，避免延误病情。有些患者在没有正确诊断下，盲目地治疗，丧失了最佳治疗时机。经确诊后及时正规有效的治疗是很关键的，临床上治疗腰椎滑脱症的方法有很多，如物理疗法、药物疗法、牵引法、推拿法等均可起到作用。腰椎滑脱症的治疗关键在于坚持。

最常用也是最易坚持的治疗方法当属物理疗法，通过热疗、磁疗或者

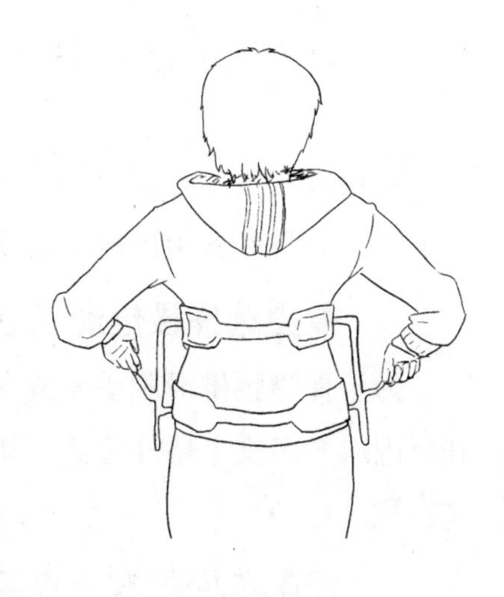

牵引固定的方式，坚持治疗可达到通经活络，消炎镇痛，促进腰部肌肉有效的血液循环，增加血氧饱和度，恢复腰部肌肉和周围韧带的腰椎保护作用，从而有效治疗疾病。

另外功能锻炼和日常康复保健也是非常重要的，腰椎滑脱症在治疗过程中以及以后的康复治疗中，正确的劳动姿势和劳逸结合非常重要。防止腰部受到寒冷等不良因素的刺激。加强肌肉锻炼，强有力的背部肌肉使脊柱力量平衡，可防止腰背部软组织损伤，减少腰椎滑脱症的发生。治疗与功能锻炼同时进行，避免愈后并发症，配合正确的功能活动，可以加快积液的吸收，康复后的保健至关重要，做到以上几个方面，腰椎滑脱症一般可以彻底治愈。

保守治疗

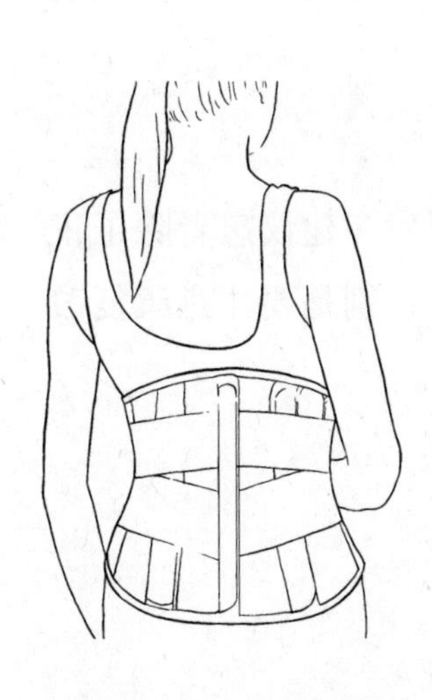

保守治疗包括卧床 2~3 天，禁止增加腰部负重的活动，如提重物、弯腰等，结合理疗如红外、热疗，口服消炎镇痛药如布洛芬等。

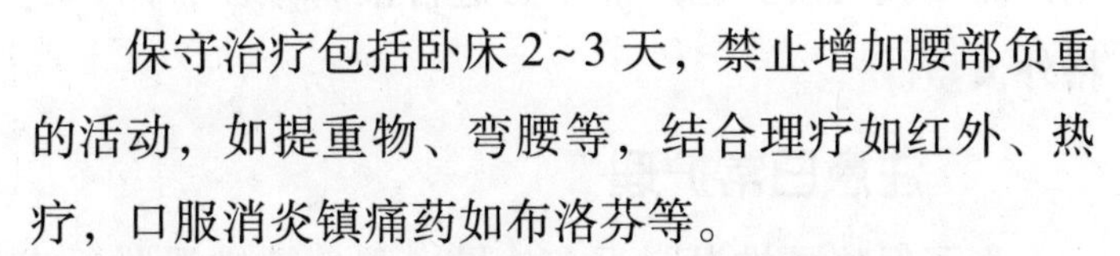

此外，还可以佩戴腰围、支具，佩戴后能减轻腰部的负担，缓解症状。如果腰椎滑脱的患者出现了神经症状，而且通过正规的保守治疗后症状无明显缓解，仍然有长期的腰痛和其他滑脱的伴随症状，即保守治疗无效，严重影响生活和工作，就应该考虑手术治疗了。

治疗腰椎滑脱症的手术方法有很多种，如后路滑脱复位、椎弓根螺钉内固定、椎间植骨融合术等。

★ 腰椎滑脱症的防复发

腰椎滑脱手术有复发的可能，所以为了保障腰椎滑脱手术效果，避免手术复发，骨科专家给出以下建议。

慎重选择腰椎滑脱治疗医院

为了保障腰椎滑脱手术成功率，患者一定要慎重选择手术医院，特别是在口碑、知名度上格外注意，切不可贪图便宜和方便而随意选择，以免伤神又伤身。

慎重选择腰椎滑脱手术方式

腰椎滑脱手术方式有许多，常见方式有神经减压术、脊柱融合术、腰椎滑脱复位术、脊柱内固定术等，患者需根据自身情况做出具体选择，以免治疗不成反而使病情沉重。例如，同样是选择神经减压术，如果腰椎滑脱患者必须切除椎板，那么则必须附加脊柱融合术；如果不存在椎管狭窄的情况，则只需要腰椎融合固定而不必进行椎管减压，所以选择腰椎滑脱治疗医院需格外慎重。

注意日常护理

为了保障腰椎滑脱手术效果，避免腰椎滑脱手术复发，建议患者除了正确、有效治疗以外，悉心的日常护理也是必不可少的，特别是要注意康复锻炼，以加强腰部肌肉功能，从而远离腰椎病带来的烦恼。

产后腰痛

产后腰痛即产后出现腰痛，与产后子宫收缩复旧引起的反射痛有关。产后腰痛，是已生育女性中比较普遍的现象。一般有以下几方面的原因：生理性缺钙、劳累过度、姿势不当、产后受凉、起居不慎、闪挫腰肾以及腰骶部先天性疾病。分娩后内分泌系统尚未得到调整，骨盆韧带还处于松弛状态，腹部肌肉也由于分娩而变得较为松弛；加上产后照料宝贝要经常弯腰，或遇恶露排出不畅引起血瘀盆腔。产后腰痛患者不适宜穿带跟的鞋，有条件的可以选择负跟鞋矫正姿势，康复锻炼；平时要注意保持正确的站立、坐卧的姿势。

自查

★ 产后腰痛的病因

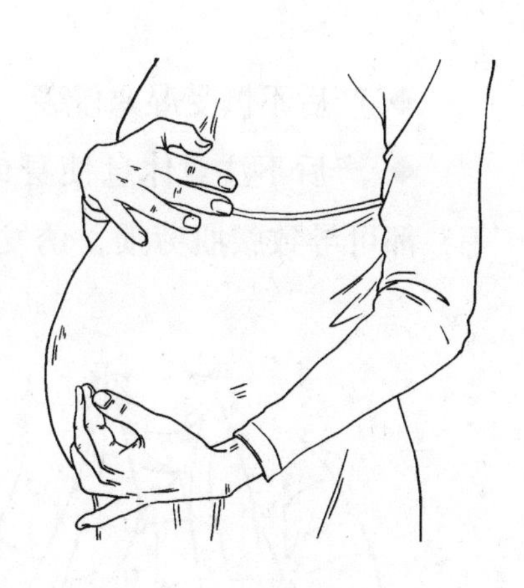

◆ 怀孕使内分泌系统发生很大变化，为了分娩时能使胎儿顺利娩出，连接骨盆的韧带也变得松弛。加之一天天增大的子宫使孕妈妈的腰部支撑力逐渐增加，导致骶棘韧带松弛，压迫盆腔神经、血管而引起腰痛。

◆ 分娩后内分泌系统发生变化不会很快恢复到孕前状态，骨盆韧带在一段时间内尚还处于松弛状态中，腹部肌肉也变得较软弱无力，子宫未能很快完全复位，引起腰痛。

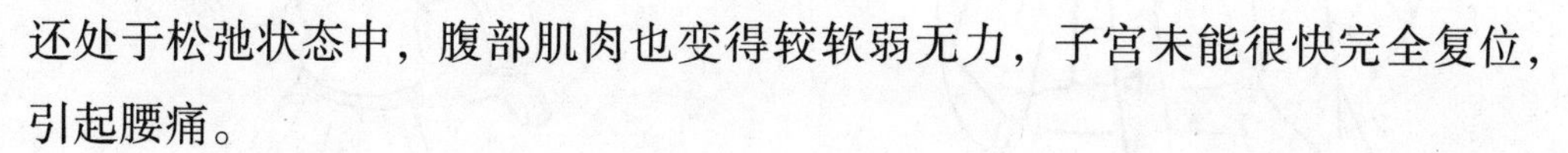

◆ 产后避孕方法不恰当，导致人工流产次数多，或房事不节，招致肾气损伤而引起腰痛。

◆ 产后妈妈要经常弯腰照料宝贝，如洗澡、穿衣服、换尿布、经常从摇篮里抱起宝贝等，或恶露排出不畅引起盆腔血液淤积，都易诱发腰部疼痛。

◆ 很多妈妈产后较少活动，总是躺或坐在床上休养；加之体重增加，腹部赘肉增多，增大了腰部肌肉的负荷，造成腰肌劳损而发生腰痛。

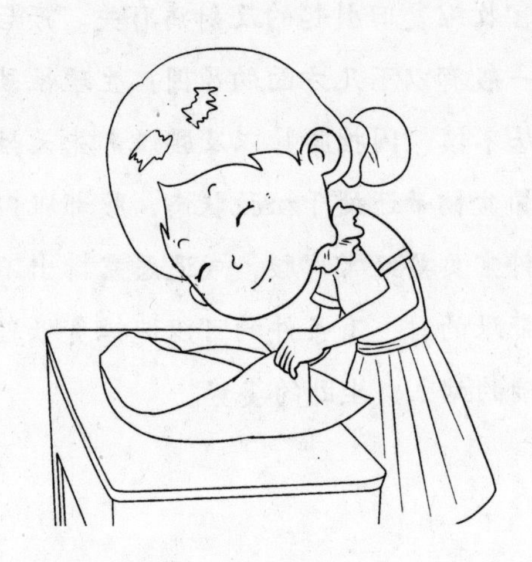

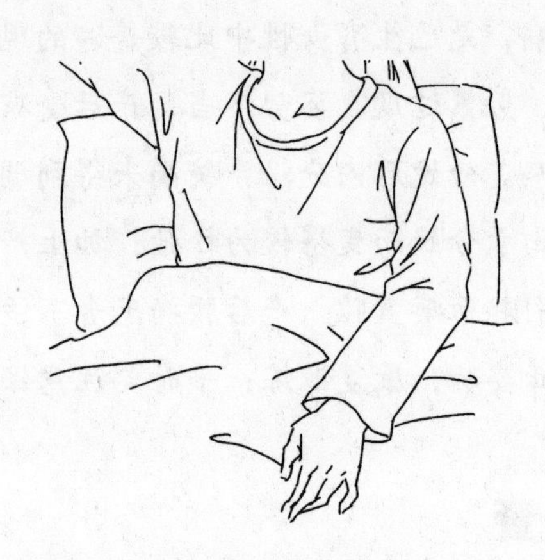

◆ 产后不慎受湿寒侵袭，致使经络不通而导致血脉运行不畅，引发腰痛。

◆ 产后不注意休息使身体过疲，或经常久站、久蹲、久坐或束腰过紧等，都可导致腰肌劳损，诱发腰痛。

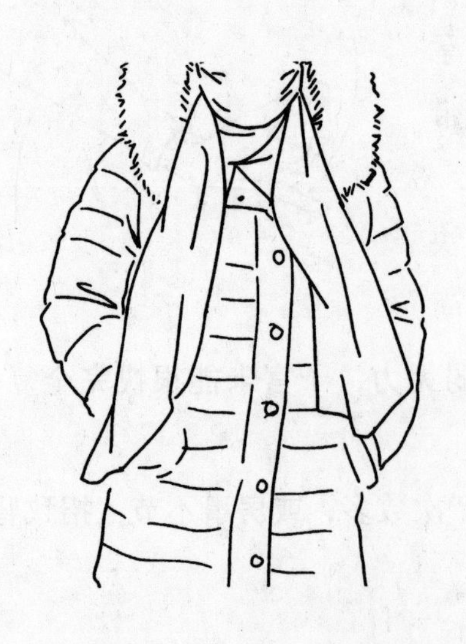

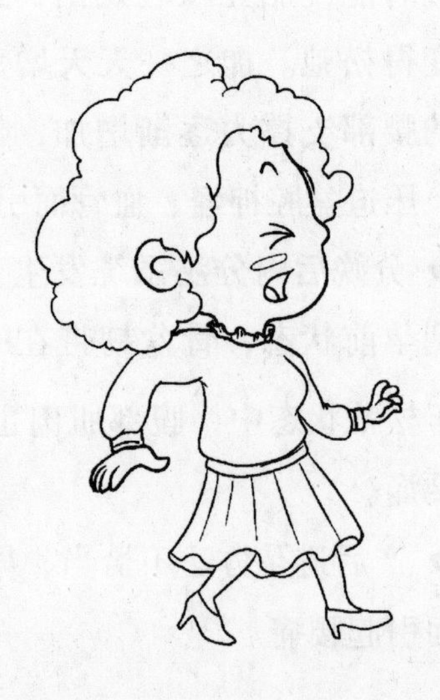

◆ 产后过早地穿高跟鞋，使身体重心前移，除了引起足部疼痛等不适外，也可通过反射到腰部，使腰部产生酸痛感。

◆ 经常采取不当或不放松的姿势给宝贝喂奶，使腰部肌肉总处于不放松的状态中，腰部肌肉受到损伤。

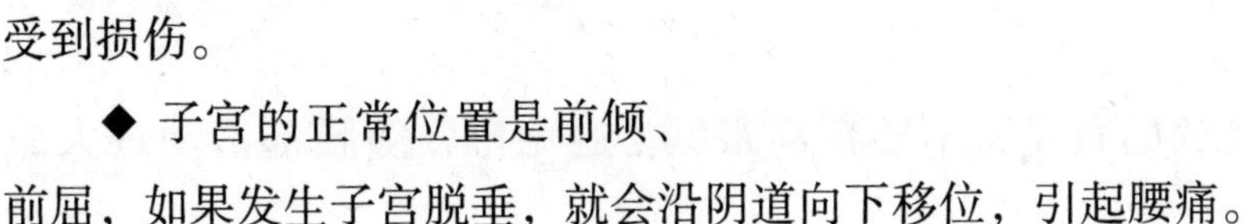

◆ 子宫的正常位置是前倾、前屈，如果发生子宫脱垂，就会沿阴道向下移位，引起腰痛。

自防

★ 产后腰痛的预防措施

产后腰痛的预防首先应从孕期开始，然后是产后避免经常弯腰或久站久蹲，给宝贝喂奶时注意采取正确姿势，最后就是在生活中注意防护腰部。

从孕期即开始预防腰痛

▲ 均衡合理地进食，避免体重过重而增加腰部的负担，造成腰肌和韧带的损伤。

▲ 注意充分休息，坐位时可将枕头、坐垫一类的柔软物经常垫在腘窝下，使自己感到很舒服，以减轻腰部的负荷。

▲ 使用合适的护腰是很有效的辅助手段，最好是透气性好、设计人性化的护腰。

▲ 睡眠时最好取左侧卧位、双腿屈曲，减轻腰部的负担。

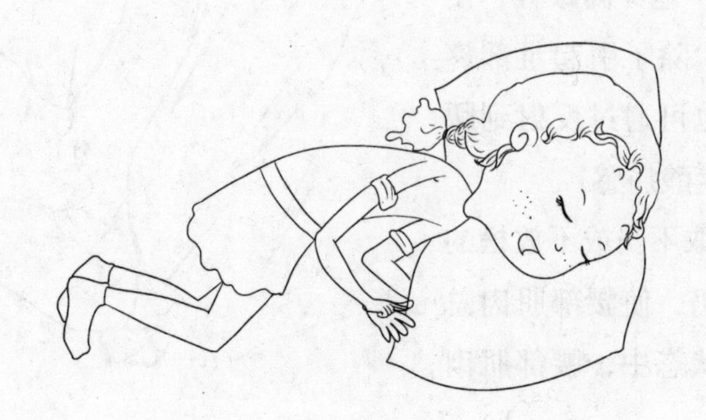

▲ 穿轻便柔软的鞋子，不要穿高跟鞋，避免弯腰等腰部活动过大的举动。

▲ 在医生指导下，孕妈妈适当地做一些预防腰痛的体操。

不论是孕中还是产后，妈妈在生活中一定要注意防护腰部，以免受伤

▲ 如果感到腰部不适，可按摩、热敷疼痛处或洗热水澡，促进血液循环，改善腰部不适感；平时注意腰部保暖。

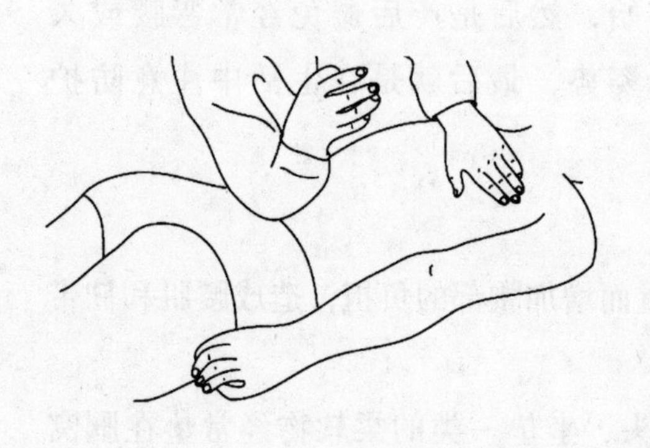

▲ 准妈妈应经常更换卧床姿势。

▲ 避免提过重或举过高的物体。

▲ 经常活动腰部，使腰肌得以舒展。

▲ 孕妈妈在产前产后都要做好预防产后腰痛的准备，做好准备对自身的健康有利，因产后妈妈要照顾、喂养孩子而会更加劳累，所以保护好自己的身体，避免产生腰痛，也会给孩子带来一些有利的因素，使孩子更加健康的成长。因此，准妈妈对于预防产后腰痛的准备一定要做充分。

产后避免经常弯腰或久站久蹲

▲ 准备一个专给宝贝换尿布或洗屁屁的台子。台子高低要适宜，最好有多个不同功用的抽屉，把经常使用的尿布、纸尿裤、爽身粉、护臀油及其他常用物品放在里面，使妈妈不用弯腰即可伸手拿到。如果台子能与婴儿床或摇篮相连，旁边放上一把与之匹配的椅子就更好不过了。

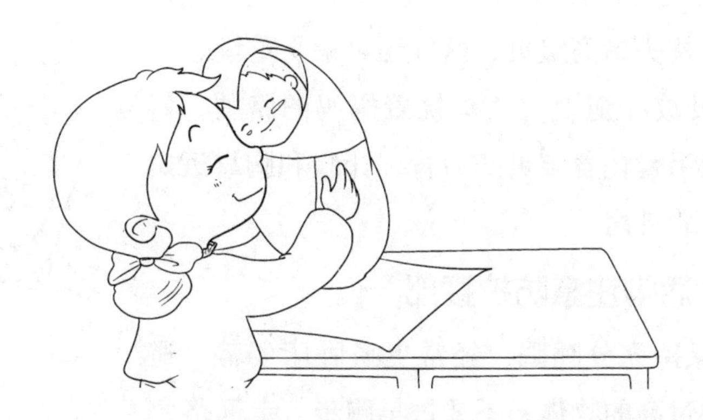

▲ 如果在厨房中放一把椅子就更是一个聪明之举，可使妈妈做家务时不用久站，利于子宫复位。

▲ 为宝贝准备睡觉的婴儿床、童车不要过低或过高，以免妈妈经常得弯下腰才能抱起或往下放宝贝。最好购买可以升降的婴儿床，小童车的高度也要注意方便妈妈照料宝贝。避免每次从睡床或童车里往外抱或放宝贝时总得过于弯腰。

▲ 在经常整理或叠衣物的床旁边，放一把带靠背的小椅子。妈妈在需要时可随手取过来坐下，避免采取不舒服的姿势整理衣物。

▲ 把经常换洗的衣物放在卧室内，并将妈妈和宝贝经常换洗的衣物放在衣橱适宜高度的抽屉里，以妈妈站在衣橱前伸手可及为度。

▲ 清理房间地板时选用长柄扫帚、拖把和簸箕，以腰不会很快产生酸痛感为宜，并每次清理时间不要过长，尤其是产后 3 个月内。

给宝贝喂奶时注意采取正确姿势

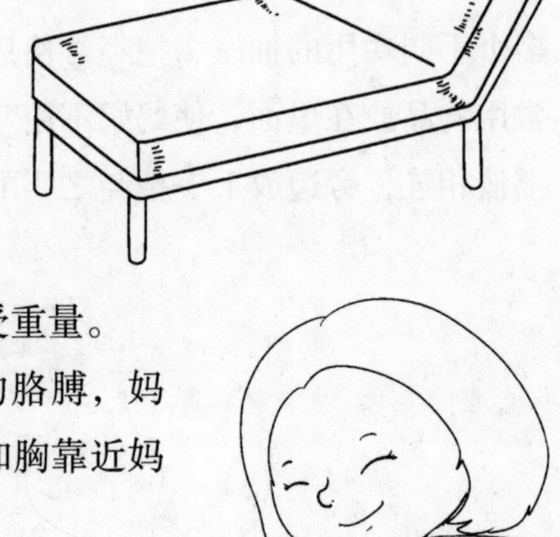

▲ 坐着或躺着喂奶的姿势都可以，只要自己感到姿势是轻松和舒适的。

▲ 以坐在低凳上为好，如果坐的位置较高，如坐在床边，可把一只脚放在一个脚踏上，或身体靠在椅子上。最好在膝上放一个枕头抬高宝贝，这样还可承受重量。

▲ 把宝贝放在腿上，让头枕着妈妈的胳膊，妈妈可舒服地用手臂托着宝贝的后背，让脸和胸靠近妈妈，下颌紧贴着乳房。

在生活中注意防护腰部

▲ 产后保持充分睡眠，经常更换卧床姿势，避免提过重或举过高的物体，不要过早跑步、走远路。

▲ 经常活动腰部，使腰肌得以舒展。如果感到腰部不适，可按摩、热敷疼痛处或洗热水澡，促进血液循环，改善腰部不适感。

▲ 平时注意腰部保暖，特别是天气变化时及时添加衣物，避免受冷风吹袭，受凉会更加重疼痛。

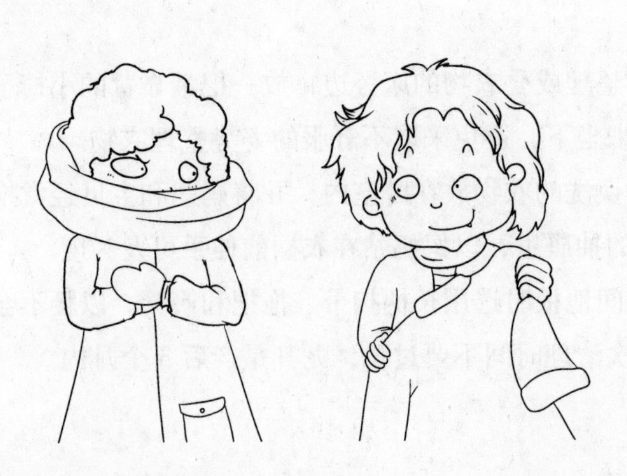

▲ 注意劳逸结合，无法避免久站时，交替性让一条腿的膝盖略微弯曲，让腰部得到休息。

▲ 如果体重较重应注意控制体重，以免增加腰部负担，损伤腰肌。

▲ 产后也不要过早穿高跟鞋，以免增加脊柱压力，以穿布鞋为好，鞋底要柔软。

▲ 睡觉时采取仰卧姿势或侧睡，床垫不宜太软，如果太软可铺上较硬的垫子。

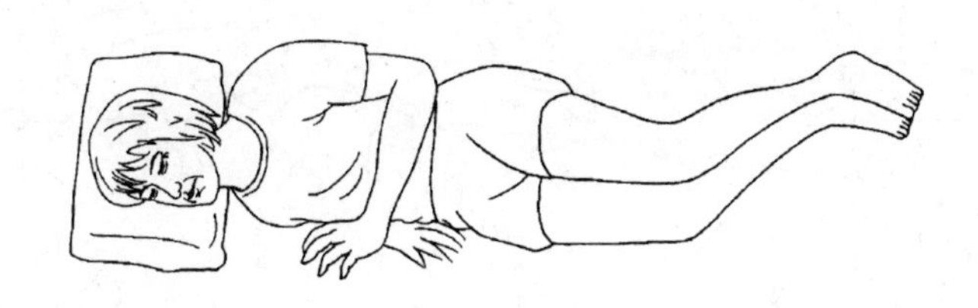

▲ 举起宝贝或举其他东西时，尽量利用手臂和腿的力量，腰部少用力。

▲ 抬重东西时，注意动作不要过猛。取或拿东西时要靠近物体，避免姿势不当闪伤腰肌。

▲ 不要吸烟。资料表明，吸烟可引起腰椎骨质疏松，是慢性腰痛的发病原因之一，并影响治疗效果。

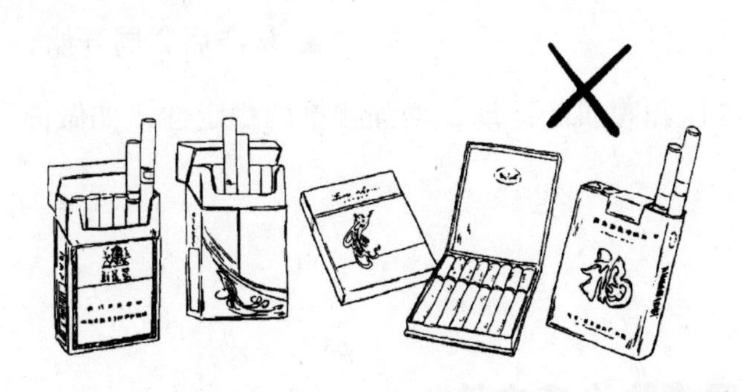

▲ 每天起床后做 2~3 分钟的腰部运动，平时多散步或骑车，都能防止和减轻腰痛。

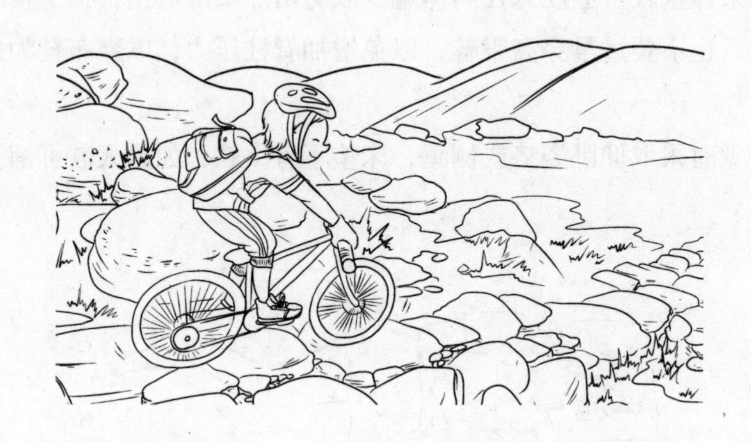

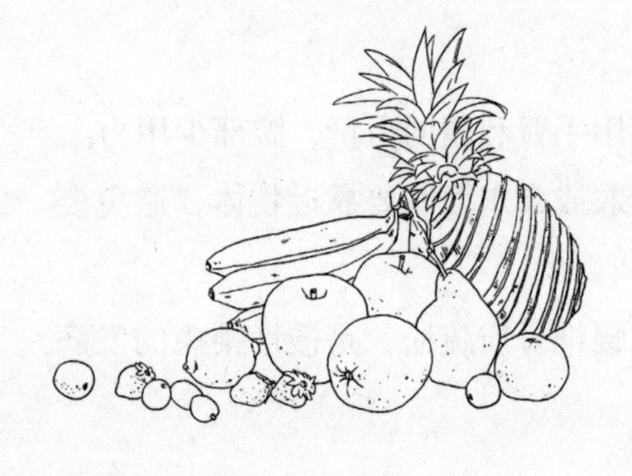

▲ 饮食上多吃牛奶、米糠、麸皮、胡萝卜等富含维生素 C、维生素 D 和 B 族维生素的食物，增加素食在饮食中的比例，避免骨质疏松而引起腰痛。

▲ 学会放松精神，紧张情绪会使血中激素增多，促发腰椎间盘肿大而致腰痛，愉快心情有助于防止腰痛发生。

▲ 从产后 2 周开始，在保健医生的指导下做加强腰肌和腹肌的运动，增强腰椎的稳定性，如做仰卧起坐动作。

自养

★ 产后腰痛的治疗方法

◆ 患了产后腰痛，轻的可以自行调理，重的可以采用推拿、针灸、理疗和药物外敷等治疗。内服消炎镇痛药物需慎重，因为有些药物可以通过乳汁进入婴儿体内，从而对婴儿的健康造成潜在的威胁。

◆ 平时保持正确的姿势，站立、坐卧的姿势都应注意，同时抱小孩时也要注意不要让孩子的重量压在腰背部。同时要坚持“能站，就别坐；能坐，就别躺”的原则，因为坐和卧这两个姿势对于受伤的脊椎是很难平直支撑的。

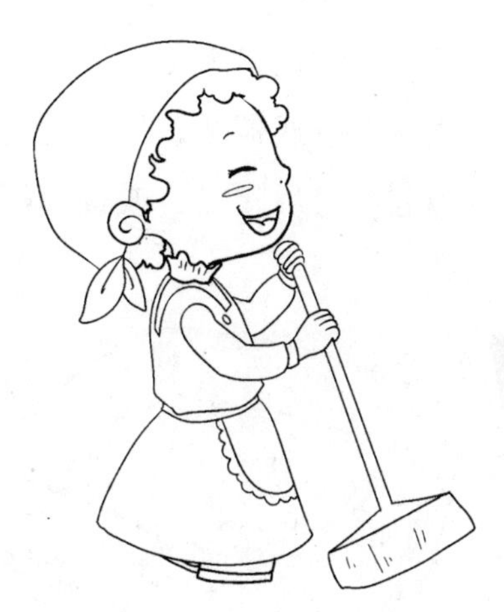

◆ 清理房间地板时选用长柄工具，并且每次清理时间不要过长，尤其是产后3个月内。

◆ 多数的产后腰痛，是孕期腰痛的延续。怀孕期间随胎儿的发育，腰椎前凸逐渐增加，腰后部受力大大增加，造成妊娠腰痛，分娩后体形没有及时得到恢复，容易延续为产后腰痛。产后哺乳姿势的不正确和过度劳累也会导致产后腰痛。这些在医学上都属于姿势性腰痛，即不合理姿势导致的腰痛，所以产后腰痛应以矫正姿势为核心。

◆ 喂奶时采取正确姿势，以坐在低凳上为好，如果坐的位置较高，可把一只脚放在一个脚踏上，或身体靠在椅子上。最好在膝上放一个枕头抬高宝贝，这样还可承受重量。

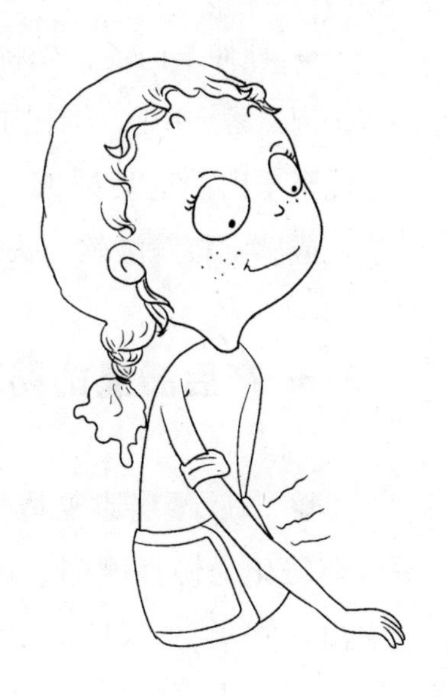

◆ 生活中注意防护腰部，产后保持充分睡眠，经常更换卧床姿势，避免提过重或举过高的物体，不要过早跑步、走远路；经常活动腰部，使腰肌得以舒展。如果感到腰部不适，可按摩、热敷疼痛处或洗热水澡，促进血液循环，改善腰部不适感；平时注意腰部保暖。

★ 产后腰痛的食疗方法

◆ 山楂粥，将当归20克，川芎10克，红花6克，干姜6克，生山楂30克放入砂锅，浓煎取汁；再将桃仁15克，粳米100克，大枣4枚一起放入砂锅，煨煮成稠粥；然后兑进药汁即成。每天分早晚2次服用。适合瘀血留滞引起的产后腰痛，或腰部疼痛连带下腹、痛处固定不移的产妇。

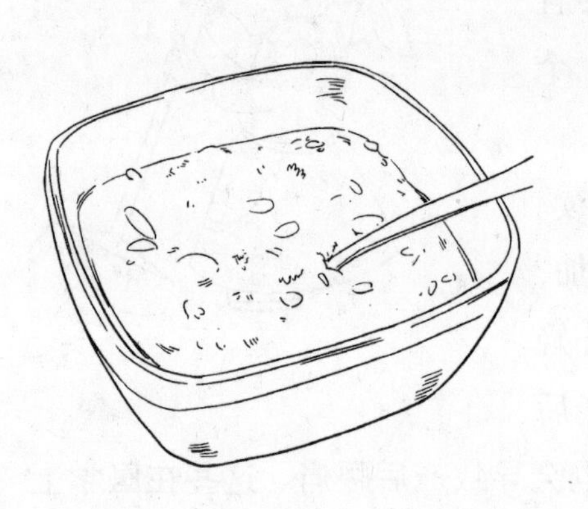

◆ 肉桂山药栗子粥，将肉桂10克，干姜10克，白术20克，甘草6克放入砂锅煎30分钟倒出药汁，加水再煎20分钟后将药汁倒出；两次药汁合在一起放在砂锅内，再放入山药30克，茯苓15克，去壳栗子50克及糯米50克，炖烂成粥。不拘时喝，晚上睡觉前趁热喝一碗效果更好。适合寒湿痹阻引起的产后腰痛，或腰痛沉重、保暖后症状会减轻的产妇。

◆ 杜仲羊肉汤，先将生姜15克切片，羊肉250克切成小块，和杜仲15克，肉苁蓉30克，枸杞子15克，党参20克，当归20克一起放入砂锅，加水炖至羊肉熟透后即成。早晚空腹服用。适合因肾虚血亏而引起的产后腰痛，或感觉腰膝酸软、头晕眼花的产妇。

★ 产后腰痛的防复发

◆ 产后腰痛康复锻炼要及早进行，越早见效越快，效果越巩固。不然会转化为慢性腰痛，康复难度加大，严重的会导致骨质增生和椎间盘突出。

◆ 注意不要穿带跟的鞋，中跟鞋和坡跟鞋也不要穿。大家都知道产后过早穿高跟鞋容易造成产后腰痛，其实中跟鞋和坡跟鞋也有这样的作用，只是程度的差异，没有本质的差别。健康是珍贵的，勿以恶小而为之。

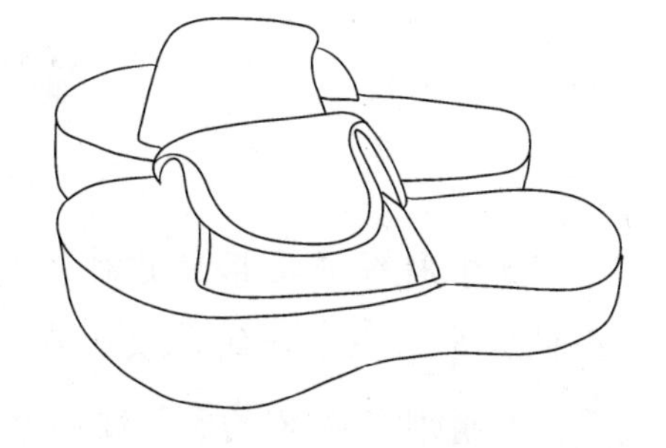

◆ 在日常生活中，还可以用前高后低的负跟鞋，强制重心后移，矫正骨盆前倾和腰椎前凸。穿负跟鞋具有与倒走类似的效果，但比倒走更安全，更容易坚持。

坐骨神经痛

坐骨神经痛是指坐骨神经病变，沿坐骨神经通路即腰、臀部、大腿后、小腿后外侧和足外侧发生的疼痛症状群。坐骨神经是支配下肢的主要神经干。坐骨神经痛又属于腰腿痛的范畴，有部分是由腰椎间盘突出压迫坐骨神经所致。坐骨神经痛患者首先要注意改变生活方式，平时应多做康复锻炼；生活中尽可能避免穿带跟的鞋，重心的稍许前移都会使疼痛症状加重，有条件的可选择负跟鞋；日常生活中应卧硬板床，取平卧位，保持脊柱的稳定，减少椎间盘承受的压力。

自查

★ 坐骨神经痛的病因

坐骨神经由腰 4 至骶 2 神经根组成。按病损部位分根性和干性坐骨神经痛两种，根性坐骨神经痛病变位于椎管内，病因以腰椎间盘突出症最多见，其次有椎管内肿瘤、腰椎结核、腰骶神经根炎等。干性坐骨神经痛的病变主要是在椎管外坐骨神经通路，病因有骶髂关节炎、盆腔内肿瘤、妊娠子宫压迫、臀部外伤、梨状肌综合征、臀肌注射不当以及糖尿病等。

★ 坐骨神经痛的分类

原发性坐骨神经痛

原发性坐骨神经痛为坐骨神经炎症引起的疼痛，以单侧者居多，可常与肌纤维炎同时发生。原发性坐骨神经痛（坐骨神经炎）的主要发病原因为寒冷潮湿及扁桃腺炎、前列腺炎、牙龈炎、鼻窦炎等其他炎症病灶感染，有的同时伴发肌炎及肌纤维组织炎。

继发性坐骨神经痛

继发性坐骨神经痛是由邻近病变的压迫或刺激引起，又分为根性和干性坐骨神经痛，受压部位分别是在神经根和神经干。根性坐骨神经痛较多见，病因以腰椎间盘突出症最常见，其他病因有椎管内肿瘤、椎体转移瘤、腰椎结核、腰椎管狭窄症等；干性坐骨神经痛可由骶髂关节炎、盆腔内肿瘤、妊娠子宫压迫、髋关节炎、臀部外伤、糖尿病等所致。

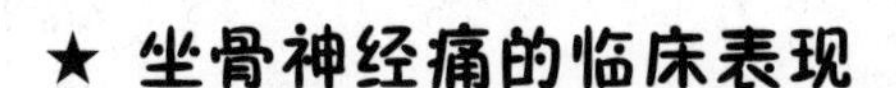

★ 坐骨神经痛的临床表现

本病男性青壮年多见，近些年来尤其常见于做办公室工作和使用电脑时间过长的人群。病症表现为：单侧为多，疼痛程度及时间常与病因及起病缓急有关。

◆ 根性坐骨神经痛，症状随病因不同而异

▲ 最常见的病因为腰椎间盘突出症，常在用力、弯腰或剧烈活动等诱因下，急性或亚急性起病。少数为慢性起病。

▲ 疼痛常自腰部向一侧臀部、大腿后、腘窝、小腿外侧及足部放射，呈烧灼样或刀割样疼痛，咳嗽及用力时疼痛可加剧，夜间更甚。

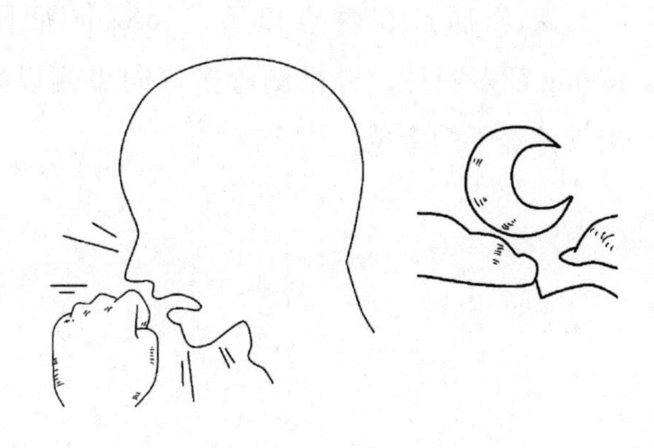

▲ 患者为避免神经牵拉、受压，常采取特殊的减痛姿势，如睡时卧向健侧，髋、膝关节屈曲，站立时着力于健侧，日久造成脊柱侧弯，多弯向健侧，坐位时臀部向健侧倾斜，以减轻神经根的受压。

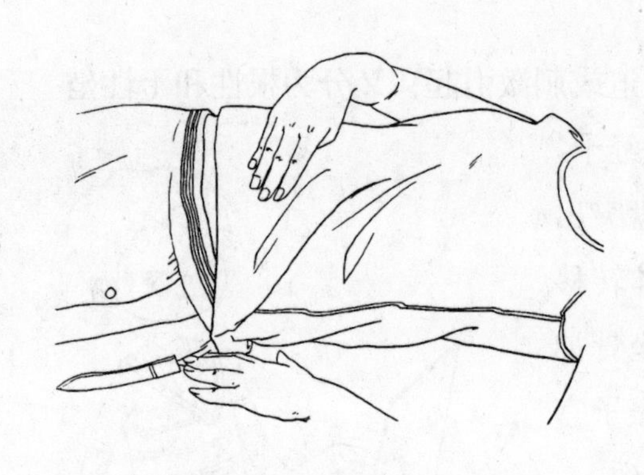

▲ 牵拉坐骨神经皆可诱发疼痛，或疼痛加剧，如 Kernig 征阳性（患者仰卧，先屈髋及膝成直角，再将小腿上抬。由于屈肌痉挛，因而伸膝受限而小于 130° 并有疼痛及阻力）；Lasegue 征阳性（患者仰卧，下肢伸直、患肢上抬不到 70° 而引起腿部疼痛）。

▲ 坐骨神经通路可有压痛，如腰旁点、臀点、踝点及跖点等。

▲ 患肢小腿外侧和足背常有麻木及感觉减退。

▲ 臀肌张力松弛，伸拇及屈拇肌力减弱。跟腱反射减弱或消失。

◆ 干性坐骨神经痛，症状也随病因不同而异。

▲ 如受寒或外伤诱发者多急性起病。

▲ 疼痛常从臀部向大腿后、小腿后外侧及足外侧放射。

▲ 行走、活动及牵引坐骨神经时疼痛加重。

▲ 压痛点在臀点以下，Lasegue 征阳性而 Kernig 征多阴性，脊椎侧弯多弯向患侧以减轻对坐骨神经干的牵拉。

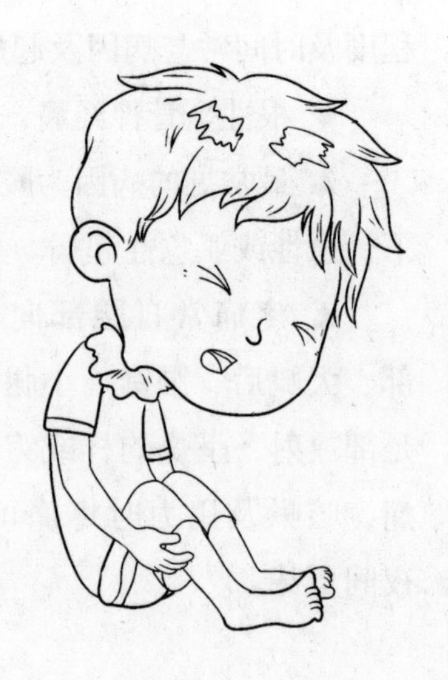

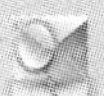

温馨提示：坐骨神经痛容易与哪些疾病混淆？

◆ 腰椎间盘突出症

患者常有较长期的反复腰痛史，或重体力劳动史，常在一次腰部损伤或弯腰劳动后急性发病。除典型的根性坐骨神经痛的症状和体征外，并有腰肌痉挛，腰椎活动受限和生理前屈度消失，椎间盘突出部位的椎间隙可有明显的压痛和放射痛。X 线摄片可有受累椎间隙变窄，CT 检查可确诊。

◆ 马尾肿瘤

起病缓慢，逐渐加重。病初常为单侧根性坐骨神经痛，逐渐发展为双侧。夜间疼痛明显加剧，病程进行性加重，并出现括约肌功能障碍及鞍区感觉减退。腰椎穿刺有蛛网膜下腔梗阻及脑脊液蛋白定量明显增高，甚至出现 Froin 征（脑脊液黄色、放置后自行凝固），脊髓碘水造影或 MRI 可确诊。

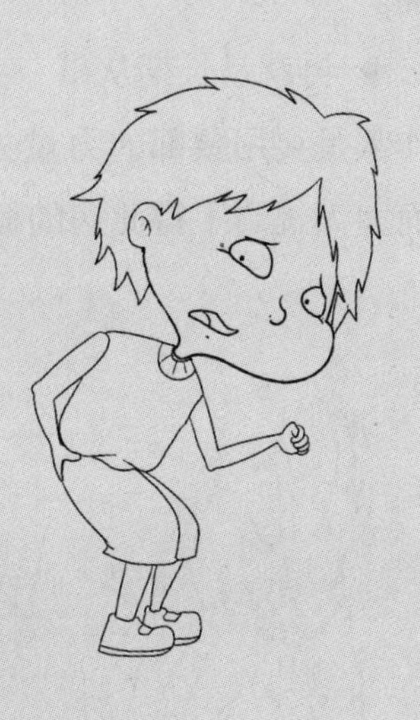

◆ 腰椎管狭窄症

多见于中年男性，早期常有“间歇性跛行”，行走后下肢痛加重，但弯腰行走或休息后症状减轻或消失。当神经根或马尾受压严重时，也可出现一侧或两侧坐骨神经痛症状及体征，病程呈进行性加重，卧床休息或牵引等治疗无效。腰骶椎 X 线摄片或 CT 可确诊。

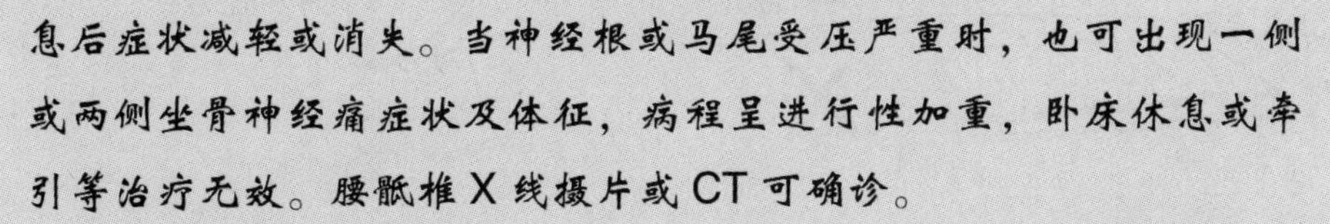

◆ 腰骶神经根炎

因感染、中毒、营养代谢障碍或劳损、受寒等因素发病。一般起病较急，且受损范围常常超出坐骨神经支配区域，表现为整个下肢无力、疼痛、轻度肌肉萎缩，除跟腱反射外，膝腱反射也常减弱或消失。

自防

★ 坐骨神经痛的易发人群

◆ 那些长期久坐电脑旁办公者及司机等，都是一些特殊坐立人群，长期坐着一个姿势不动，很容易引起腰椎间盘突出，一旦形成就会引起坐骨神经痛。

◆ 再就是长期从事一些体力劳动的工人，如搬运工人、送水工等，这些工作都是要用腰部的力量去完成的，长期这样的工作会使他们的腰肌劳损，从而大大提高了得此病的概率。

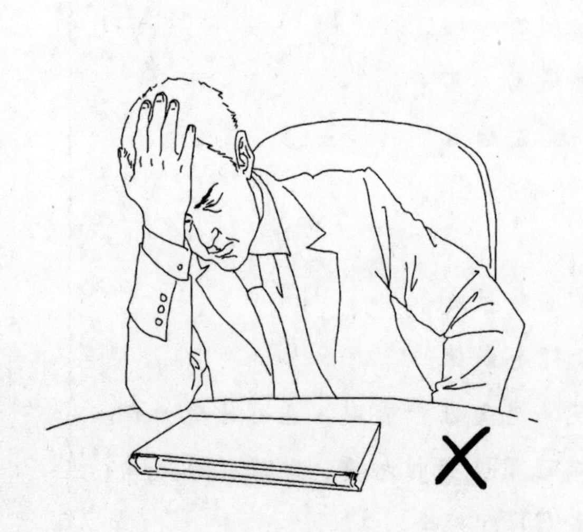

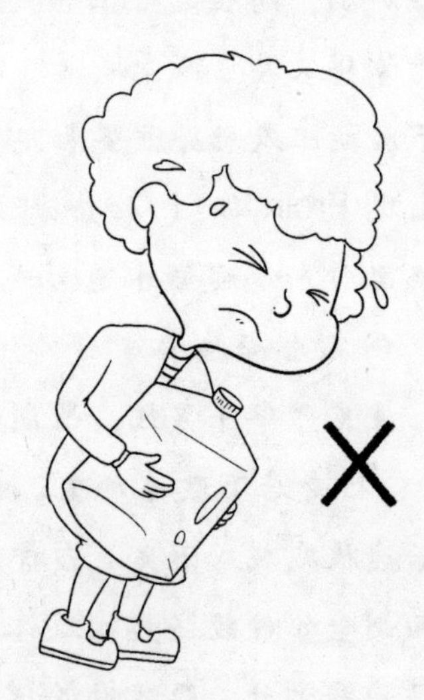

◆ 还有一些喜欢睡软床、不喜欢运动的、对腰部保暖也不注意的人群，也都容易患坐骨神经痛。

◆ 另外还就是一些爱穿高跟鞋的女性，高跟鞋使脚跟比脚尖要高很多，长期在这种状态下，脊柱就会容易变形，变形的脊柱就会压迫坐骨神经，从而引发疼痛。一些孕妇也是这样，因为怀孕身体发生了生理性的变化，使腰椎负担变重了，也易导致此病。

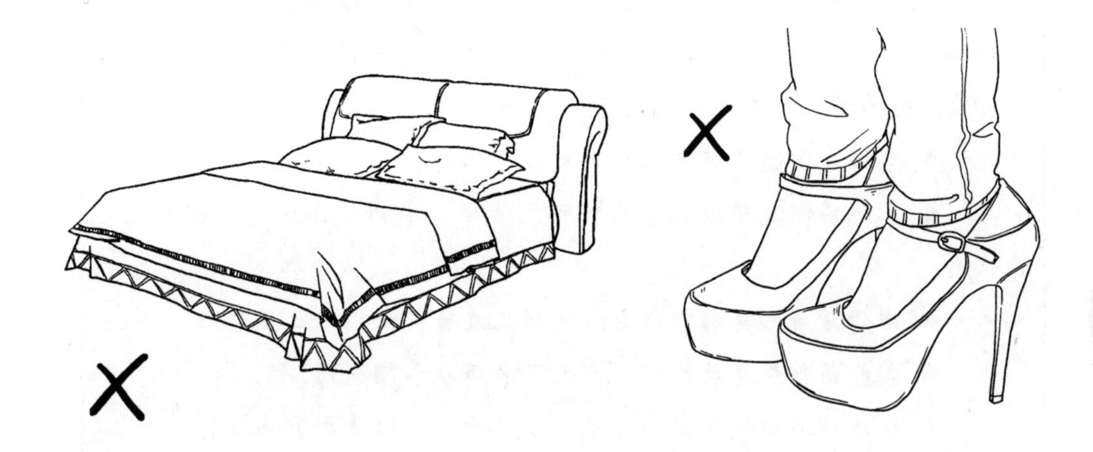

◆ 怀孕后发生坐骨神经痛，绝大多数是因腰椎间盘突出引起的，这与怀孕期间的特殊生理状态有明显关系。一是孕妇内分泌激素发生生理性变化，使关节、韧带松弛，为分娩做好准备，无形中使腰部的稳定性减弱。二是胎儿在子宫内逐渐发育长大，使腰椎负担加重，并且这种负担持续存在，直到分娩。在此基础上，如果再有腰椎的劳损和扭伤，就很可能发生腰椎间盘突出，从而压迫坐骨神经，引起水肿、充血，产生坐骨神经刺激症——坐骨神经痛。

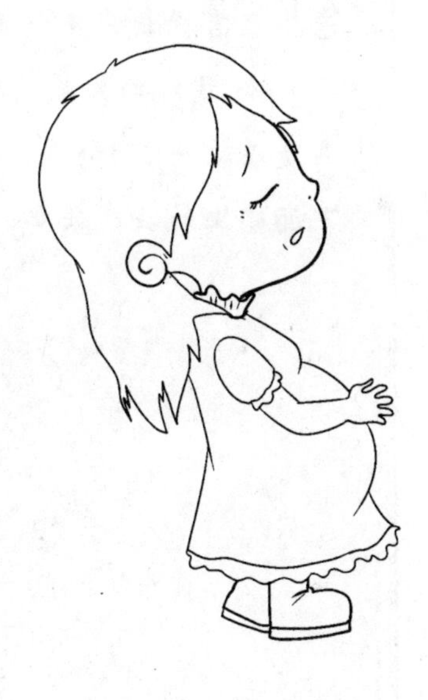

温馨提示：准妈妈们应如何防治坐骨神经痛呢？

对准妈妈的这种坐骨神经痛最好不要做X线检查，而是用超声波检查代替。即使无法代替，也要安排在妊娠后期检查，此时胎儿发育接近成熟，不易引起不良反应。

◆ 孕妇应首选硬板床休息和做牵引治疗。

◆ 常规的佩戴腰围容易限制胎儿活动，不利于其发育，故不宜选用。

◆ 由于活血化瘀的中药会影响胎儿发育，必须禁止使用。

◆ 某些药物虽然效果好，但也不主张在孕期使用。

◆ 临产时则建议采用剖宫产的分娩方式，以免加重病情。

◆ 一般情况下，大部分准妈妈在分娩后，其坐骨神经痛能自愈，只有少数需要分娩后再手术。

◆ 预防的关键在于孕期劳逸结合，避免做剧烈的体力活动，尤其是在临产前3个月。平时最好采用侧卧位睡觉，平卧时要在膝关节下面垫上枕头或软垫，此外不要穿高跟鞋。

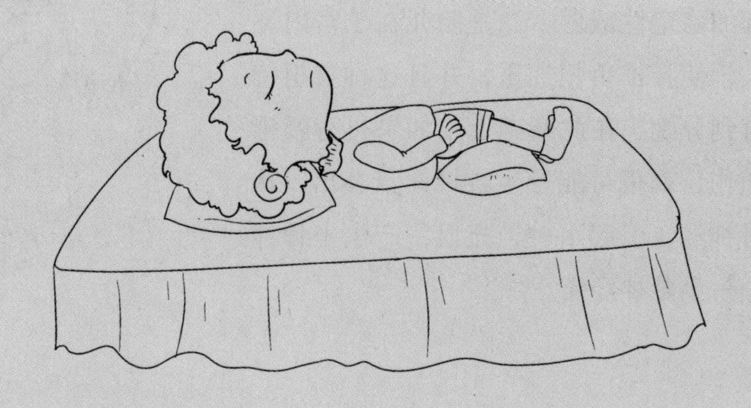

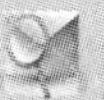

温馨提示：坐骨神经痛的认识误区

◆ 许多医药说明书、广告或科普读物，将坐骨神经痛作为一种病，与腰椎间盘突出症、腰椎管狭窄症、急性腰扭伤、慢性腰肌劳损等病相提并论。但是专业人员认为：这不但不严谨，还会对患者产生误导，因而有必要为它“正名”。

◆ 坐骨神经是人体内最长的一根神经，从脊髓腰段的神经根发出，由臀部的梨状肌下方穿出，分布于大腿后方以及小腿、足部，指挥肌肉运动，传导皮肤感觉。正常人左右两侧各有一根。人体五个腰椎中，以下面的第四、五腰椎负担最重，活动度最大，容易发生退变老化。长期劳损或突然扭伤，可使腰椎间盘向侧后方突出。腰椎间盘突出后，压迫坐骨神经根，引起充血、水肿以至粘连等病理变化。突出的一侧腰部疼痛，经臀部向大腿后方放射，直到小腿和足部，有时还有麻木，咳嗽时加重，这种症状就是坐骨神经痛。它如同发热一样，只是一种症状。腰椎间盘突出症或腰椎管狭窄症等病理变化是引起坐骨神经痛的原因，正如引起发热的原因是感冒、肺炎或脑膜炎等一样。

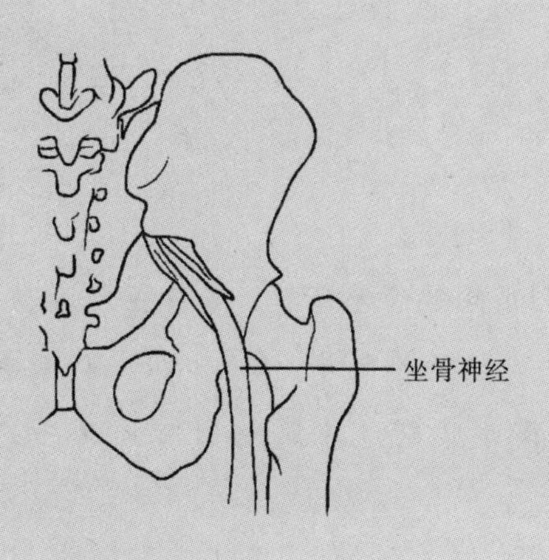

◆ 引起坐骨神经痛的原因虽多，但其中最为常见的是腰椎间盘突出症，且多为第4~5腰椎间盘或第5腰椎至骶骨间的椎间盘突出。因而，在绝大多数情况下，坐骨神经痛可能就是腰椎间盘突出症。在骨科门诊，我们发现：除了腰椎间盘突出症可以引起坐骨神经痛以外，还有不少疾病也可以引起这种症状。比较常见的有腰椎管狭窄症、腰椎滑脱症、梨状肌综合征、强直性脊柱炎和腰椎管肿瘤等。但有些时候，有些医院、非骨科专业的医师对于有坐骨神经痛症状的患者，匆匆下一个“坐骨神经痛”的诊断后就盲目对症治疗，而不去追究深层的病理原因来对因治疗，其实是不科学的，也是不负责任的。

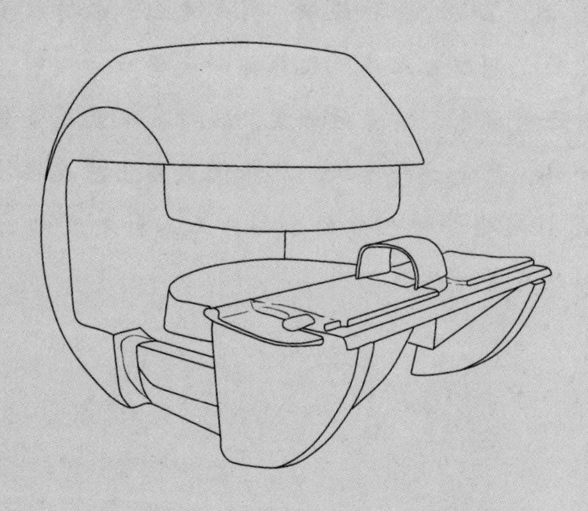

◆ 所以患者到医院就诊骨科时，骨科医师应该亲手为患者做详细的体格检查，并辅助以X线片、CT、MRI（磁共振）等，对病情作出合理的病理学诊断，才能做到对因治疗，真正消除患者痛苦。

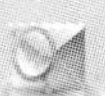 **温馨提示：患了腰椎间盘突出症一定会引起坐骨神经痛吗？**

腰椎间盘突出症并不见得一定表现为坐骨神经痛。人体共有5个腰椎，与此相对应，有5对腰神经根，部分第4腰神经根、第5腰神经根与第1、2、3骶神经根组成坐骨神经，而第2、3神经根和第4腰神经部分纤维，只参与组成分布于大腿前方的股神经，不参加坐骨神经组成，因而第1~2或第2~3或第3~4腰椎间盘突出症，可能引起股神经受压迫的症状。通常表现为抬腿无力，大腿前方或内侧皮肤感觉迟钝；还有些腰5至骶1椎间盘突出患者，并无坐骨神经痛。有的发病早期或整个发病过程可能仅表现为腰痛，还有的表现为间歇性跛行，走几百米路，就觉得下肢酸胀无力，必须休息或弯腰下蹲一会儿才能继续行走；有的患者仅感到肢体发凉；个别严重的出现瘫痪，下肢不能活动，大小便失禁。

★ 坐骨神经痛的预防

◆ 硬板床休息，坚持做床上体操。

◆ 要劳逸结合，生活规律化，适当参加各种体育活动。劳逸结合也是预防坐骨神经痛的一项关键措施，大家应该注意不要过度的劳累以免增加腰部的压力，发生意外情况。

◆ 适量运动，对于长期在办公室办公的人来说，预防坐骨神经痛一定要注意适当的时候起身活动一下，休息的时候应该做一些适当的运动，缓解一下局部的酸痛。

◆ 运动后要注意保护腰部和患肢，内衣汗湿后要及时换洗，防止潮湿的衣服在身上被焐干，出汗后也不宜立即洗澡，待落汗后再洗，以防受凉、受风。

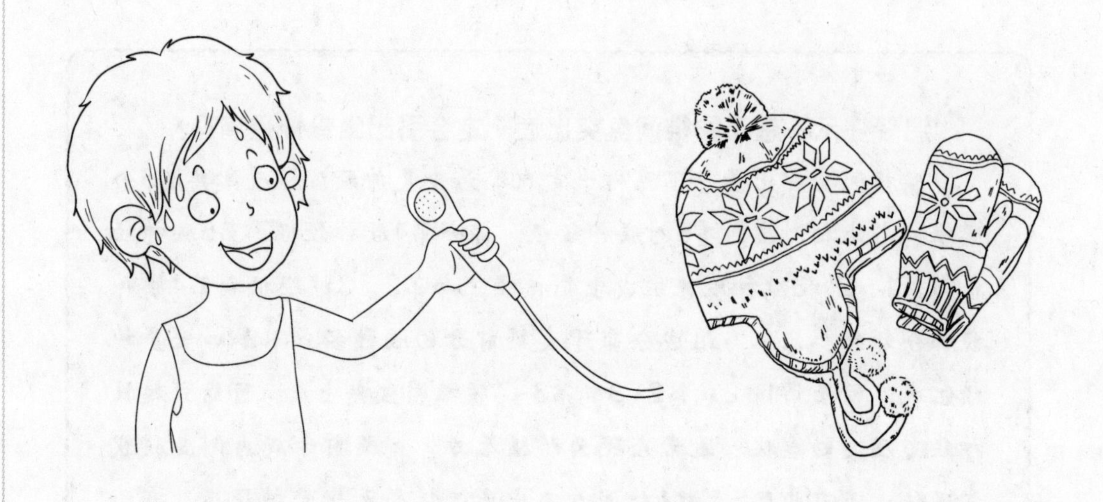

◆ 许多坐骨神经痛的患者都可清楚地诉述发病是与一次突然的腰部“扭伤”有关，如发生于拎举重物，扛抬重物，长时间的弯腰活动或摔跌后。因此，当需要进行突然的负重动作前，应预先活动腰部，尽量避免腰部“扭伤”，平时多进行强化腰肌肌力的锻炼，并改善潮湿的居住环境，常可降低本病的发病率。

◆ 预防坐骨神经痛，首先大家应该注意避免风寒的侵袭，尤其是现在冬季到了，应该注意做好必要的保暖。

◆ 纠正不良姿势和体位，平时可能会有些人有些不良的坐姿，俗话说“站有站相，坐有坐相”，所以平时的姿势一定要注意保持正确，对于不良的姿势一定要注意及时进行纠正。

自养

★ 坐骨神经痛的食疗

◆ 川断 25 克，杜仲 30 克，与 1 条猪尾共煮，调味服用。

◆ 桑寄生 15 克与 1 个鸡蛋，煲熟服用。

◆ 老桑枝 6 克，与 500 克重的雌鸡共炖，饮汤食用。

◆ 将栗子 15 枚炒香（用沙炒），后去壳，与猪腰 1 副、粳米 30 克加水适量同煮粥。

◆ 先将制川乌 10 克与蜂蜜 30 克放入砂罐中，煎取药汁约 200 毫升。然后再将粳米煮粥，待粥将熟时，加入药汁、姜汁，即可。

◆ 川乌、草乌、乌梅、乌蛇、紫草各 15 克。用 500 毫升白酒浸泡 1 周，每日早晚各饮 20 毫升左右。连服 3 剂见效，可继续服用，直到治愈为止。

★ 坐骨神经痛的运动疗法

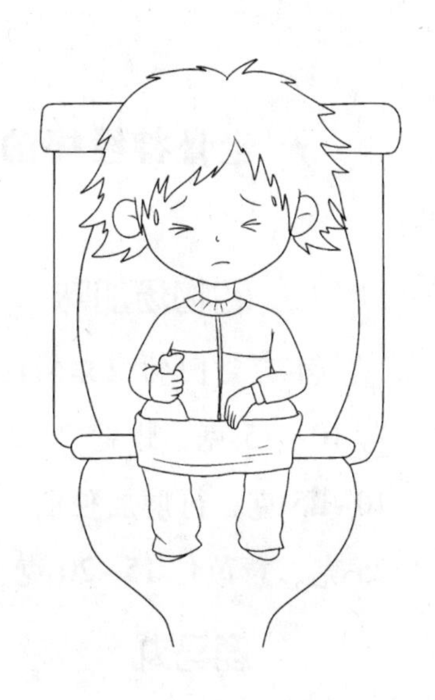

坐骨神经痛多发于单侧，夜间加重，咳嗽、大便时加重。坐骨神经痛分为原发性和继发性两种。原发性的主要是由于坐骨神经炎症病变引起；继发性的则多由腰椎间盘突出症、腰椎增生、腰和臀部的软组织损伤以及盆腔、椎管内病变引起。患者除避免着凉外，适当加强腰腿部功能锻炼，会获得良好效果。

左右摆腿

站立位，双手扶墙，轮流向左右方向摆腿，摆动时足部不触地面。

踏自行车运动

仰卧位，两下肢像骑车般轮番踩踏，踩踏幅度可逐渐增加。

正坐举腿

坐位，两腿紧靠或夹上一本厚书，直膝，脚跟着地，手握凳边，抬腿过脐，随即放下。开始时患腿未必抬得很高，坚持锻炼后患腿的抬高程度会逐渐增加。

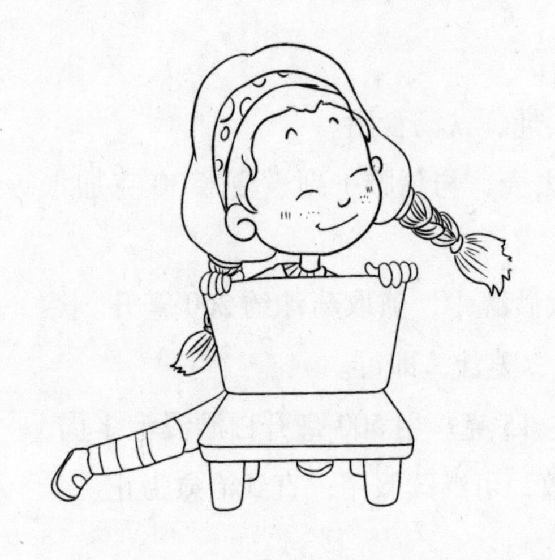

平坐推腿

坐位，足跟着地，足尖跷起，两手平放大腿上，随即向前弯腰，两手同时推向足部。初练时两手很难推到足部，坚持一段时间会收到良好的效果。

蹲跳

双手扶凳，左腿屈膝下蹲，右腿尽量向右侧伸直，如此左右交替进行。

★ 坐骨神经痛的偏方治疗

四物汤加味

本方含白芍或赤芍药、熟地黄、穿山甲各15~20克，当归15~25克，川芎10~15克，蜈蚣2~3条，乌蛇10~25克。痛痹加附子10~15克，肉桂10~25克；行痹加独活、秦艽各15~20克，防风10~15克；着痹加茯苓15~25克、薏苡仁15~20克、苍术10~15克。

鹿马丸

川牛膝、熟狗脊、䗪虫各40克，制马钱子30克，焙干，研极细末，鹿角胶60克，烊化，加蜂蜜适量，以文火煎浓，加上述药末调匀，制丸如绿豆大，每日6克，2~3次口服，10日为一疗程。

独活寄生汤化裁

独活、桑寄生、杜仲、牛膝、细辛、秦艽、茯苓、肉桂心、防风、川芎、人参、甘草、当归、芍药、干地黄。肾虚加淫羊藿；痛剧，拘挛不得屈伸，重用川芎、白芍，加川乌、全蝎；麻木不仁加鸡血藤；重着沉困加防己；热盛去细辛、肉桂心；寒盛加附子；体壮者减地黄、人参。

皂角刺煎剂

皂角刺20~40克，水煎服液300毫升，分2次服，风寒型加防风、细辛、薏苡仁、附子、肉桂、木瓜、羌活，肝肾俱虚型加续断、杜仲、枸杞子、山萸肉、桑寄生，脉络瘀阻型加川牛膝、王不留行、乳香、没药、鸡血藤、穿山甲，湿热型加防己、黄柏、土茯苓，均与本品同煎。

四虫蠲痹汤

本方含全蝎、蜈蚣、地鳖虫、地龙、天麻、当归、柴胡、牛膝、薏苡仁、葛根、鹿衔草、熟地黄、白芍。偏寒者加制川乌、制草乌，瘀血者加乳香、没药，湿热者加忍冬藤、土茯苓、黄柏。

★ 坐骨神经痛的防复发

◆ 防止风寒湿邪侵袭，风寒湿邪能够使气血受阻，经络不通。既是引起坐骨神经痛的重要因素，又是导致坐骨神经痛病情加重的主要原因。

◆ 防止细菌及病毒感染，原发性坐骨神经病也就是坐骨神经炎，是神经间质的炎症，多因牙齿、鼻窦、扁桃体等感染后，病原体（细菌或病毒）产生的毒素经血液侵袭坐骨神经而引起。细菌或病毒感染既能致发本病，又能加重本病。

◆ 注意饮食起居调养，注意锻炼身体，运动后要注意保护腰部和患肢，内衣汗湿后要及时换洗，以防受凉、受风。饮食有节，起居有常，戒烟限酒，增强体质，避免或减少感染发病机会。

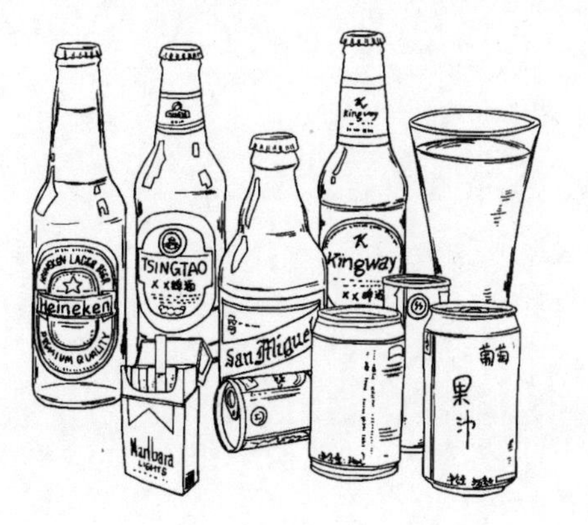

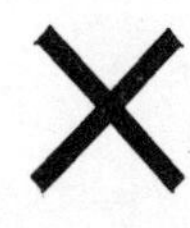

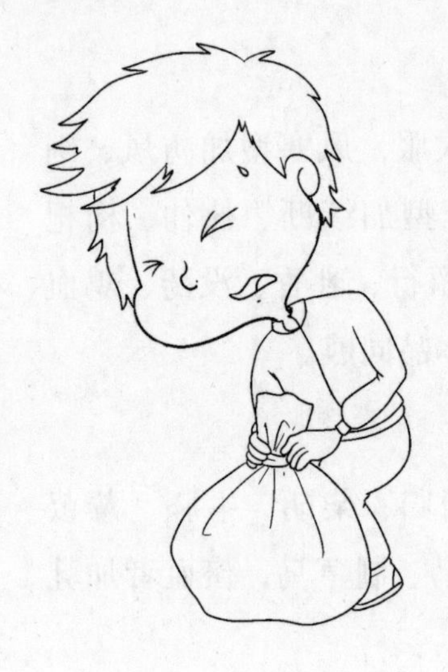

◆ 治疗本病的药物对胃均有一定的刺激作用，严重胃病者宜慎用。

◆ 孕妇使用内治法宜慎重，以免引起流产与早产。

◆ 激素类药物仅限于急性期，应避免长期服用，切忌滥用。

◆ 在急性疼痛期，不要拾起超过 10 磅的重物和不要用腿、臂和背部用力上举重物，可推但不要拉重物。

◆ 保持正确的站、坐、睡姿，坐骨神经痛与站姿、坐姿、睡姿关系密切，好多都是平时姿势不对导致的坐骨神经痛，因此养成良好的习惯很重要。

股骨头坏死

股骨头坏死，又称股骨头无菌性坏死或股骨头缺血性坏死，为常见的骨关节病之一。股骨头缺血性坏死是当今医学界三大难题之一，发病率较高。其理想的治疗应在早期阶段，尤其在X线发现之前，如果迅速采取有效措施，可防止股骨头塌陷，保护关节功能。大多因风湿病、血液病、潜水病、烧伤等疾患引起，先破坏邻近关节面组织的血液供应，进而造成坏死；使用激素亦会导致本病的发生。其主要症状，从间断性疼痛逐渐发展到持续性疼痛，再由疼痛引发肌肉痉挛、关节活动受到限制，最后造成严重致残而跛行。中医认为疾病发生原因为外因和内因，且内因外因相互作用，使人体阴阳气血失去平衡而生疾，亦称“髀枢痹”、“骨痹”、“骨萎”。

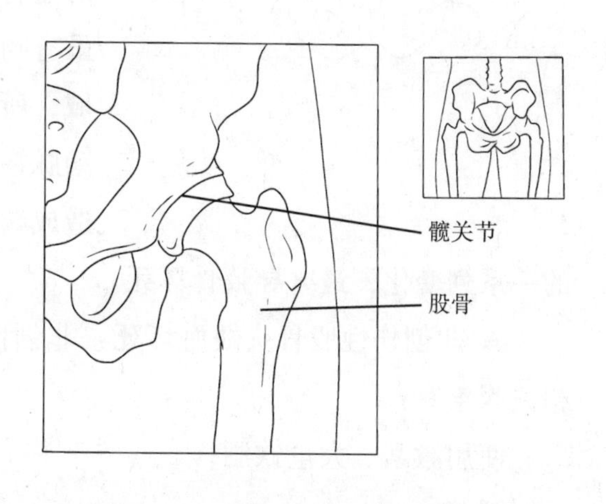

自查

★ 股骨头坏死的分类

根据发病原因分类

股骨头缺血性坏死可分为创伤性和非创伤性两大类。

▲ 创伤性股骨头缺血坏死：创伤引起股骨头坏死发生率为23%。股骨头最主要的供血是旋股内侧动脉发出的上支持带动脉，主干上升为骺外侧动脉，在软骨与骨骺之间进入股骨头中央，供应股骨头至少2/3体积的血液，其紧贴骨面，血管张力较高，移动度小，股骨颈骨折时，极易伤及此血管。而到达及分布于股骨头的血管都是几次分支后的细小血管，之间虽有吻合，但仍保持各相对独立的血供区域，所以股骨头的血供比较贫乏，当供血动脉在外伤或治疗时被损伤而突然阻断将造成缺血时，必然会引起股骨头组织细胞的一系列变化，最终导致骨坏死。

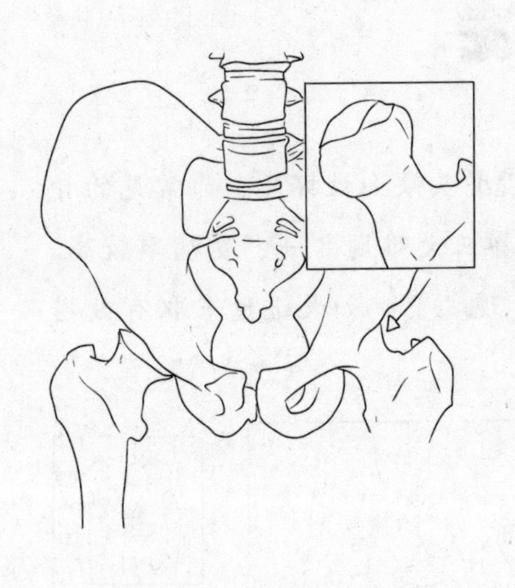

▲ 非创伤性股骨头缺血坏死：非创伤性股骨头缺血坏死原因非常复杂，相关因素有：

使用激素、大量饮酒；

肥胖；

血液系统疾病；

潜水病；

戈谢病；

类脂质增生；

血管疾患；

结缔组织病；

肾移植；

急性胰腺炎等。

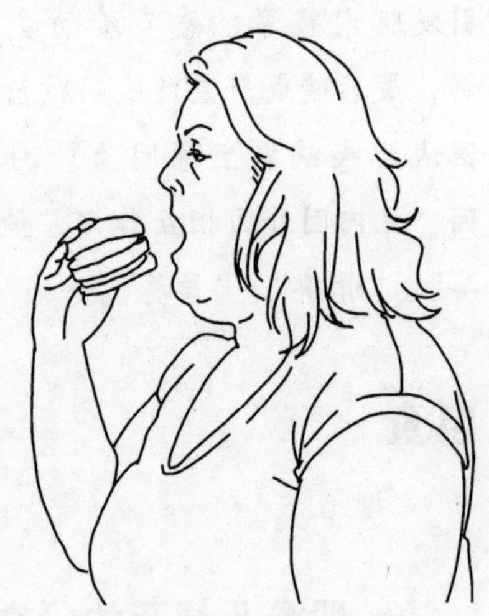

还有少数病例未发现上述危险因素，称为特发性股骨头缺血坏死。其中使用皮质激素和酗酒是两个最主要的危险因素，国外研究表明90%的患者与之有关。

根据部位分类

▲ 股骨头全坏死，指股骨头从关节边缘全坏死。头下型股骨颈骨折可引起股骨头全坏死，头逐渐缩小，但关节面仍保持完整，激素性股骨头坏死，股骨头关节软骨下可形成壳状骨折片。

▲ 股骨头中心锥形坏死，为持重区骨坏死，正位片仅见股骨头中心相对骨密度增高，周围有死骨吸收带和外围新生骨带，晚期股骨头顶塌陷。

▲ 股骨头顶半月状坏死，该类坏死常发生于股骨头前上方，死骨呈半月状，随着肉芽组织对死骨进行吸收。

▲ 股骨头多发小灶性骨坏死，该类型病例是偶然见到。股骨头增大，股骨头内均匀骨化，无骨小梁结构，绝对骨密度增高，可以看见多个小的低密度灶，为小灶性骨坏死吸收区。

▲ 股骨头核心坏死，指股骨头的核心大块骨坏死，死骨吸收后，全部为结缔组织充填，形成一个大的“囊腔”但其中充满纤维结缔组织，股骨头塌陷并不严重。

★ 股骨头坏死的疾病分期

股骨头坏死最先出现的自觉症状就是疼痛，疼痛的部位是髋关节周围、大腿内侧、前侧或膝部。早期疼痛开始为隐痛、钝痛、间歇痛，活动多了疼痛加重，休息可以缓解或减轻。但也有呈持续性疼痛的，不管是劳累还是休息，甚至躺在床上也痛，而且疼痛逐渐加重。此时在 X 线上虽然没有明显的形态异常改变，但是髋关节已有不同程度的功能受限，比如患者患侧髋关节外展、旋转受限、下蹲不到

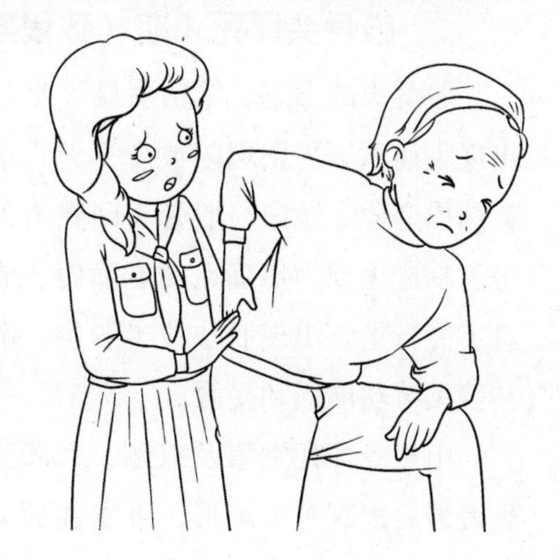

位等。骨头坏死到了晚期，股骨头塌陷、碎裂、变形，有的可造成髋关节半脱位，此时的疼痛与髋关节活动、负重有直接关系。活动时关节内因骨性摩擦而疼痛，静止时股骨头与髋臼之间不发生摩擦，疼痛也就不明显了。所以说，行走、活动疼痛加重，动则即痛，静则痛止或减轻。总之，早期是以疼痛为主，伴有功能受限；晚期以功能障碍为主，伴有疼痛。

股骨头坏死 1 期（超微结构变异期）

X 线片显示股骨头的承载系统中的骨小梁结构排列紊乱、断裂，出现股骨头边缘毛糙，临床上伴有或不伴有局限性轻微疼痛。

股骨头坏死 2 期（有感期）

X 线片显示股骨头内部会出现小的囊变影，囊变区周围的环区密度不均。骨小梁结构紊乱、稀疏或模糊。也可出现细小的塌陷，塌陷面积可在 10%~30%，临床伴有疼痛明显、活动轻微受限等。

股骨头坏死 3 期（坏死期）

X 线片显示股骨头形态改变，可出现边缘不完整、虫蚀状或扁平等形状，骨小梁部分结构消失，骨密度很不均匀，髋臼及股骨头间隙增宽或变窄，也可有骨赘骨的形成，临床表现疼痛、间歇性的跛行、关节活动受限、患肢有不同程度的缩短等。

股骨头坏死 4 期（致残期）

股骨头的形态、结构明显改变，出现大面积不规则塌陷或变平，骨小梁结构变异。髋臼与股骨头间隙消失等。临床表现为疼痛、功能障碍、僵直不能行走，出现脱位或半脱位，牵涉膝关节功能活动受限。

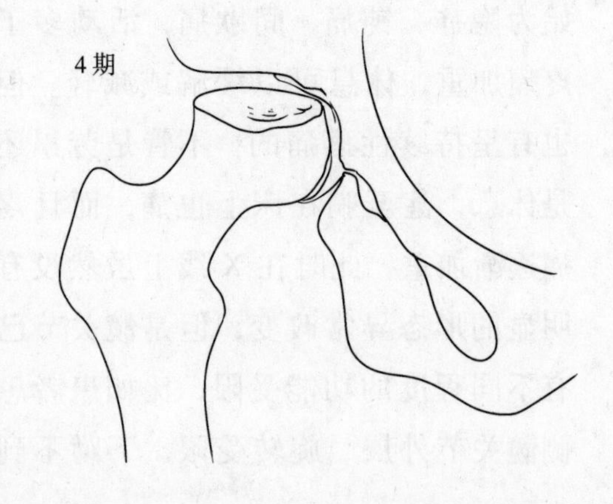

由于骨坏死常累及双侧，大部分患者最后出现关节畸形、继发性骨关

节炎改变。虽然目前治疗方法众多，但疗效都不肯定，因此治疗相当棘手。实践证明，治疗越早，效果越好。

★ 股骨头坏死的病因

骨髓腔内压力增加

股骨头是一个密闭的空间，这个空间内任何原因引起的体积增大都会使髓腔内压力增加，压迫血管，发生股骨头坏死。

▲ 激素可导致骨髓脂肪细胞肥大、堆积，造成髓内压力增高，压迫骨内微血管结构，导致循环障碍。

▲ 骨髓脂肪可以吸收大量氮气增大体积，镰状细胞贫血可以使脂肪细胞增大，骨细胞内脂肪增多也可以增大体积、压迫静脉、妨碍回流。

▲ 贫血引起的骨髓增生也可以使髓腔内压力增加。

▲ 戈谢病由于缺乏 b-葡萄糖苷酶，使得骨髓网状内皮细胞内的葡糖脑苷脂无法分解，越来越多的聚集在内皮细胞内造成骨内压力增加。

▲ 血友病的髓腔内反复出血也可以增加髓内压。

▲ 炎症与肿瘤的骨髓转移也可以增高髓腔内压力，引起股骨头坏死。

骨结构机械强度下降

▲ 肾透析以后甲状旁腺素水平升高，使得软骨下骨骨结构更新速度加快，新生的紊乱的骨基质无法承担正常负重，造成微骨折，增加了髓腔内压力。

▲ 过度骨质疏松也会容易增加微骨折数量，造成压力增高。

▲ 酗酒可以促进骨质疏松的发生、减低骨的机械强度。

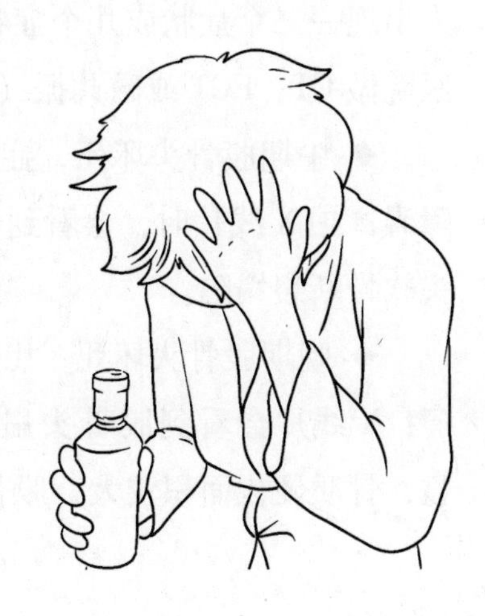

股骨头的病变

▲ 骨骺滑脱可见于甲状腺功能减退、使用生长激素以及放射治疗的患者。

▲ 发生股骨头骨骺滑脱时骨骺向外上方移位、干骺端外旋使得外侧骨骺动脉扭曲，影响骨骺供血。

▲ 先天性髋关节脱位出现外展和内旋，髂腰肌和关节边缘压迫旋股内动脉影响股骨头血供。

★ 股骨头坏死的症状表现

股骨头坏死亦称股骨头无菌性坏死或股骨头缺血性坏死，它是骨伤科临床常见而又难治的慢性疾病之一，股骨头坏死是由于髋部外伤、长期应用激素类药物、酒精中毒等，引起股骨头血液供应障碍，股骨头骨组织不能得到正常的营养，使股骨头组织中的骨细胞、骨髓造血细胞、脂肪细胞发生坏死。由于坏死的骨组织脆弱，加之髋关节需要负重，日久就会发生股骨头塌陷，影响全部髋关节。各期症状表现如下：

◆ 早期症状有腰痛，患侧臀部疼痛，患侧腹股沟疼痛，患肢膝关节疼痛，患肢畏寒，活动多时无力，酸痛，易疲劳。这些症状不能同时出现，有人出现一二个症状或几个症状，短时间出现后就消失，反复多次。应及时到医院做 CT、ECT 或磁共振（MRI）检查，都能发现股骨头坏死。

◆ 中期股骨头坏死，症状非常明显，主要有跛行、行走疼痛、功能发生障碍；拍 X 线片时，会看到骨小梁大部分消失，囊状改变，骨质硬化，股骨头软骨断裂塌陷。

◆ 晚期股骨头坏死，患者跛行更加严重，明显感到腿短、行走困难、疼痛；X 线片会看到股骨头扁平，塌陷，关节间隙狭窄或消失，囊状改变明显，骨质硬化面积较大，股骨头软骨完全断裂，关节面粗糙。

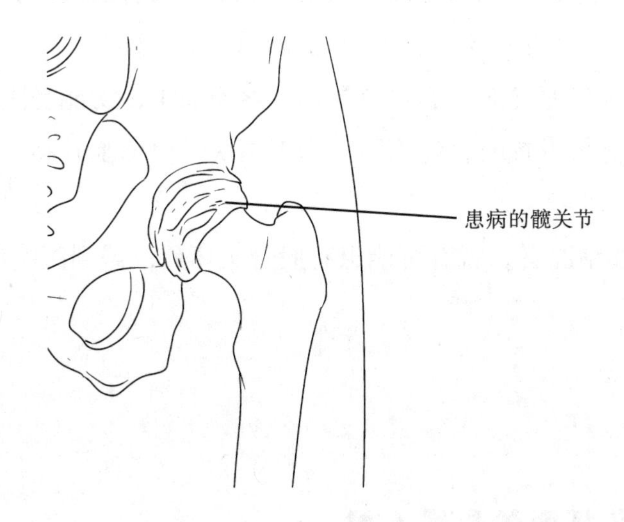

★ 股骨头坏死的诊断

股骨头坏死，最早出现的症状是髋关节酸、困，有时呈间断性疼痛。这是本病的主要症状。引起髋关节疼痛的原因很多，外伤、髋关节脱位、退行性病变、炎症、肿瘤、腰椎疾患及内科、皮肤科疾病等，都可以引起髋关节的疼痛。股骨头坏死仅是诸多引起髋关节疼痛的一种，作为一种独立的疾病，有它自己的特殊性。从以下几个方面进行自我检查，判断自己是否患有股骨头坏死：

◆ 髋关节疼痛向腹股沟区或臀后侧、外侧或膝内侧放射。

◆ 髋关节僵硬、无力、活动受限、抬腿不灵活，早期出现的症状是盘腿或向外撇腿以及下蹲困难。

◆ 跛行，即走起路来患肢不敢用力负重，像踮脚样走路。

◆ 骨折、脱位或髋关节扭伤愈合后，又逐渐或突然出现髋部间歇性或持续性疼痛。行走活动后加重，有时为休息痛，疼痛多为针刺样或酸痛，并出现上述反应。

◆ 长时间或者是短期大量使用激素或经常酗酒者出现髋关节疼痛，多为隐痛、钝痛，常位于腹股沟，活动时明显，休息后减轻。

◆ 寒湿，天气寒冷时，髋关节酸困、疼痛加重，功能受限。

◆ 炎症，感冒发烧时，红细胞沉降率加快，白细胞升高，患侧髋关节则疼痛加重。

出现了上述情况者，就有可能患有股骨头坏死，需到医院确诊。

自防

★ 股骨头坏死的易患人群

通过多年研究，骨病专家在股骨头坏死的高危人群中研究总结出哪些人易患股骨头坏死：

长时间应用糖皮质激素者

患者长期病情没有得到控制或治疗疗效，需要长期大量服用糖皮质激素来控制病情。

长时间大量饮酒者

酒精中毒造成的骨质疏松也是引发股骨头坏死的原因之一。有长时间大量饮酒习惯的人，如发现两髋关节或臀后部、腹股沟区等处疼痛，年龄又在30～50岁（喝酒引发的股骨头坏死多发年龄段），一定要小心，尽快去医院做CT或MRI检查，可以看出骨质出现的一些细微变化。股骨头坏死在临床上已经很多见，成为影响人们身体健康、致残

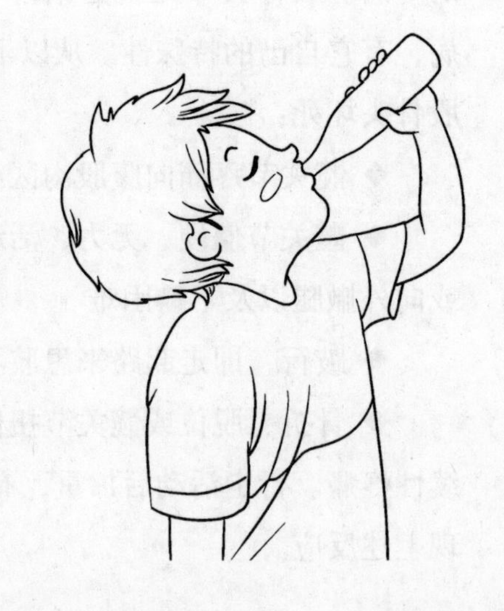

率很高的多发疾病。近些年来，酗酒引起的股骨头坏死的发病率呈明显上升趋势，在一些医院已占全部股骨头坏死住院患者的1/3，造成的危害十分严重。

有髋部外伤史者

生活、工作、运动中不慎而造成的股骨颈骨折、髋关节脱位或无骨折脱位的髋部外伤均可造成供应股骨头的血管受到损伤，为以后的股骨头坏死埋下了很大的隐患。其中以股骨颈骨折并发股骨头坏死者最为多见，约占到该类骨折的30%。

患有风湿性疾病（系统性红斑狼疮、类风湿关节炎等）者

风湿性疾病则指一大类各不相同但共同点为累及关节及周围软组织，包括肌、韧带、滑囊、筋膜的疾病。关节病变除有疼痛外尚伴有肿胀和活动障碍，呈发作与缓解交替的慢性病程，部分患者且可出现关节致残和内脏功能衰竭，使得骨质松软，从而触发骨变，导致股骨头坏死。

其他

潜水人员、飞行人员、肥胖症患者、高血压患者、糖尿病患者、动脉硬化患者、痛风患者、需接受放疗者、烧伤患者、血红蛋白病患者等，也是容易发生股骨头坏死的高危人群。

不注意锻炼者

很多人因为工作忙，导致身体得不到适当的运动也容易患上股骨头坏死。

★ 股骨头坏死的预防

戒烟酒迫在眉睫

股骨头坏死患者应改掉长期酗酒的不良习惯或戒酒，脱离致病因素的接触环境，清除酒精的化学毒性，防止组织吸收。要注意戒酒戒烟，这些都不

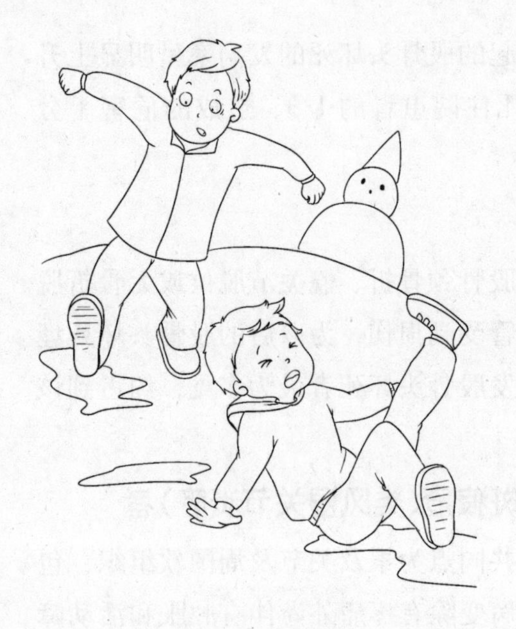

是好东西。

加强锻炼身体好

要注意在日常生活中加强室内功能锻炼，要关注天气变化，避免出现外伤的情况。特别是在下雨或者下雪的天气里，要注意走路的时候避免出现摔跤的情况，要知道外伤是诱发股骨头坏死的病因之一。

规范进食、服药

要注意控制住饮食，不要出现暴饮暴食的情况，日常生活中适当的进行功能锻炼，注意给身体补充足够的钙。因为相关疾病必须应用激素时，股骨头坏死患者要掌握短期适量的原则，并配合扩血管药、维生素D、钙剂等，切勿不听医嘱自作主张，滥用激素类药物。

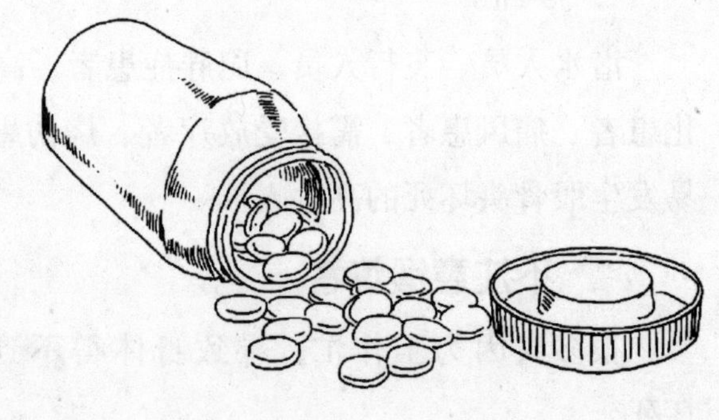

减少负重很重要

静脉瘀阻与骨内压升高是引起股骨头坏死的主要病机，减少负重就可以减轻静脉瘀阻，减少骨内及关节腔压力，并促进骨修复。

★ 股骨头坏死的注意事项

奉劝患者千万不要抱着急切心情，盲目追求快速效应，很多临床治疗的快速效应是靠大剂量的镇痛药来完成的。股骨头缺血性坏死，属骨伤科中的慢性疑难病症。治疗是需要有坏死骨吸收排泄和新骨再生的时间过程。

股骨头坏死的治疗最忌固醇类镇痛药物，因为它造成钙化栓塞，掩盖病情发展，给患者造成假象，在快速镇痛的背后是骨质结构的严重恶化，有快速效应的一个阶段后，再拍片显示骨质内部形成大面积囊变坏死。

温馨提示：吸烟饮酒与服用激素类药物和股骨头坏死的关系。

吸烟、饮酒、滥用激素类药物等，易导致股骨头坏死的发生，尤其是饮酒和滥用激素类药物占到了目前非创伤性股骨头坏死甚至是全部股骨头坏死发病原因的50%以上。

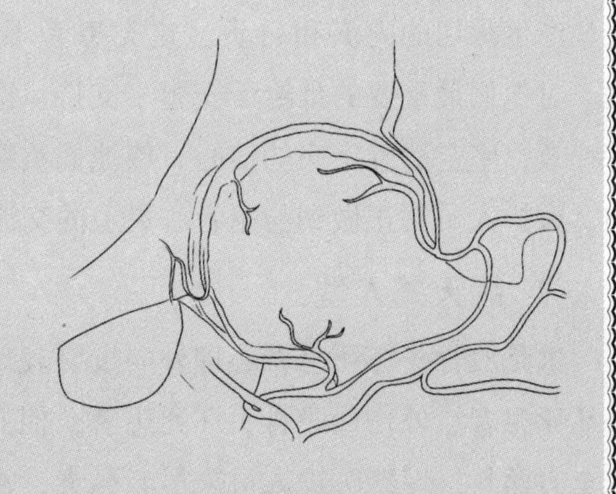

最新医学研究证实：长期饮酒和服用激素类药物在增加肝脏负担的同时，还会促使肝脏分泌更多的甘油三酯和总胆固醇，导致体内脂代谢失调，大量骨髓基质分化为脂肪细胞，在激素类药物和酒精的刺激下使脂肪细胞体积变大，血液黏稠度增加，致使血流变降低、造血细胞减少、血液中充斥大量脂肪细胞。同时又因为大量骨髓基质分化导致骨髓基质减少形成骨质疏松。股骨头组织遍布毛细血管末端没有大血管分布，使得股骨头毛细血管堆积大量脂肪细胞，形成毛细血管肥大导致骨内压升高，进一步导致毛细血管和小静脉受到挤压形成静脉瘀滞，造成股骨头微循环障碍，髓内肿胀，最终导致血液运输障碍，供血不足，导致股骨头缺血性坏死。

自养

★ 股骨头坏死患者的心理调护

股骨头坏死患者心理改变颇为复杂，以下为常见的几种类型及相应的调护方法。

自怨自艾型

这是股骨头坏死患者心理内向投射的后果。患者消极沮丧，丧失信心，感到自己成了家庭的包袱，单位的负担，认为自己的伤病、残疾拖累了家人，产生深切的内疚和自责。这类患者不愿意接受治疗，拒绝执行治疗方法。对他们最重要的是给予安慰、支持，讲清股骨头坏死经过治疗会获得较好疗效，坚定战胜疾病的信心，使他们重新认识到自己的价值，解除心理负担，医护人员真正做到与患者心灵上的交流。

怨天尤人型

这是股骨头坏死患者心理外向投射表现为主的类型。特别是激素性股骨头坏死患者、外伤性股骨头坏死患者，他们焦躁不安、动辄发怒，责怪家人未全力照料，埋怨医护人员未尽心尽责，常因一些小事与家人或他人发生冲突。在住院期间和患者、陪护人员吵架，有的还与医护人员争吵，使人际关系恶化。人际关系中的矛盾，又反过来影响患者的情绪，使之更觉得人们对不起自己。这类患者心理改变的关键还是对疾病的好转缺乏信心，从而产生焦躁情绪。因此，周围的人要努力改善同他的关系，以理解和情的心理，帮助和稳定他们的情绪。

服从依赖型

这是股骨头坏死患者习惯化的表现。这类患者按时诊治，把每天治疗作为例行公事，执行医嘱一丝不苟，老老实实地卧床休息，整天与床为伴，看病、服药和休息便是全部的生活内容，似乎是十分模范的患者。但是他们太安心于做一个患者，全心全意地相信医生，依赖治疗，不相信也不发挥自己的力量，习惯于休养生活，心安理得地接受他人的照顾，不愿意进行髋关节的功能锻炼和各种康复性治疗。对这类患者，在病情许可的情况下，鼓励他们活动和锻炼，鼓励他们对自己提出一定的要求，相信自己的力量和机体的抗病能力，主动与疾病作斗争。

★ 股骨头坏死的运动疗法

患者在被诊断为股骨头坏死之后，医生都会让患者的患肢限制负重，卧床休息，进行手术或非手术疗法，这是非常重要的。在非手术疗法中，股骨头坏死靠修复就需 1~3 年的时间，修复快者只需半年。然而长期不负重卧床休息，是不宜实行，也不提倡的。功能锻炼可防止废用性的肌肉萎缩，是促使早日恢复功能的一种有效手段。功能锻炼应以自动为主，被动为辅，由小到大，由少到多，逐步增加，并根据股骨头缺血坏死的分期、形态、髋关节周围软组织的功能受限程度以及体质，选择适宜的坐、立、卧位运动疗法。

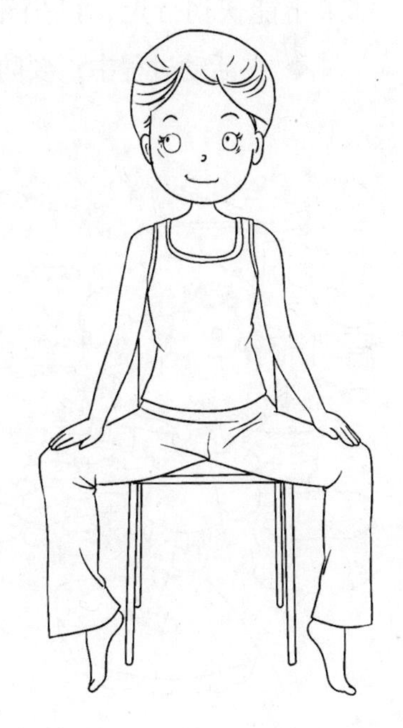

坐位分合法

坐在椅子上，双手扶膝，双脚与肩同宽，左腿向左，右腿向右同时充分外展内收。每日 300 次，分 3~4 次进行。

立位抬腿法

手扶固定物，全身保持竖直，抬患腿，使身体与大腿成直角，大腿与小腿成直角，动作反复。每日 300 次，分 3~4 次进行。

卧位抬腿法

仰卧，抬患腿，使大小腿成一直线，并与身体成一直角，动作反复。每次 100 次，分 3~4 次进行。

扶物下蹲法

手扶固定物，身体直立，双足分开，下蹲再起立，动作反复。每日 300 次，分 3~4 次进行。

内旋外展法

手扶固定物，双腿分别做充分的内旋、外展、划圈运动。每日 300 次，分 3~4 次进行。

◆ 坚持扶拐步行的训练或骑自行车的锻炼。

另外在功能锻炼中，以下这些方面一定要引起患者注意。

◆ 股骨头坏死早期可扶拐行走，双侧股骨头坏死扶双拐行走，可根据病情制订早、晚行走距离。如果病情允许，身体状况好，可以骑自行车或骑三轮车。

◆ 股骨头坏死中、后期，髋关节活动受限较严重，还要坚持扶拐行走，如果不能扶拐行走，可坐轮椅车进行户外活动。

◆ 在活动过程中，要防止摔倒，以免导致骨折，由于股骨头坏死患者的髋关节活动受限，骨质脆弱，所以反应能力下降，易出现骨折，户外活动时最好有他人照顾。

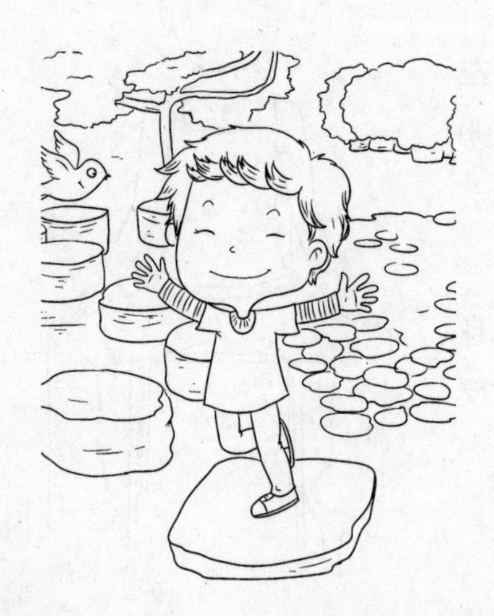

◆ 股骨头坏死患者需要卧床时，要进行上肢功能锻炼，用拉力器等器械辅助，同时注意活动膝关节和踝关节以及健侧髋关节。

◆ 要坚持每天进行户外活动——“晒太阳”，因晒太阳可以在皮肤及机体内合成维生素 D，维生素 D 能促进人体对钙、磷的吸收，减少骨骼中钙、磷成分的丢失，对维持股骨头骨量，促进坏死骨的再生与修复是大有好处的。

◆ 通过传授被动运动、助力运动、主力运动等各种不同的运动方法来调节神经系统的功能，恢复肌肉和关节的功能，形成一个新的正常的条件反射。

★ 股骨头坏死的中医疗法

中医博大精深，治疗各种病症不像西药一样治标不治本，而是循序渐进从而达到治本的效果，中医在治疗股骨头坏死方面有优势，效果好。

补蚀散

将桃仁、莪术、水蛭、牛膝、鸡血藤、大黄各等量研成细末装袋，每袋40克，每次1袋，涂敷患髋处。3日换药1次，10次为1疗程。适用于早期股骨头缺血性坏死，气滞血瘀型。

大补汤

炙黄芪、酒白芍、炒白术、党参、茯苓各15克，熟地、当归各20克，肉桂5克，猪肉400克，炒川芎、炙甘草各6克，猪肚、乌贼鱼各50克，生姜30克，猪杂骨、葱、花椒各适量。葱、花椒煸香后放入猪肉、猪肚、乌贼鱼翻炒，然后将其他材料放入，文火煮至烂熟。双补气血，适用于股骨头坏死病变后期，气血亏虚。

活骨汤

生地、熟地、赤芍、川芎、骨碎补、仙灵脾各9克，当归、山萸肉、山药、独活各12克，附子、肉桂各6克，仙茅4克。煎药取汁，每日早晚各服一碗。活骨汤可以辅助治疗股骨头坏死的任何时期。

穿山龙炒鸡蛋

穿山龙6克，鸡蛋3个，精盐、素油各适量，香油少许。一次食用。有健脾化湿、清利关节等的功效，主要适用于股骨头缺血性坏死之湿热不重，正气已虚的患者。

补肾壮骨膏——龟鳖猪脊髓膏

选水龟、鳖鱼各2只，猪脊髓250克，冰糖250克，生姜10克。将龟、鳖去内脏，洗净，猪脊髓洗净，生姜切碎，加水文火煮烂，去骨，加冰糖，文火浓缩成膏。等到不热时装入瓶中，每日早晚各服一汤匙，温开水送服。可滋阴清热、补肾壮骨，适用于病变后期体瘦内热、盗汗口干等。

★ 股骨头坏死的防复发

◆ 髋关节受伤后，要及时进行治疗，不能够在病情没有完全好的情况下，过多行走，这样容易造成髋关节反复损伤。

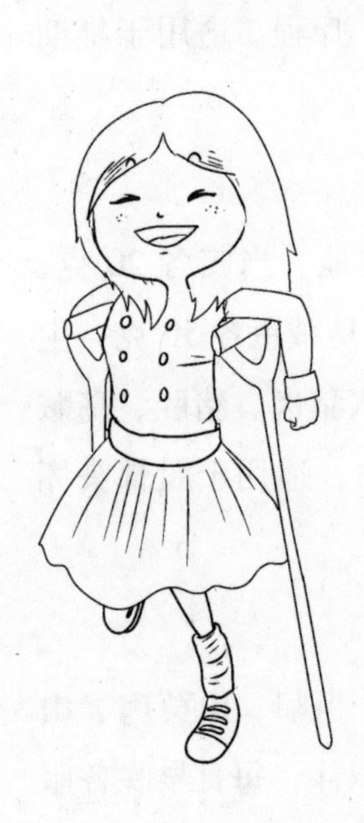

◆ 进行体育运动之前，做好充分的准备工作，以感觉身体发热、肢体灵活为度。为了避免疾病再次复发，要注意不要过重地活动。

◆ 要注意在日常生活中加强室内功能锻炼，要关注天气变化，避免发生外伤的情况。

◆ 要注意天气变化、风寒湿邪，避免再次损伤。

◆ 日常生活中适当地进行功能锻炼，注意补充足够的钙，如果是服用维生素D，增强钙吸收（医生指导下服用），则要控制饮食，不要使体重持续增加。忌水产品，因水产品可引起体内代谢物质紊乱，引发痛风性关节炎、关节无名性肿痛。

◆ 要注意戒酒戒烟，对于激素类药物不要轻易服用。

◆ 室内尽量减少障碍物，以免患者功能锻炼时摔倒。可以制做必要、可行的简单器械，如拉力带等，以便于患者的功能锻炼。

◆ 帮助患者进行功能锻炼。最好家人能学习如按摩、灸法等简便易学的疗法，为患者进行辅助治疗，加快病情的恢复。

◆ 积极、主动地帮助患者分析选择治疗的方法。适宜的治疗方法，疗效快又省钱，还能减少患者的痛苦。在带患者就诊时，最好不要每家医院都去看，不要跟着小广告看病，避免花销大，疗效差，应选择有影响的大医院就医。

◆ 定期到医院进行检查，这是很关键的。

足跟痛

足跟痛又称脚跟痛，是由于足跟的骨质、关节、滑囊、筋膜等处病变引起的疾病，但是生活中很多人都不当回事。常见的为跖筋膜炎，往往发生在久立或行走工作者，长期、慢性轻伤引起，表现为跖筋膜纤维断裂及修复过程，在跟骨下方偏内侧的筋膜附着处骨质增生及压痛，侧位X线片显示跟骨骨刺。但是有骨刺不一定有足跟痛，跖筋膜炎不一定有骨刺。中医学认为，足跟痛多属肝肾阴虚、痰湿、血热等因所致。肝主筋、肾主骨，肝肾亏虚，筋骨失养，复感风寒湿邪或慢性劳损便导致经络瘀滞，气血运行受阻，使筋骨肌肉失养而发病。

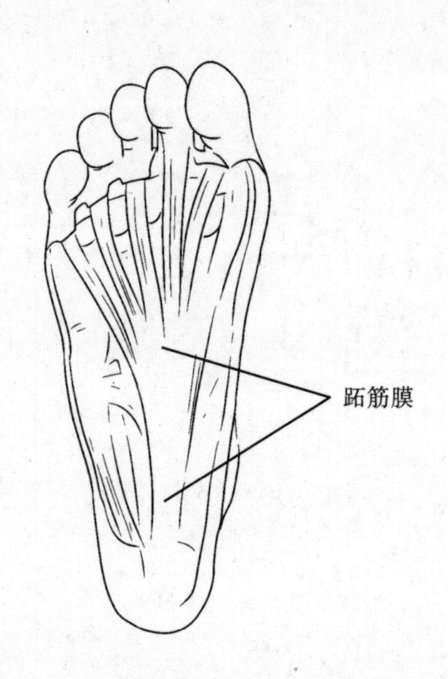

自查

★ 足跟痛的症状

足跟痛的症状主要为跟部疼痛为主，时而可牵扯小腿后侧疼痛，早晨起床时不敢直接用力及行走，久坐后起身时疼痛加重，经活动几步后症状减轻，往往患者有“疼-轻-重”的疼痛特点。跟痛症多在一侧发病，也可两侧同时发病，疼痛轻重不一。病起缓慢，早晨起床下地足跟痛，稍走动后缓解，行走较多，疼痛又明显，严重时影响走动。局部不红不肿，在跟骨内侧结节处，相当于跟部前方偏内侧有一局限性压痛点。

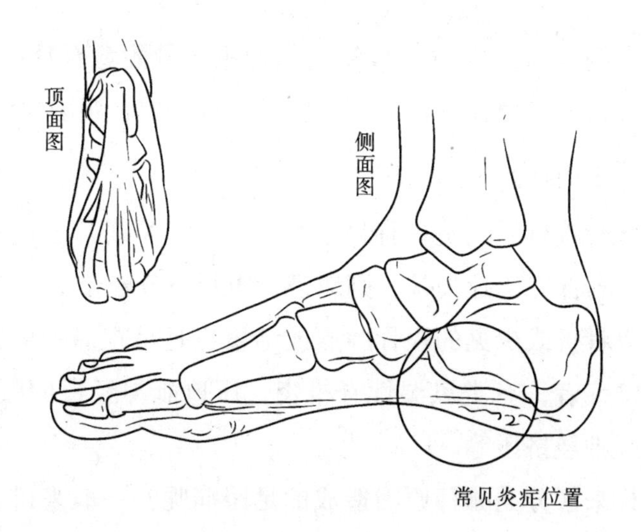

常见炎症位置

★ 足跟痛的病因

跟垫痛

常发生在老年人，跟垫是跟骨下方由纤维组织为间隔，以脂肪组织及弹力纤维形成的弹性衬垫；青年时期，跟垫弹力强，可以吸收振荡。老年时，跟垫弹力下降，跟骨在无衬垫的情况下承担体重，严重时可形成瘢痕及钙质沉积，引起足跟痛。跟垫痛与跖筋膜炎不同，在整个足跟下方都有压痛。治疗方法为使用海绵跟垫或局部药物注射。

跟骨后滑囊炎

最易发生在跟腱与皮肤之间的滑囊，由不合适的高跟皮鞋摩擦损伤引起。滑囊壁可变肥厚，囊内充满滑液，局部肿胀，并有压痛。治疗方法宜改善鞋型。若滑囊肿胀不消，可以穿刺吸引，并可注入氢化可的松。

跟骨骨突炎

常发生于 8~12 岁的男孩，病变与小腿胫骨结节骨突炎相似，是在发育过程中，未愈合的骨骺受肌腱牵拉引起的症状，疼痛在跟腱附着点下方，可双侧同时发病。跑步与足尖站立可使症状加重。骨骺愈合后症状自然消失。一般做对症处理，可使患儿减轻活动，也可用跟垫减轻跟腱对跟骨的拉力。

距骨下关节炎

常发生在跟骨骨折后，是一种创伤性关节炎。X线片上前跗骨窦处，负重时疼痛加重。若保守治疗失效，则应进行跟距关节融合术。

陈旧性跟骨骨折或少见的跟骨肿瘤或结核也是足跟痛的原因。足跟以外的疾患引起跟痛症者，有类风湿性脊椎炎，压迫骶神经根的腰椎间盘突出，发生在小腿的胫神经挤压等。

临床上怎样来区分是哪种原因造成的足跟痛呢？一般来讲，除了借助于相应的辅助检查如X线片外，主要由专业的足科医师，经过临床查体，基本可以明确诊断。也可以应用治疗性手段来区分，如老年人由于足底脂肪垫萎缩引起的足跟痛，当应用局部封闭治疗时，是没有疗效的。

跖筋膜炎

足跟痛最常见的原因是长期、慢性、轻微外伤积累引起的病变，表现为筋膜纤维的断裂及其修复过程。在跟骨下方偏内筋膜附着处可有骨质增生，形成骨嵴。在侧位X线片上显示为骨刺。后者常被认为是足跟痛的原因，但临床研究证明它与足跟痛的因果关系很难肯定，跖筋膜炎不一定都伴有骨刺，有跟骨骨刺的人也不一定都有足跟痛。跖筋膜炎引起的足跟痛可以自然治愈。垫高足跟，减轻跟腱对跟骨的拉力，前足跖屈，缓解跖筋膜的张力，都可使症状减轻。可于足根内侧局部压痛点进行药物注射治疗，每周一次，注

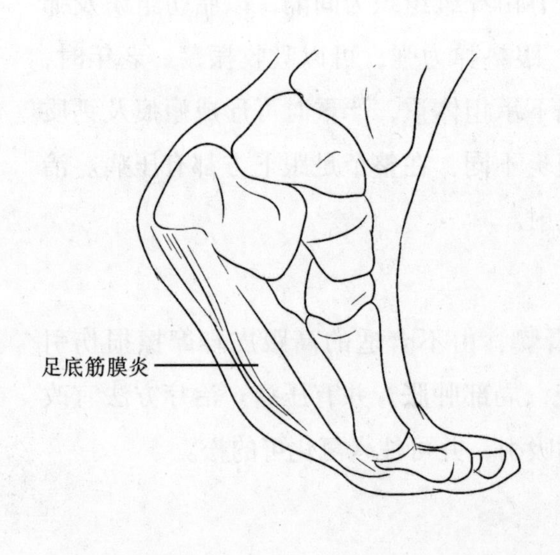

射后多数患者在2周内可以治愈。

★ 足跟痛的症状

足跟痛主要表现为单侧或双侧足跟或脚底部酸胀或针刺样痛，步履困难。多因跖筋膜创伤性炎症、跟腱周围炎、跟骨滑囊炎、跟骨骨刺及跟骨下脂肪垫损伤引起，发病多与慢性劳损有关。临床上主要有：

◆ 跟腱周围炎；

◆ 跟骨骨刺；

◆ 跟骨骨膜炎；

◆ 跟骨下脂肪垫损伤；

◆ 跟骨骨折；

◆ 跟骨皮下滑囊炎；

◆ 跗骨窦软组织劳损；

◆ 跟骨结核、肿瘤等。

自防

★ 足跟痛的预防

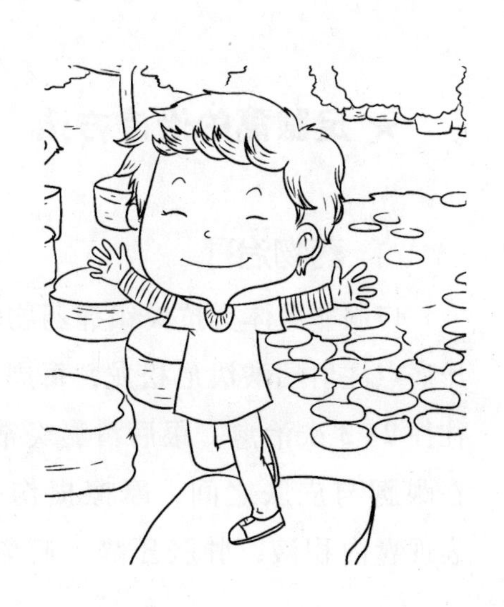

◆ 青少年跟骨骨骺炎多数由于跟骨外伤，长期跑跳引起，因而在此期患者，跟骨骨骺正在发育阶段应避免跑跳，尤其是高处跳下。在症状早期应注意此点。

◆ 老年性足跟痛多由于劳损、跖腱膜炎、跟骨结节滑囊炎、脂肪垫变性引起。

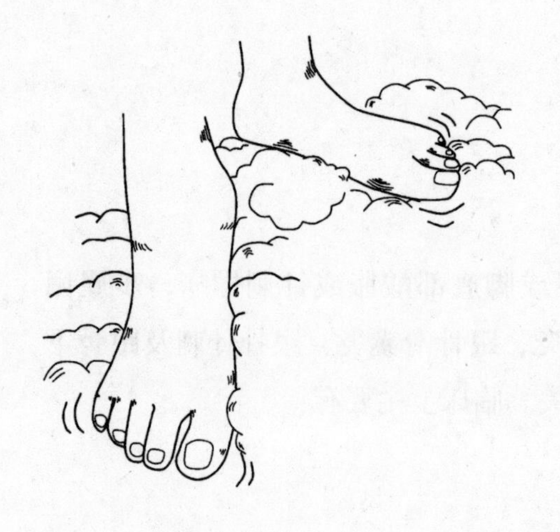

此期应避免长期站立、长期行走，抬高足跟可以减轻足跟负荷。穿软底、后跟部垫一软而圆形垫，圆垫中央凹陷，高度2~3厘米，这样使全身重心前移，减少足跟部受压。

◆ 类风湿性跟骨炎，应先用药控制类风湿后，并在鞋内垫软垫。

◆ 平足症引起足跟痛是由于足弓减少或消失，足跟骨向前倾倒，则在长期行走时疼痛出现，故应在足底中央垫一软垫，软垫高度2~3厘米，并使内侧高外侧低，中央高前后侧逐渐变平，呈斜坡状。

◆ 外伤性跟骨痛多由于石膏固定不当，在制做石膏时足底应用力将湿石膏向足心挤压，以免因长时固定石膏做成平底，而引起足弓消失。同时尽可能减少卧床时间，尽早下地步行锻炼，避免脂肪垫萎缩。

自养

★ 足跟痛的治疗方法

药物治疗

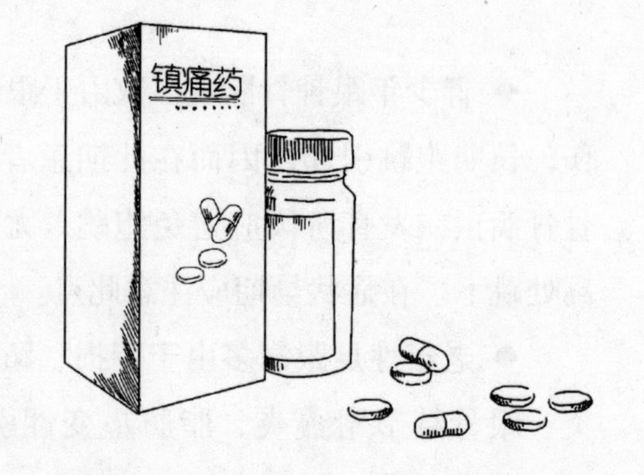

口服非甾体类抗炎镇痛药物治疗；压痛点注射醋酸泼尼松龙，每周一次，往往2~3次治愈。跟后滑囊炎常发生在跟腱与皮肤之间，摩擦损伤引起，表现囊内积液，肿胀压痛。避免摩擦及囊内注射醋酸泼尼松龙有效。

局部封闭治疗

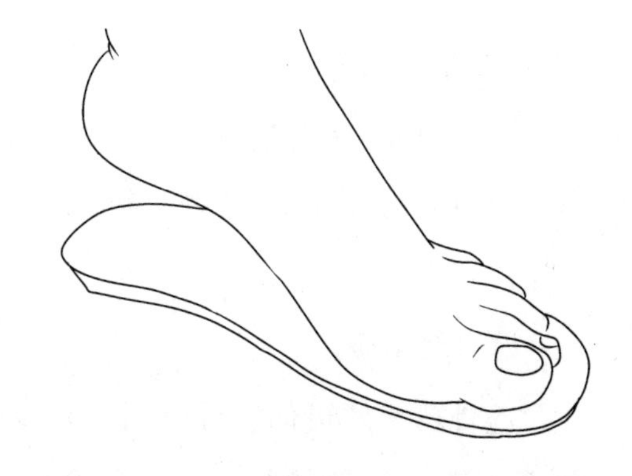

▲ 矫正鞋垫缓解跖腱膜张力，减轻刺激，缓解疼痛；跟垫痛常见于老年人，跟垫弹力下降，整个足跟下方都有压痛。海绵跟垫及封闭疗法有效。

▲ 久治无效的足跟痛可行跟骨钻孔减压术。跟骨骨骺骨软骨病发生于9岁左右的男孩，跟腱用力时疼痛及局部压痛。骨骺愈合后，症状自愈。距骨下关节炎常发生于跟骨骨折后，如保守治疗无效，应行跟距关节融合术。

按摩治疗

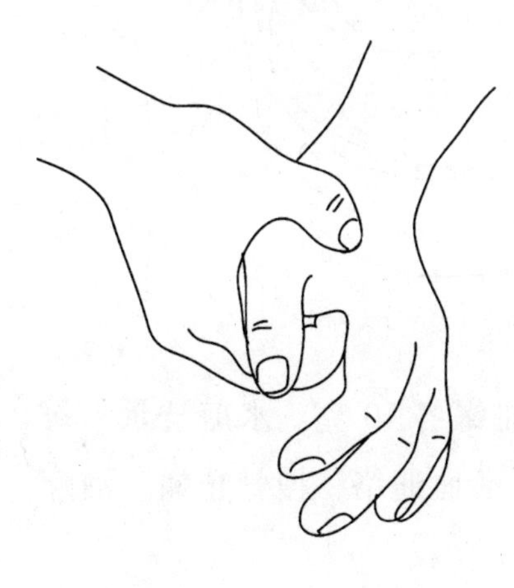

用一手拇指尖尽力捏压另一手内掌纹尽处掌根部位（稍偏拇指侧），施术手另四指握手背作依托，在患者能接受的情况尽量用力。捏压3分钟后，变为一松一压，有规律、有节奏地点穴36次为1遍，缓解后再继续捏压5分钟。用此法治病：右足跟痛，点压左手；左足跟痛，点压右手。双足跟痛，可先后点压双手穴位。一般治疗5日后，病愈。注：此法用于骨质增生型足跟痛效果不大。

★ 足跟痛的中医疗法

中药浸泡足部有祛风除湿、温经散寒、软坚消肿、活血镇痛的作用，不损伤皮肤、无毒副反应。针对于足跟痛适用以下药方，不可内服，只可用于泡脚。

川芎法

取川芎45克研成细末，分成3份，装入小布袋内缝好。将药袋装入鞋里，直接与患足痛处接触，每次用1袋，3袋交替使用，换下药袋晒干仍可用。

透骨汤

透骨草、威灵仙、寻骨风、丹参、当归、川芍、牛膝各30克，皂角刺、没药、玄胡、土鳖虫、红花各20克，加食醋2000毫升浸透后浓煎，滤取药液，乘温浸泡足跟半小时，并用力搓揉患处，早中晚各1次。每剂药可反复加热后使用2天。30天为1个疗程。轻者1个疗程即肿消痛止，重者坚持用药3个疗程内疼痛逐渐缓解、消失、行走自如。

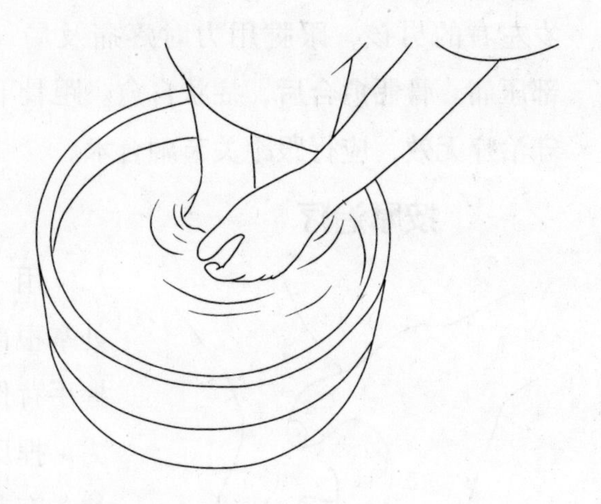

透骨外洗方

透骨草、寻骨草、老鹤草各30克，黄蒿20克，独活15克，乳香、没药、血竭各10克。水煎洗足。每日2次，每次10~15分钟，7~10天为1疗程。活血通络，搜骨止痛。治疗各型跟骨骨刺。

二乌摩擦方

川乌、草乌、威灵仙、樟脑、桃仁各30克，独活30克，红花、当归、生大黄、细辛各20克，白芥子50克。研末，以醋调敷，摊纱布上，以患足足跟踩踏。每次10分钟，每日数次，1个月为1疗程。祛寒化湿，活血止痛。治疗各型跟骨骨刺。

★ 足跟痛的食疗方法

◆ 补充维生素 B_6，可帮助钙质吸收和预防骨刺的形成。

◆ 补充维生素 C。

◆ 多食含钙的食物。

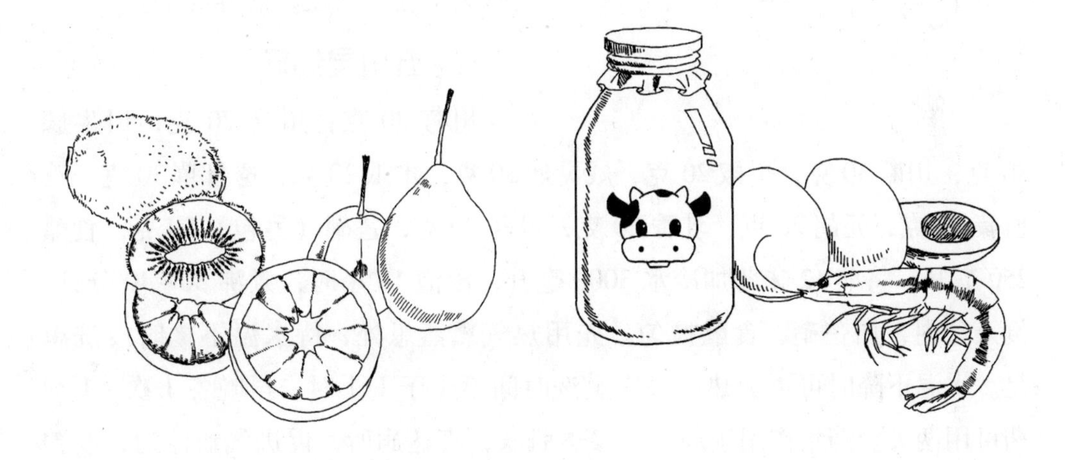

◆ 多食含镁的食物，如蔬菜、谷类、肉类、豆类及豆制品。

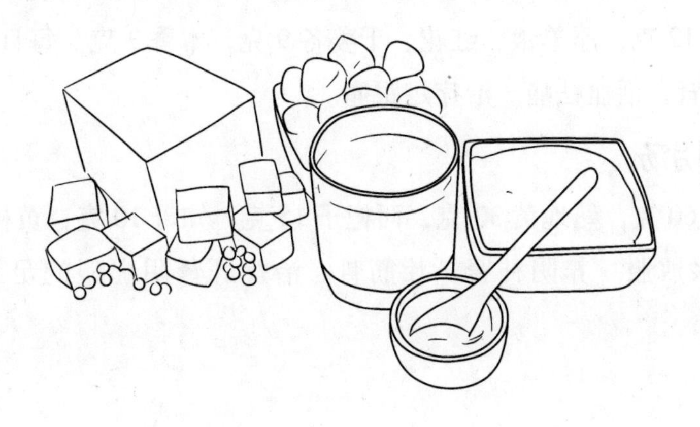

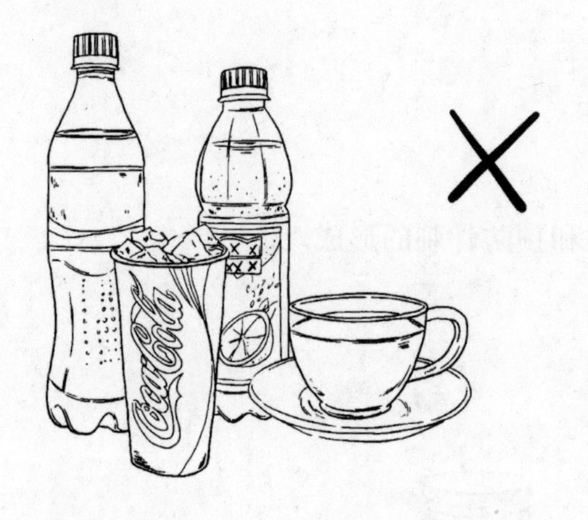

◆ 避免食用酒精、咖啡、糖类食品，以防止机体恢复过程中发生障碍，保护体内矿物质的平衡。

川芎、当归猪脚汤

川芎、当归各 15 克，猪后脚一只。将猪脚与两味中药炖一小时，喝汤吃肉。通经活血，濡养经络。

五川灵仙汤

川芎 20 克，川乌 20 克，川牛膝 30 克，川断 30 克，川椒 20 克，威灵仙 30 克，木瓜 20 克，透骨草 30 克，鸡血藤 30 克，元胡 20 克，乳香 20 克，没药 20 克，芒硝（另包）50 克，食醋 250 毫升。将前 12 味药加冷水 3000 毫升，浸泡 12 小时，煮沸 30~40 分钟，倒入盆内，加芒硝、食醋搅匀。先用热气熏蒸患处，待水温不烫时浸洗患足。水温下降时可再加热，每次熏洗时间不少于 1 小时，早晚各 1 次。1 剂药可用两天。药物作用于局部，渗透肌肤，直达病所，促进气血流通，改善局部血液运行，软化骨刺，促进炎症吸收，从而使症状缓解或消除。

滋阴活血汤

熟地、鸡血藤各 30 克，肉苁蓉 20 克，牛膝、白芍、黄芪各 15 克，黑杜仲、当归各 12 克，淫羊藿、红花、干姜各 9 克，木香 3 克。每日 1 剂，水煎服。滋阴补肾，活血祛痛。治疗足跟痛。

补阴汤

熟首乌 60 克，熟地黄 30 克，西杞子 15 克，知母 10 克，黄柏 10 克，怀牛膝 15 克水煎服。养阴补肾，壮筋骨。治疗肝肾阴虚型的足跟痛，腰膝酸软。

骨质疏松

骨质疏松（osteoporosis，OP）是Pornmer在1885年提出来的，但人们对骨质疏松的认识是随着历史的发展和技术的进步逐渐深化的。早年一般认为全身骨质减少即为骨质疏松，美国则认为老年骨折为骨质疏松。直到1990年在丹麦举行的第三届国际骨质疏松研讨会，以及1993年在香港举行的第四届国际骨质疏松研讨会上，骨质疏松才有一个明确的定义，并得到世界的公认：原发性骨质疏松是以骨量减少、骨的微观结构退化为特征的，致使骨的脆性增加以及易于发生骨折的一种全身性骨骼疾病。每年的10月20日定为“国际骨质疏松日”。

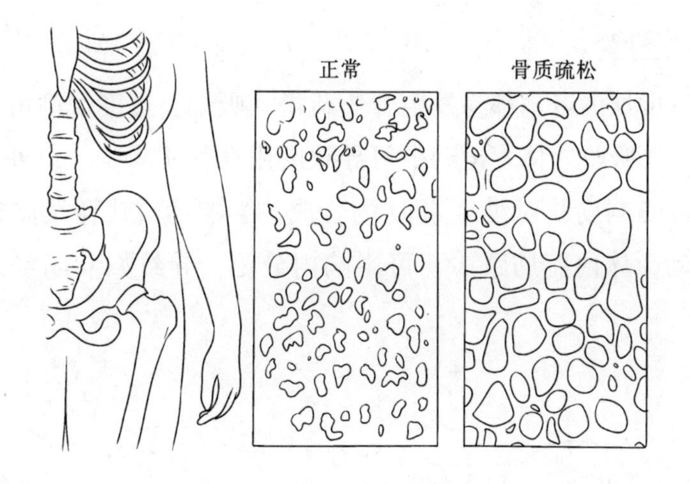

自查

★ 骨质疏松的病因

生活中很多细节都决定着人们的身体健康，如果人们没有对生活的细节加以注意的话，甚至还会诱发骨质疏松疾病的出现。但是我们要想做好预防此病出现的措施的话，就一定要对骨质疏松的原因有清楚的认识，并加以避免，才可以保证身体的健康不会遭受到疾病的侵袭。

内分泌因素

随着年龄增大，性腺的功能衰退、性激素下降，使骨质疏松。尤其是女性绝经期后，因体内雌激素水平显著降低，引起钙磷代谢和脂代谢的调节紊乱，使骨质疏松的发病率增加。

营养因素

长期低钙饮食、挑食、节食、长期素食、对奶类制品不能耐受、不喝牛奶、厌食、营养不良的人，长期饮用咖啡或茶及过量饮酒的人易发生骨质疏松。

生活因素

吸烟、过度饮酒者，都易发生骨质疏松。吸烟、过度饮酒可促进性腺功能衰退，影响钙吸收。体育运动少可导致废用性骨质减少。户外活动少，晒太阳少，还可影响皮肤对维生素 D 的合成，影响钙磷代谢及肠道对钙的吸收。过度运动，体内脂肪过少，可影响内分泌，导致妇女闭经，进而影响骨质。

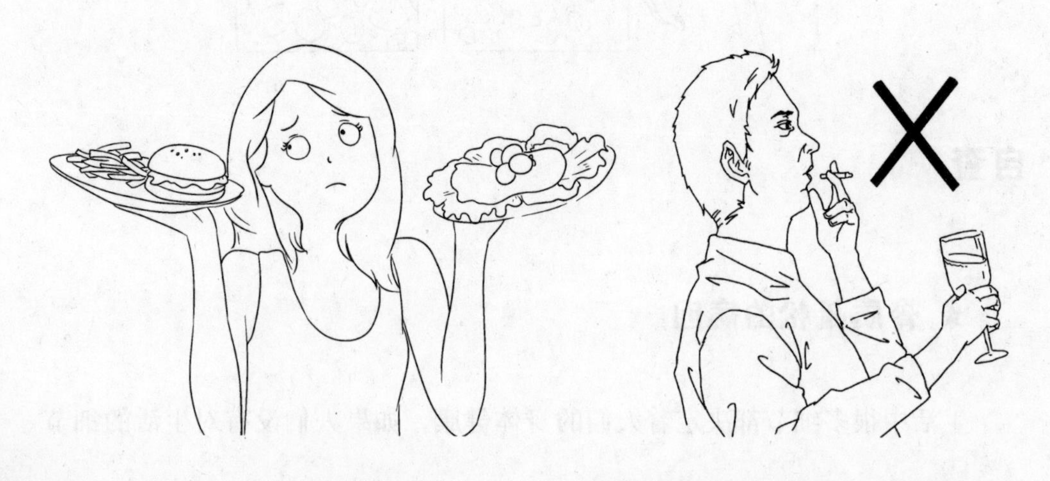

药物因素

癫痫病患者服用苯巴比妥和苯妥英钠可增加维生素 D 的代谢及清除，导致骨软化。服用某些镇定剂、镇痛药、糖皮质激素或其他皮质类固醇激素等药物时应预防骨质疏松。

★ 骨质疏松的分类

骨质疏松是多种原因引起的一组骨病，骨组织有正常的钙化，钙盐与基质呈正常比例，以单位体积内骨组织量减少为特点的代谢性骨病变。骨质疏松主要分为原发性 OP 和继发性 OP。原发性 OP 除特发性外，分为Ⅰ型和Ⅱ型。

原发性 OP

▲ 特发性 OP：幼年型 OP、成年型 OP、经绝期 OP、老年型 OP。

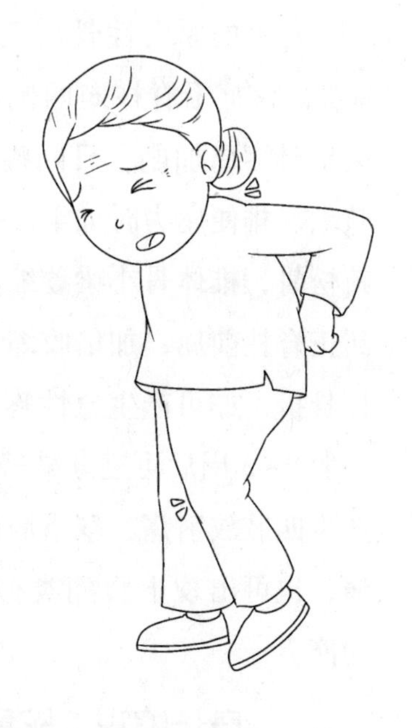

▲ 绝经后骨质疏松（Ⅰ型）：主要由绝经后雌激素水平低落引起的骨质疏松，常于绝经后 5~10 年发病，属原发性骨质疏松。其特征是全身的骨量减少及骨组织微结构改变，以至骨脆性增高，易于骨折，使妇女的残疾率和死亡率增加，其治疗机制主要在于调节下丘脑-垂体-卵巢轴的功能，提高绝经后妇女体内性激素水平，抑制骨吸收，并通过对机体的全身性、多环节的调节作用而达到治疗的目的。

▲ 老年性骨质疏松（Ⅱ型）：老年人肾脏虚衰，三焦气化不利；或脾胃虚弱，气血亏虚，气虚无力行血；或脾虚湿盛；或久病入络，气血运行不畅；或寒凝筋脉等均可导致瘀血痰浊痹阻筋脉，致

筋骨失养；同时，痰瘀还可导致肾虚的产生及进一步衰竭，从而诱发或加重老年性骨质疏松的产生。对于老年性骨质疏松的治疗，主要以补肾（温补肾阳，填补肾精）为主，并在补肾的基础上根据其临床表现分别采取健脾益气、补益肝肾、活血化瘀、化痰通络、温化寒湿等法。

继发性 OP

继发性 OP 是继发于长期用药的不良反应（如糖皮质激素），或继发于甲状腺功能亢进、糖尿病、肾小管性酸中毒、多发性骨髓瘤等疾病。

★ 骨质疏松的症状表现

疼痛

常见的原发性骨质疏松的症状，以腰背痛多见，占疼痛患者的 70%~80%。疼痛沿脊柱向两侧扩散，仰卧或坐位时疼痛减轻，直立后伸或久立、久坐时疼痛加剧，日间疼痛轻，夜间和清晨醒来时加重，弯腰、肌肉运动、咳嗽、排便用力时加重。一般骨量丢失 12%以上时即可出现骨痛。老年骨质疏松时，椎体骨小梁萎缩、数量减少，椎体压缩变形，脊柱前屈，腰肌为了纠正脊柱前屈，加倍收缩，肌肉疲劳甚至痉挛，产生疼痛。新近胸腰椎压缩性骨折，亦可产生急性疼痛，相应部位的脊柱棘突可有强烈压痛及叩击痛，一般 2~3 周后可逐渐减轻，部分患者可呈慢性腰痛。若压迫相应的脊神经可产生四肢放射痛、双下肢感觉运动障碍、肋间神经痛、胸骨后疼痛类似心绞痛，也可出现上腹痛类似急腹症。若压迫脊髓、马尾还会影响膀胱、直肠功能。

身长缩短、驼背

这种骨质疏松的症状多在疼痛后出现。脊椎椎体前部几乎多为松质骨组成，而且此部位是身体的支柱，负重量大，尤其第 11、12 胸椎及第 3 腰椎，负荷量更大，容易压缩变形，使脊椎前倾，背曲加剧，形成驼背，随着年龄增长，骨质疏松加重，驼背曲度加大，致使膝关节挛拘显著。每人有24节椎体，正常人每一椎体高度约2厘米，老年人骨质疏松时椎体压缩，每椎体缩短2毫米左右，身长缩短3~6厘米。

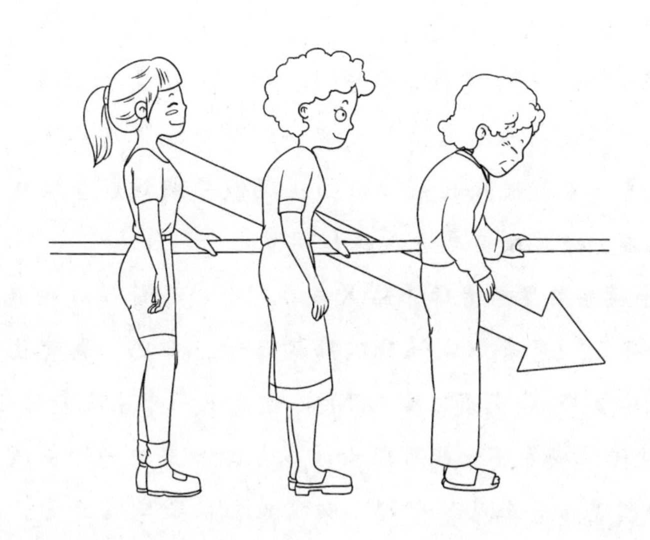

骨折

这是退行性骨质疏松常见和严重的并发症，它不仅增加患者的痛苦，加重经济负担，并严重限制患者活动，甚至缩短寿命。据我国统计，老年人骨折发生率为6.3%~24.4%，尤以高龄（80岁以上）女性老人为甚。骨质疏松所致骨折在老年前期以桡骨远端骨折多见，老年期以后腰椎和股骨上端骨折多见。一般骨量丢失20%以上时即发生骨折。BMD每减少1.0 SD，脊椎骨折发生率增加1.5~2倍。脊椎压缩性骨折有20%~50%的患者无明显症状。

呼吸功能下降

胸、腰椎压缩性骨折，脊椎后弯，胸廓畸形，可使肺活量和最大通气量显著减少，肺上叶前区小叶型肺气肿发生率可高达40%。老年人多数有某种程度肺气肿，肺功能随着增龄而下降，若再加骨质疏松所致胸廓畸形，患者往往可出现胸闷、气短、呼吸困难等症状。

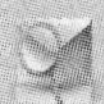温馨提示：骨质疏松容易与哪些疾病混淆？

主要和骨软化症、骨髓瘤、遗传性成骨不全症以及各种癌性骨病相鉴别：

◆ 骨软化症为骨有机基质增多，但矿物化发生障碍，临床上常有胃肠吸收不良、脂肪痢、胃大部切除病史或肾病病史，早期骨骼X线常不易和骨质疏松区别，但如出现假骨折线或骨骼变形，则多属骨软化症，生化改变较骨质疏松明显。

◆ 骨髓瘤典型患者的骨骼X线表现常有边缘清晰的脱钙，须和骨质疏松区别，患者血碱性磷酸酶均正常，血钙、磷变化不定，但常有血浆球蛋白（免疫球蛋白M）增高及尿中出现凝溶蛋白。

◆ 遗传性成骨不全症可能由于成骨细胞产生的骨基质较少，结果状如骨质疏松，血及尿中钙、磷及碱性磷酸酶均正常，患者常伴其他先天性缺陷，如耳聋等。

◆ 转移性癌性骨病变临床上有原发性癌症表现，血及尿钙常增高，伴尿路结石，X线所见骨质有侵蚀。

★ 骨质疏松应做的诊断

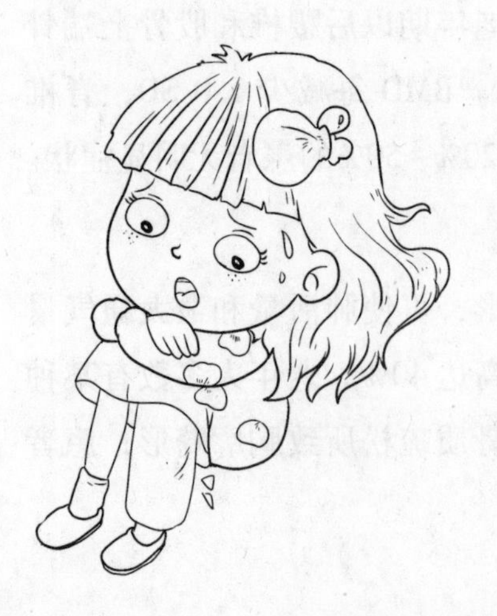

若是患上骨质疏松，是很容易发生骨折的，而骨折后又有很大的可能导致股骨头坏死，所以说骨质疏松的危害是很大的，那就要求朋友们若是有骨质疏松要及时地检查治疗。来了解一下骨质疏松应做哪些检查吧。

血钙、磷和碱性磷酸酶

原发性骨质疏松者，血清钙、磷以及碱性磷酸酶水平通常是正常的，骨折后数月碱性磷酸酶水平可增高。

血甲状旁腺激素

应检查甲状旁腺功能除外继发性骨质疏松。原发性骨质疏松者血甲状旁腺激素水平可正常或升高。

骨更新的标志物

骨质疏松患者部分血清学生化指标可以反映骨转换（包括骨形成和骨吸收）状态，这些生化测量指标包括：骨特异的碱性磷酸酶（反映骨形成）、抗酒石酸酸性磷酸酶（反映骨吸收）、骨钙素（反映骨形成）、Ⅰ型原胶原肽（反映骨形成）、尿吡啶啉和脱氧吡啶啉（反映骨吸收）、Ⅰ型胶原的N-C-末端交联肽（反映骨吸收）。

晨尿钙/肌酐比值

正常比值为0.13±0.01，尿钙排量过多则比值增高，提示有骨吸收率增加可能。

温馨提示：女性为何容易患骨质疏松？

不同年龄层的人群患有骨质疏松的原因都有所不同，专家经过长期的分析，总结出了引发女性患骨质疏松的五大因素，分别是：节食、喝含磷酸的饮料、喝酒、吸烟和吃盐多。下面我们一起来看下详细内容：

◆ 节食

减肥最主要的办法是控制饮食，殊不知这可能成为日后发生骨质疏松和骨折的导火线。美国一份健康杂志曾对数千名30岁以上的女性

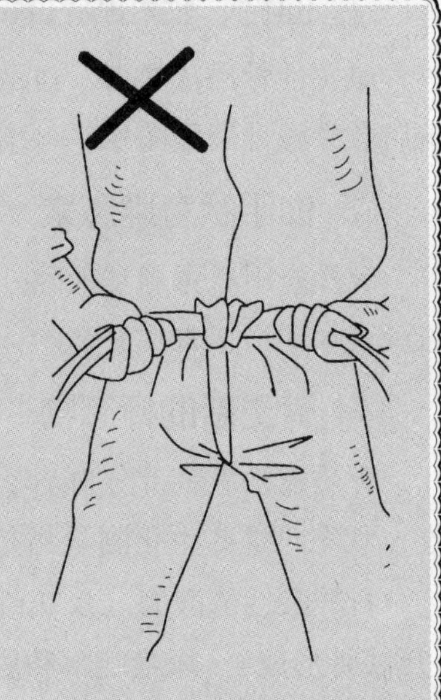

进行调查，发现其中82%的女性已开始出现某种程度的骨质疏松，或已有骨质疏松的危险了。这是由于她们平时不敢饮用牛奶，偏食素食，营养不合理，致使体内摄钙不足。另一方面，由于脂肪和雌激素含量有关，女性雌激素量往往随脂肪减少而降低，雌激素水平长时间下降，会加速骨骼钙质的丢失。

◆ 喝含磷酸的饮料

专家分析，造成这一现象的原因可能是可乐中含有磷酸，可以导致人体内钙的流失，而其他大多数饮料当中并没有这种物质。所以专家建议，担心患上骨质疏松的女性最好不要喝太多可乐，并注意饮食中增加钙的摄取量以维持骨骼的密度。

◆ 喝酒

酒精的化学成分是乙醇，乙醇进入人体后，可以和其他无机物或某些有机物发生化学反应，产生一些新的物质。这些新物质会导致骨质疏松的发生。所以长期过量饮酒，会对骨骼的生长、发育产生影响，加快骨质的丢失。

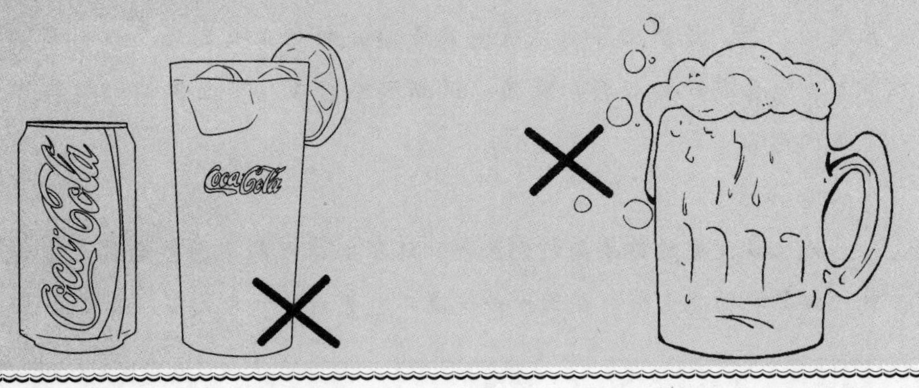

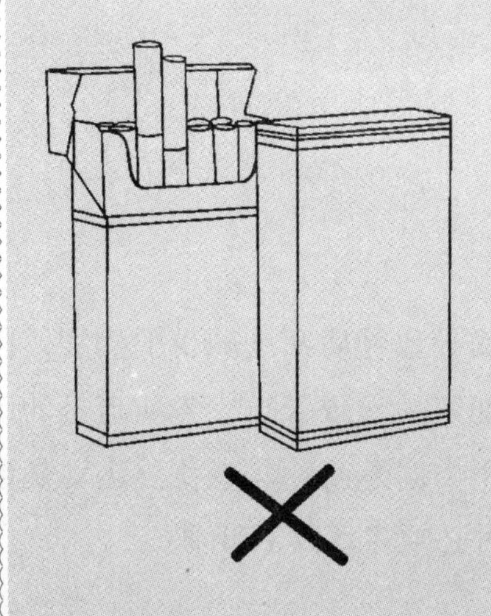

◆ 吸烟

研究表明，吸烟之所以促进骨质疏松，原因可能是吸烟影响峰值骨密度的形成，因为绝大多数吸烟者是从青少年时开始吸烟的，此时正是峰值骨密度形成期。调查显示，与同龄人比较，吸烟者的股骨颈、肋骨和椎骨均有一定程度的骨质丢失。而这种危害往往在中年后期及老年期才能表现出来。

◆ 吃盐多

盐吃多了不但会得高血压，而且会导致骨质疏松。专家介绍，吃盐多导致骨质疏松的原因是，人体对多余盐分的处理往往是排出体外，盐里主要所含的钠，其排泄过程总要“拉上同伴”钙一起排泄，所以，高盐饮食的结果是导致钙流失加快，当然直接影响骨质质量了。

广大女性朋友，为了日后的健康要正常合理的饮食、不酗酒，还要尽量少吸烟、少食盐、少喝含磷酸的饮料，避免骨质疏松悄然而至。

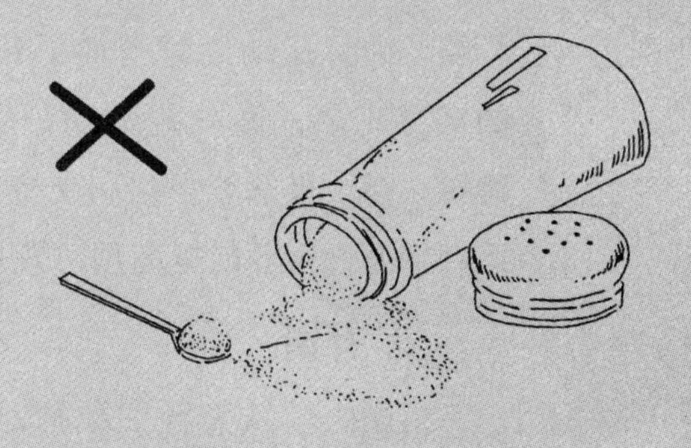

自防

★ 骨质疏松的预防

骨质疏松是骨骼中的骨质细胞逐渐减少而导致骨质密度减少的病症，因此当发生骨质疏松的骨头无法承担外力时，便容易导致骨折。骨质疏松的起因：低钙饮食、缺乏运动、吸烟、饮酒、服用类固醇药物、老化。运动是治疗和预防骨质疏松的主要方法，但运动的同时必须注意以下事项：

多吃高钙食物

高钙食物是你日常生活中的重点选择，你也许苦于不了解哪些食品钙源丰富，那么这里首先可以告诉你的是，牛奶、奶制品、虾皮、虾米、鱼（特别是海鱼）、动物骨、芝麻酱、豆类及其制品、蛋类及某些蔬菜等，都是含钙丰富的食物。其中牛奶不仅含钙最高，而且奶中的乳酸又能促进钙的吸收，是最好的天然钙源。

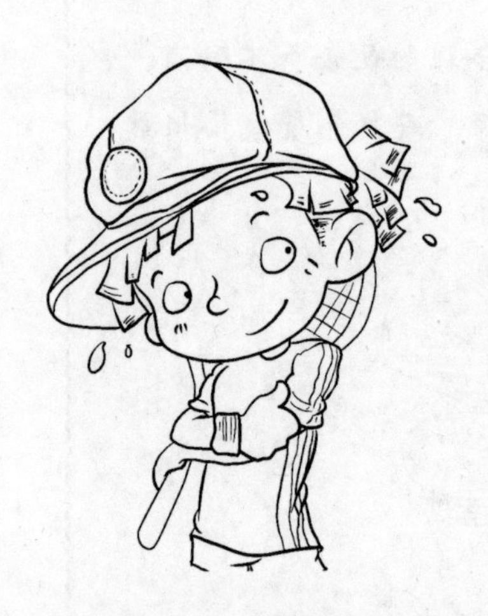

适当运动

适当运动可以使骨质疏松的发生减缓，或使其程度减轻。我们前面说过，运动可以强化骨骼，而且运动之时增加了日照，使维生素 D 的来源充足，做一些运动，像散步、打网球、跳舞、打太极拳等强化和支持背部的特殊运动。运动加上钙营养能提高预防效果。

补肾

祖国医学认为肾主藏精，招生髓，髓居骨中，骨赖馈以滋养。中医大多数学者认为，骨质疏松与肾关系密切，经实验研究表明，补肾中药可影响骨骼生长和恢复。因此中医治疗骨质疏松多从补肾着手，此外肝、脾与骨质疏松也有一定的关系，益肝补脾之法用来治疗骨质疏松的报道也有。

多晒太阳

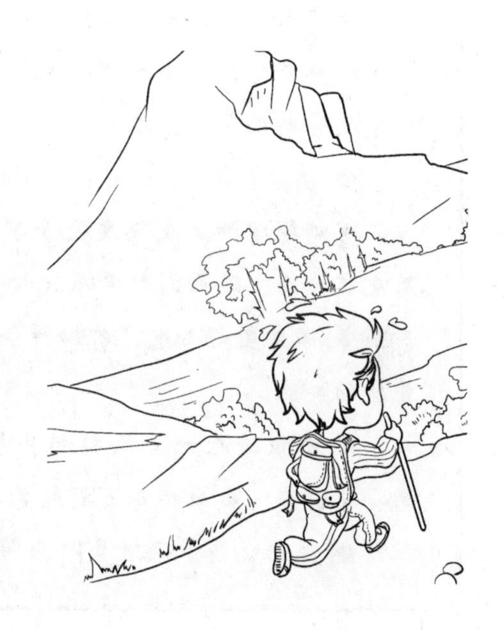

我们知道紫外线能刺激某些皮脂制造维生素 D，因此阳光也是维生素 D 的绝好来源。所以每天 1~2 次，每次 10 分钟处于阳光下是解决维生素 D 不足的绝好办法。当然不可在阳光最强的时候暴晒，以上午 10 点以前和下午 3 点以后为佳。阳光照射后使自身产生维生素 D 是最好的办法，因为过量服用维生素 D 也是有害的，会增加骨质再吸收。如果在冬季或是寒冷地带日照不足时，必须在医生指导下来确定你的维生素 D 用量，一般每天 400U 的用量是适宜和安全的。

温馨提示：老年性骨质疏松的预防应特别注意什么？

老年性骨质疏松的预防重点在于防止骨质进一步丢失，要保护好脆弱的骨质，就要从日常的生活习惯做起。

◆ 避免运动过量

老人参加运动要注意掌握好运动量，运动太多、太少都不适宜；并且要注意安全，运动的时间应该选择在光线充足的时段。其次要选择好运动的场地，应以熟悉的环境为宜，不要选择同时有青年人在进行剧烈活动的场所，以免受到冲撞而造成损害。

◆ 防止跌倒

老年人的骨骼因为疏松而变得脆弱，但只要保护得好，就像一个玻璃杯那样，不坠地碰撞也不会碎，因而防止跌倒是预防骨质疏松引起骨折的重要措施。

◆ 禁烟、酒

吸烟能增加血液酸度使骨质溶解，饮酒过多、过频将导致肾上腺皮质功能亢进而引起骨质疏松。

◆ 保持良好心态，有助神经反应和平衡功能的加强，从而减少骨折的发生。

◆ 积极治疗一些能引起骨质疏松的内科疾病，许多内分泌疾病、骨髓瘤、白血病都可引起骨质疏松。

◆ 慎用一些能促进骨质溶解药物：如泼尼松、肝素之类。

自养

★ 骨质疏松的治疗方法

骨质疏松是一种严重威胁人类健康的疾病，其引起的骨痛和骨折严重影响了此病患者的生活质量，甚至威胁患者的生命，给社会及其家庭带来巨大的负担。研究表明，在患者接受正常治疗的同时，提高其家庭护理质量，能加快患者的康复。

饮食治疗

老年人多食一些含钙、磷、维生素及蛋白质丰富的食品，以弥补体内与骨代谢有关物质的不足。饮食治疗要长期、均衡地调节，短时期内暴饮暴食对身体无益。

理疗

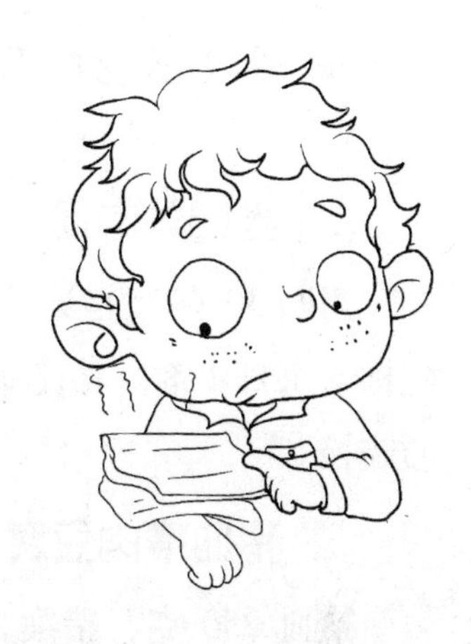

如今人们用现代化的理疗仪治疗，确实效果不错，但在没有仪器设备的条件下照样也可进行理疗。夏日将一片瓦放在正午的阳光下暴晒，晒得烫手时，可用其隔了布在酸痛的部位进行热敷，效果也很好。垫的布厚度根据瓦的温度进行调节，以不烫伤为原则。

心理治疗

骨质疏松症状的轻重与人的心理状态关系密切，胸怀广阔、心情愉快、性格豁达者症状往往较轻，治疗效果也好。心胸狭窄、性格怪僻、心情压抑者症状常显得较重，治疗效果也显得较差。因此，治疗骨质疏松需要调整心理状态。

运动治疗

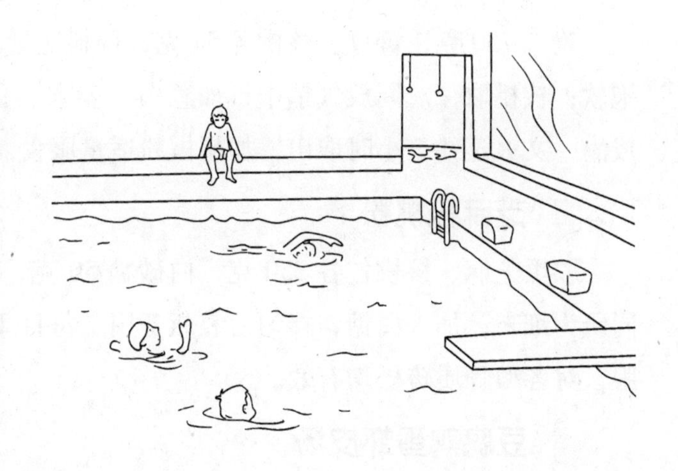

临床实践证明骨质疏松患者通过相应的运动训练能够提高骨矿含量，达到临床治疗的目的。运动疗法的特点是简单、实用、有效，尤其适合于占绝大多数的未住院患者。首选每天早晨慢跑 30 分钟。鼓励老年人进行有氧的运动，如散步、缓慢长跑、游泳、骑自行车，做体操等。通过上述的做法，可望既预防骨量的减少，又能增加肌肉力量，使肌肉的协调运动良好，进而起到改善动作的机械性、灵敏性的作用，改善平衡功能，从而有效地防止跌倒。

★ 骨质疏松的食疗方法

当归羊肉汤

当归30克，生姜15克，羊肉200克加水适量，共煮至羊肉熟烂。喝汤吃肉，每日1剂。功能温阳补肾、温经通络。主治脾肾阳虚、寒凝经脉型骨质疏松。

猪血瘦肉豆腐汤

猪血250克，猪瘦肉、豆腐、胡萝卜、山药各100克，调料适量。将猪瘦肉洗净、切丝、勾芡；猪血、豆腐切块，胡萝卜及山药切片。同加清水适量煮沸后，调入姜末、食盐等，待熟后调入葱花、味精、猪油适量，稍煮即成。可健脾补肾、益气养血。

黄豆核桃鸡

鸡肉750克，黄豆、核桃各50克，调料适量。将鸡肉洗净、切块；黄豆泡软；核桃取仁。同放气锅中，加葱白、姜末、食盐、料酒等，后加水至八成满，文火蒸约2小时取出，加胡椒粉适量服食。可补肾益精。

芝麻核桃粉

取黑芝麻、核桃仁各250克，白砂糖50克，先将黑芝麻、核桃仁炒熟，同研为细末，加入白糖，拌匀后装瓶备用。每日2次，每次25克，温开水冲服，对各型骨质疏松均有效。

豆腐鸡蛋虾皮汤

猪骨汤1000毫升，豆腐2块，鸡蛋1个，虾皮25克，调料适量，山药片50克。将鸡蛋去壳，加清水及食盐适量调匀，蒸熟；豆腐切块。锅中放植物油适量烧热后，放入葱花、蒜略炒，然后调入猪骨汤、虾皮，待沸后将蒸蛋以汤匙分次舀入，再加豆腐、山药，调入食盐、味精等，煮沸后即成。可补肾壮骨。

骨质增生

骨质增生又称增生性骨关节炎、骨性关节炎（osteoarthritis，OA）、退变性关节病、老年性关节炎、肥大性关节炎，是由于构成关节的软骨、椎间盘、韧带等软组织变性、退化，关节边缘形成骨刺，滑膜肥厚等变化，而出现骨破坏，引起继发性的骨质增生，导致关节变形，当受到异常载荷时，引起关节疼痛、活动受限等症状的一种疾病。

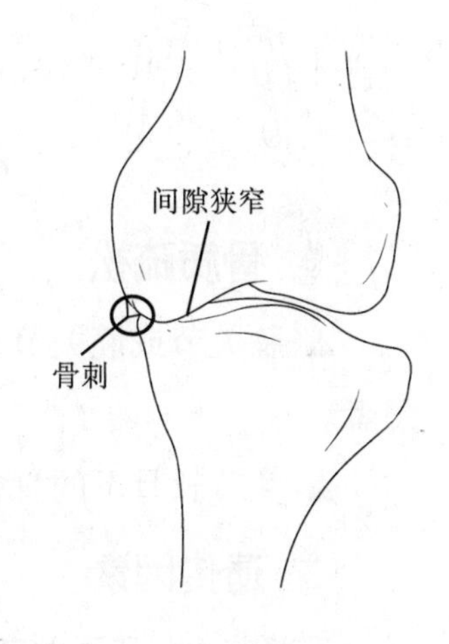

自查

★ 骨质增生的病因

年龄

调查发现不论是膝关节、髋关节还是手关节，随着年龄增大，发生率增高。年龄每增加 5 岁，膝关节骨质增生发生率增加 20%，70 多岁髋关节 OA 发生的危险是 50 多岁的 2. 38 倍。

体重

▲ 体重与膝关节 OA 关系密切。

▲ 体重与髋关节 OA 关系较小。

▲ 体重与手关节 OA 关系不确定。

性别

▲ 女性膝关节 OA 比男性更常见。

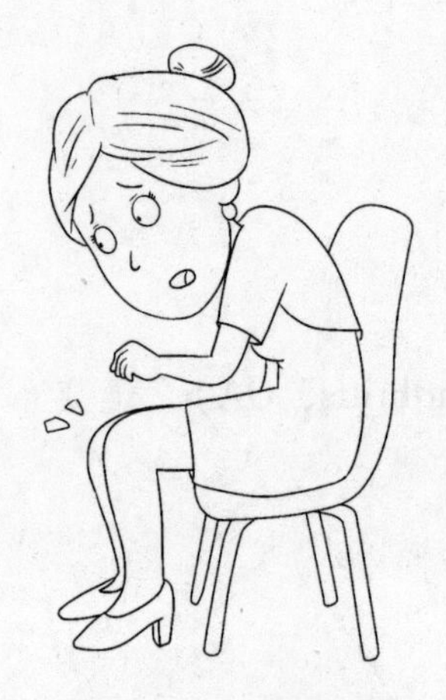

▲ 女性与男性在髋关节 OA 差别不明显。

▲ 女性手关节 OA 的危险性为男性的 2.6 倍。

职业活动

▲ 重体力劳动。

▲ 蹲或跪。

激素

雌激素可以直接作用于软骨细胞或通过对骨或其他组织的作用保护软骨。

骨质疏松

▲ 膝关节或髋关节 OA 患者骨密度高于无关节炎患者。

▲ 关节软骨下的骨密度可影响关节软骨负荷下的应力。

遗传因素

手关节 OA 和膝关节 OA 有特异性的遗传相关性。

半月板切除

半月板切除术会增加膝关节 OA 的危险。

损伤

▲ 骨关节炎可能是关节损伤的结果。

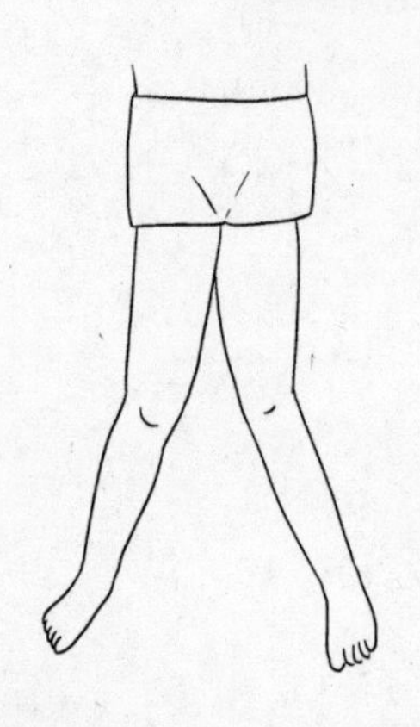

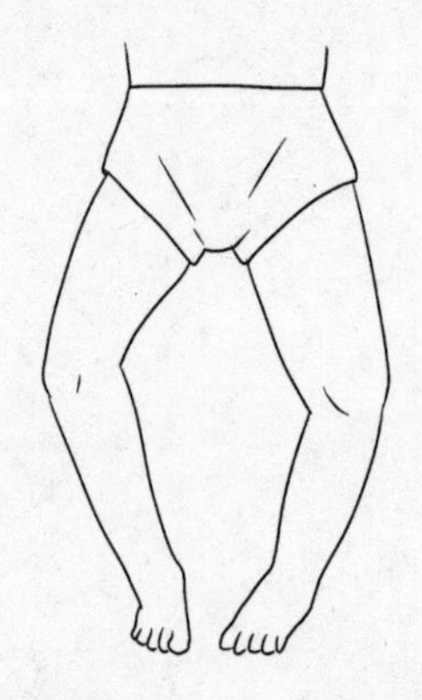

▲ 膝/髋关节 OA，特别是单侧关节 OA 与损伤关系密切。

先天性畸形

先天性和发育性畸形如髋臼发育不良、膝关节内外翻畸形。

其他

▲ 吸烟：与 OA 发生相关性尚

不明确。

▲ 种族：美国黑人女性膝关节 OA 发生率高于白人。

▲ 握力与手关节 OA 有关。

★ 骨质增生的症状

腰椎骨质增生

临床上常出现腰椎及腰部软组织酸痛、胀痛、僵硬与疲乏感，甚至弯腰受限。如邻近的神经根受压，可引起相应的症状，出现局部疼痛、发僵、后根神经痛、麻木等。如压迫坐骨神经可引起坐骨神经炎，出现患肢剧烈麻痛、灼痛、抽痛、串痛、向整个下肢放射。

膝关节骨质增生

初期，起病缓慢者膝关节疼痛不严重，有可持续性隐痛，气温降低时疼痛加重，与气候变化有关，晨起后开始活动，长时间行走，剧烈运动或久坐起立开始走时膝关节疼痛僵硬，稍活动后好转，上、下楼困难，下楼时膝关节发软，易摔倒。蹲起时疼痛、僵硬，严重时，关节酸痛、胀痛，跛行走，合并风湿病者关节红肿，畸形，功能受限，伸屈活动有弹响声，部分患者可见关节积液，局部有明显肿胀、压缩现象。

颈椎骨质增生

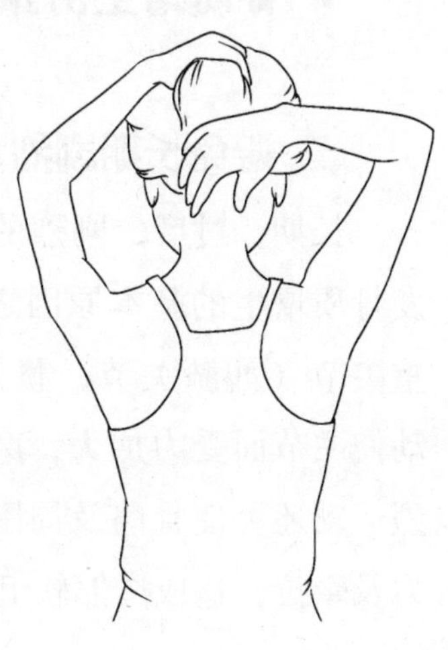

这种骨质增生的症状表现为：颈项部有强硬的感觉、活动受限，颈部活动时有弹响声，疼痛常向肩部和上肢放射，手和手指有麻木、触电样感觉，可因颈部活动而加重。不同的病变累及不同的部位，就会出现不同的症状，晚期可导致瘫痪。颈椎骨质增生严重者还会引起颈椎病性高血压、心脑血管疾病、胃炎、心绞痛、吞咽困难等。

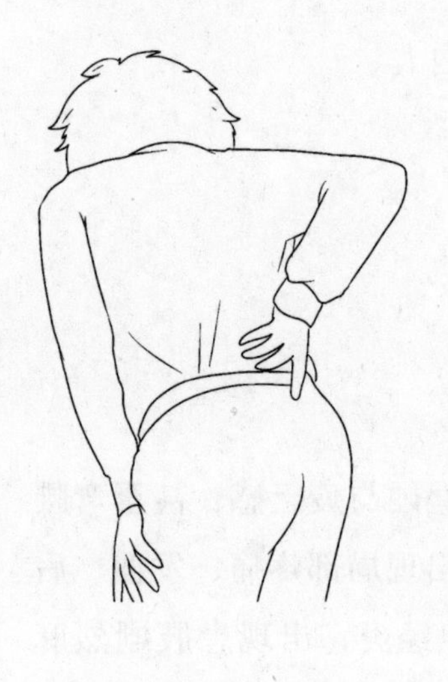

★ 骨质增生的诊断

◆ 本病患者多为 40 岁以上的中老年人，伴有腰部僵硬疼痛或出现下肢麻木等症状，查体可见部分患者腰椎生理曲度异常；腰椎两侧肌肉有压痛。

◆ 腰椎 X 线片的改变（正位、侧位、左右斜位），如患者可有腰椎曲度异常、腰椎侧弯、腰椎椎体间隙变窄、腰椎椎体及小关节突增生、腰椎滑脱、椎间孔狭窄等改变。

◆ 腰椎骨质增生所产生的各种症状应与多种腰椎疾病鉴别，如腰椎间盘突出症、椎体发育畸形、椎体肿瘤、腰椎结核等。

自防

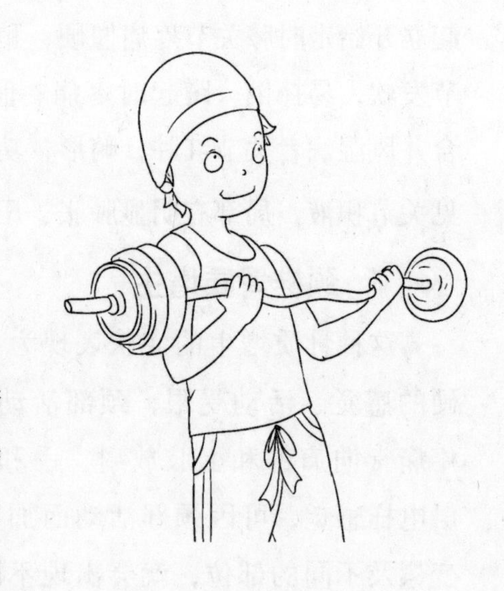

★ 骨质增生的预防

避免长期剧烈运动

长期、过度、剧烈的运动或活动是诱发骨质增生的基本原因之一。尤其对于持重关节（如膝关节、髋关节），过度的运动使关节面受力加大，磨损加剧。长期剧烈运动还可使骨骼及周围软组织过度地受力及牵拉，造成局部软组织的损伤和骨骼上受力不均，从而导致骨质增生。

适当进行体育锻炼

避免长期剧烈的运动，并不是不活动，恰恰相反，适当的体育锻炼是预防骨质增生的好方法之一。因为关节软骨的营养来自于关节液，而关节液只有靠“挤压”才能够进入软骨，促使软骨的新陈代谢。适当的运动，特别是关节的运动，可增加关节腔内的压力，有利于关节液向软骨的渗透，减轻关节软骨的退行性改变，从而减轻或预防骨质增生，尤其是关节软骨的增生和退行性改变。因此骨质增生康复的方法在于运动，意义在于消除或减轻增生部位的疼痛以及由此而造成的功能障碍，最大限度地恢复其生活和劳动能力，改善和提高患者的生活质量。

及时治疗关节的损伤

关节损伤包括软组织损伤和骨损伤。关节的骨质增生经常与关节内骨折有直接关系。由于骨折复位不完全，造成关节软骨面不平整，从而产生创伤性关节炎。对于关节内骨折的患者，如果能够及时治疗，做到解剖复位，完全可以避免创伤性关节炎和关节骨质增生的发生。

减轻体重

体重过重是诱发脊柱和关节骨质增生的重要原因之一。过重的体重会加速关节软骨的磨损，使关节软骨面上的压力不均匀，造成骨质增生。因此对于体重超标的人，适当的减轻体重可以预防脊柱和关节的骨质增生。

自养

★ 骨质增生的治疗方法

直流电药物离子导入法

直流电药物离子导入法充分发挥了药物的作用，但因导入药物为液体，易挥发，药效不持久，限制了该方法的诊治效果。

紫外线疗法

其诊治作用主要表现在以下几个方面：

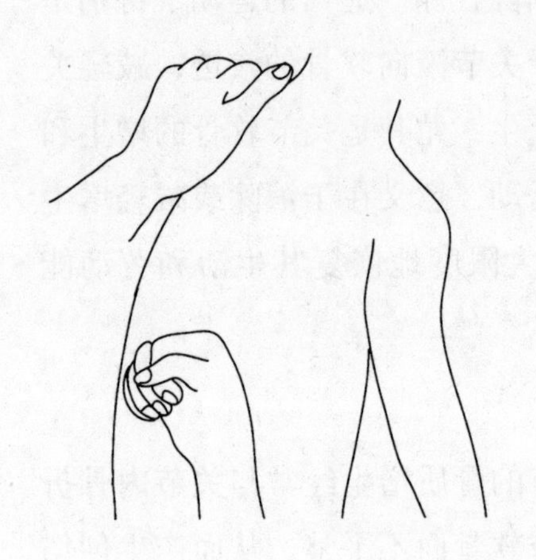

▲ 杀菌作用；

▲ 消炎作用；

▲ 止痛作用；

▲ 促进伤口愈合作用；

▲ 脱敏作用；

▲ 促进维生素 D_3 的形成；

▲ 调解机体免疫功能等。

按摩与牵引

适用于颈、腰椎骨质增生症。按摩与牵引完全靠外力的作用，只对局部进行诊治却忽视了对人体内整体地调节，因此，只能起到暂时的镇痛作用，而不能达到诊治的目的。

针灸

针灸可通经活血并有镇痛作用。可消除局部的水肿和炎症，但对骨质增生来说，针灸只能起辅助作用。

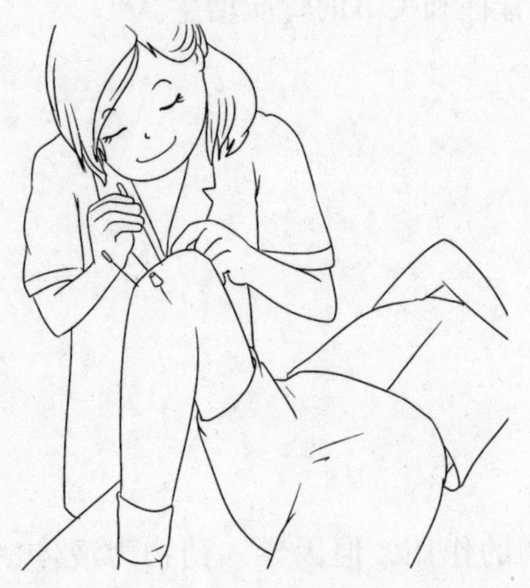

西药诊治

目前西医对本症尚无有效的治疗药物，常采用对症处理，如疼痛时可服一些解热镇痛的药；麻木者可选用 B 族维生素类药物；关节肿胀有积液者可给予局部抽取积液或局部封闭等疗法。但实践证明这些诊治方法均不理想，只是治标而不治本，病情易复发。

手术治疗

如果病情比较严重的情况下，建议腰椎骨质增生患者不要保守诊治，最好选择手术诊治，手术不是骨质增生的首选疗法。当选用保守治疗无效且病情较重、严重影响患者生活时，可考虑手术治疗。

不少患者关心能否手术切除骨刺以断根。手术虽可切除骨刺，但仅限于骨赘过大或因关节常被“卡死”，经保守治疗无效者，或出现关节严重疼痛、畸形、关节不稳定、屈曲挛缩和严重肌萎缩者。这时可选择手术切除骨刺或关节鼠摘除术、关节成形术、关节融合术或人工关节置换术。但手术本身也是一种创伤，有些患者会因此造成无菌性炎症，而刺激骨质增生，甚至增生得更快。所以手术切除骨刺并不一定能断根。

★ 骨质增生的食疗方法

羊肉胡萝卜汤

羊肉（瘦）280 克，草果 3 克，豌豆 50 克，香菜 10 克，山药 100 克，胡萝卜 150 克，葱白 10 克，姜 4 克，黄酒 10 克，胡椒 1 克，盐 4 克，醋 15 克。将精羊肉洗净，去筋膜，切成小块。豌豆洗净，胡萝卜切除根、叶及尾尖，洗净，切成细丝；山药去皮刮净，切成小薄片。香菜摘去根和老叶，洗净；生姜洗净切片；葱洗净，切段；草果仁装入小纱布袋口内扎口。将羊肉块用沸水焯一下，以去血水和异味，放入锅内。锅内加胡萝卜丝、山药片、葱白、姜片、黄酒、草果仁布袋、胡椒粉，适量清水，用旺火煮沸，撇去浮沫。转用小火炖至羊肉酥烂，捞去葱、姜、草果仁布袋，加入豌豆煮沸。再加盐、

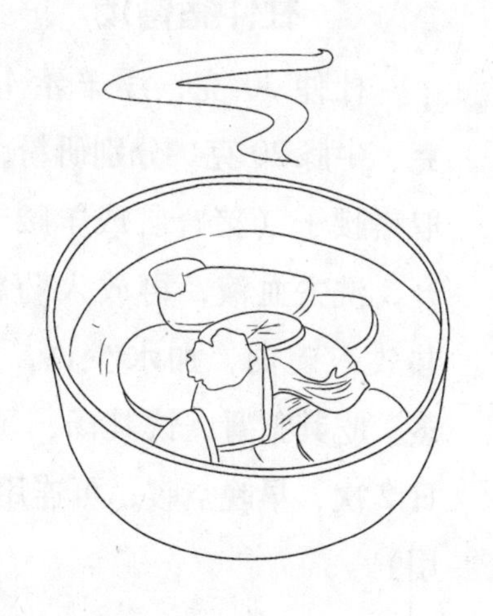

香菜、醋，调味即可食用。

莲栗糯米糕

糯米粉500克，莲子60克，栗子（鲜）60克，核桃60克，糖桂花15克，白砂糖50克。将胡桃肉、莲子、栗子仁煮熟去皮，压烂成泥为糕粉。糯米粉加沸水调和均匀，将糕粉、糯米细粉与白糖拌匀。撒入桂花米，放入碗内，上笼蒸1~2小时至熟透，取出。

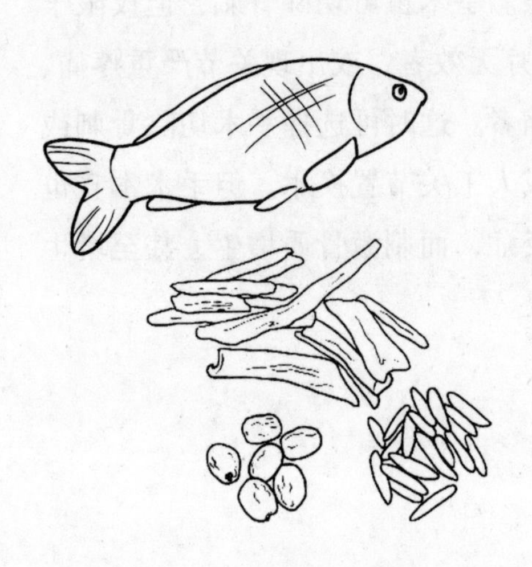

鲮鱼粉葛猪骨汤

鲮鱼640克，葛根960克，猪脊骨480克，蜜枣20克，陈皮5克，花生油100克，盐5克。鱼洗净，粉葛去皮洗净切块，猪骨洗好。蜜枣去核冲洗，陈皮浸软刮净。煲开水，放入粉葛、猪骨、红枣和陈皮。另用油盐将鱼煎黄，煮约1小时后放入煲中，再煮1小时便成。

杜仲猪肾汤

杜仲30克，淫羊藿10克，威灵仙25克、牛膝20克。分别研粉，后混合拌匀，再取猪腰子（猪肾脏或羊腰子）8~12个，破开，洗去血液，再放入药粉；摊匀后合紧，共放入碗内，加水少许，用锅装置火上久蒸。吃其猪肾，饮其汤，每2日吃1剂，每日2次，早晚空腹，可连用2~4周（孕妇忌用）。

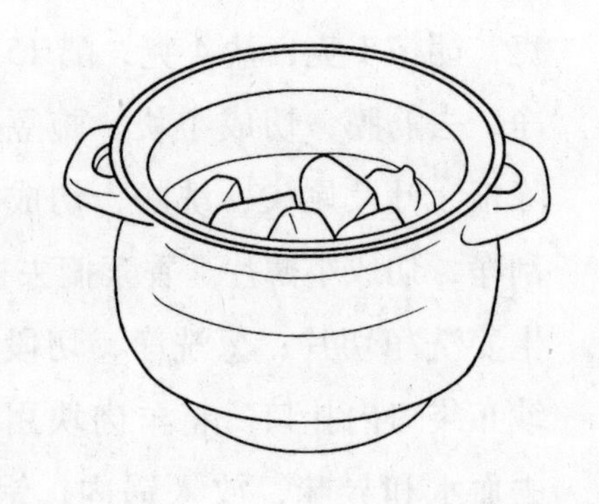

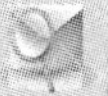

温馨提示：骨质增生患者吃什么食物对身体好？

◆ 多进食高钙食品，以确保老年人骨质代谢的正常需要。老年人钙的摄取量应较一般成年人增加50%左右，即每日成分钙不少于1200毫克，故宜多食牛奶、蛋类、豆制品、蔬菜和水果，必要时要补充钙剂。

◆ 要增加多种维生素的摄入，如维生素 A、维生素 B_1、维生素 B_6、维生素 B_{12}、维生素 C 和维生素 D 等。

◆ 应多食蔬菜、水果和含粗纤维的食物，常食坚果，注意营养的补充。

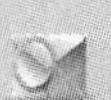

温馨提示：骨质增生患者吃什么对身体不好？

◆ 避免吃任何柳橙类水果，尤其是橘子、橙子。

◆ 避免烟、酒、咖啡，香烟中的尼古丁会使脊椎椎间盘的功能逐渐退化，所以骨质增生患者应尽量戒烟。

◆ 避免辛辣的食物。

★ 骨质增生的家庭护理

骨质增生是老年人的多发病、常见病，病发部位常常发生相邻的骨头和神经、血管的摩擦，使患者感到疼痛难忍。因此，一般不采取手术治疗，因为骨质增生常会再生。

选择软底鞋

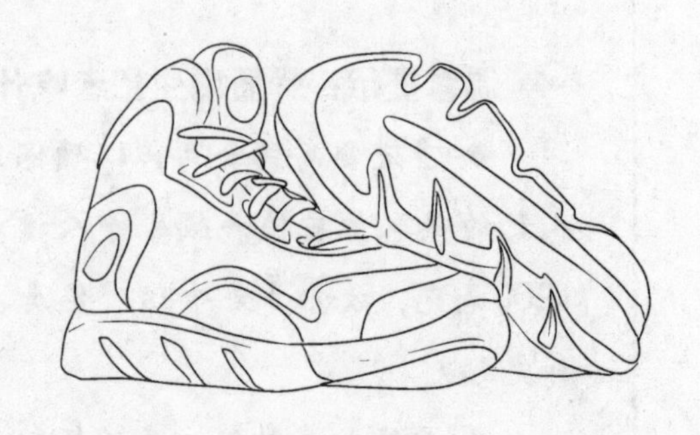

橡皮底的鞋子对足部更好，选择软底鞋可以很好地预防膝关节、足跟、脚趾部位的骨质增生。

热敷

如果疼痛剧烈，可用亚麻仁敷袋进行热敷。

避免弯腰提物

必要时应先蹲下，再提物品。养成屈膝蹲下的习惯，以减少脊椎的负担。

有选择的锻炼

可以用骑脚踏车或游泳取代走路或慢跑，平时走路不要走太久，累了就停下来休息。

注意端正坐姿

应注意避免久坐，最忌半靠着沙发、枕头长时间看书；要注意休息，一般半个小时就应该换姿势或站起来活动一下。

补充营养素

均衡饮食多摄取芒果、木瓜、甜瓜等富含抗氧化剂的食物，生物类黄酮可以预防自由基的破坏，减缓发炎反应。但勿吃任何柳橙类水果，尤其是橘子、橙子，这些物质将阻挠复原过程。

防寒防潮

防止空调和电扇正吹后背，气候变冷时注意随时增加衣服。防止过度疲劳、风寒、潮湿。

★ 骨质增生的防复发

情志调护

该病症是由肾气虚损、气血瘀阻、内外阴阳失调导致疼痛，活动不能自如且病情迁延反复发作，极易使患者产生焦躁情绪，丧失治愈疾病的信心，直接影响治疗效果。护士接诊要热情，并让患者充分了解治疗原理和护理要点，使其能消除顾虑，稳定情绪，树立战胜疾病的信心。能主动配合治疗，积极增强功能锻炼，争取早日康复。

饮食护理

中医讲脾胃为后天之本，饮食与疾病有着极为密切的关系。饮食失调影响人体气血生成，导致气血不足，筋骨失养。治疗期间多用活血通络热性药物。应嘱患者多食蔬菜、水果和含粗纤维的食物，常食坚果，注意营养的补充，忌食辛辣刺激的食物，禁烟酒，养成良好的饮食习惯。

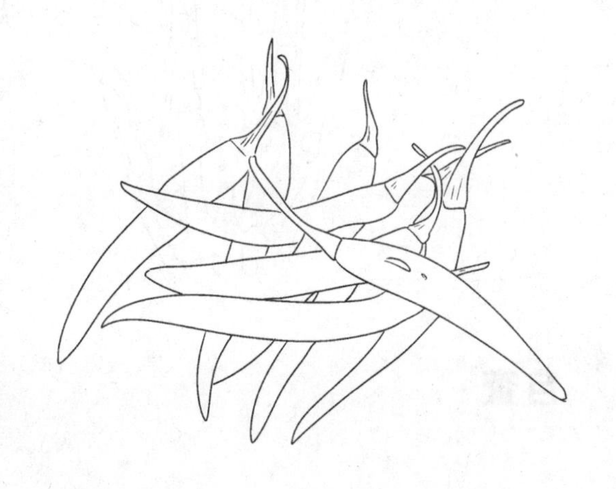

施护注意事项

治疗室内注意保暖，在护理过程中保护好患者暴露部位，避免感受风寒。熏烤的温度以患者肌肤感受舒适为宜。特别指出，老年人皮肤敏感度降低，治疗护理时注意观察避免受寒。

类风湿关节炎

类风湿关节炎是一种以关节滑膜炎为特征的慢性、全身性、自身免疫性疾病，滑膜炎病变持久反复发作可导致关节内软骨和骨的破坏，关节功能障碍，甚至残疾；血管炎病变，累及全身各个器官，故本病又称为类风湿病。

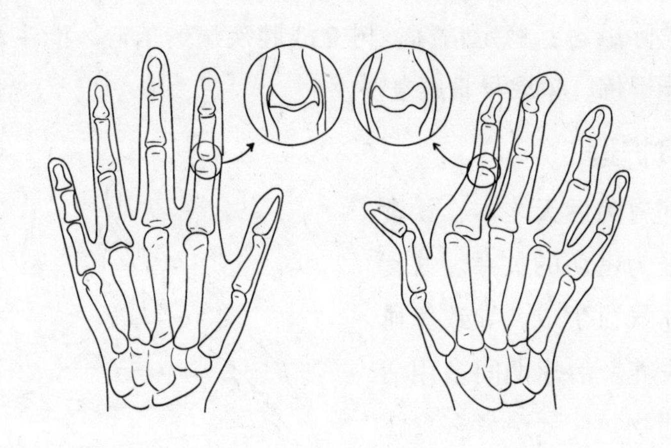

自查

★ 类风湿关节炎的病因

中医认为类风湿关节炎多由风寒湿邪气乘虚侵入人体，或素有蕴热，风寒湿郁久化热，留滞经络，闭塞不通而成，若日久不愈，肝肾亏损，筋骨失于濡养，以致关节畸形僵硬。目前西医认为类风湿关节炎病因主要有以下几方面：

环境因素

一般来说，受凉、潮湿、劳累、精神创伤、营养不良、外伤等，常为本病的诱发因素。有关医院曾对 100 例类风湿关节炎患者进行统计，以寒冷

(42%）和潮湿（27%）诱发者占绝大多数，此外，尚有感染（10%）和外伤（8%）及无明显诱因可查者（13%）。

感染因素

有关报告提到过的病原体种类甚多，如类白喉杆菌、梭状芽胞杆菌、支原体（一种介于细菌与病毒之间的微生物）和风疹病毒等，尤其是猪支原体感染后所发生的关节炎与人的类风湿关节炎极为相似，但这些微生物都不能经常地被培养出来或被移植。用抗生素或手术清除感染病灶，对类风湿关节炎的症状和病程无直接影响。有人曾将患者的白细胞、淋巴细胞或血浆输入健康志愿者身上，并未引起类似的疾病。近年来有人认为类风湿关节炎可能与EB病毒有关。至今，感染因素仍受到不少学者的重视。

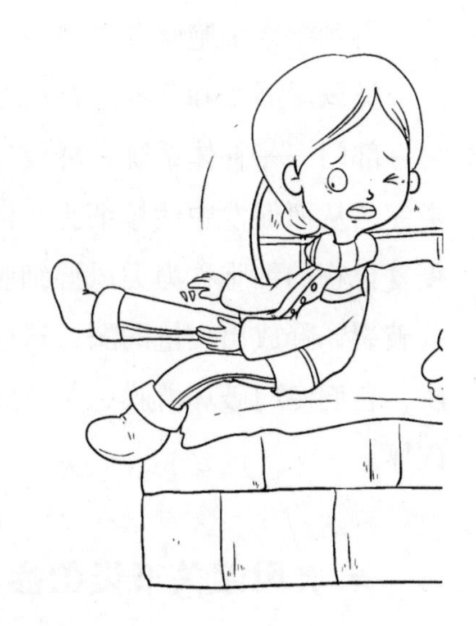

内分泌因素

因为类风湿关节炎多发生于女性，怀孕期间关节炎症状常减轻，应用肾上腺皮质激素能抑制本病等，认为内分泌因素和类风湿性关节炎似有一定关系。但根据研究，患者的肾上腺结构及其他内分泌功能多属正常。

遗传因素

类风湿关节炎在某些家族中发病率较高，在人群调查中，发现人类白细胞抗原（HLA)-DR4与RF阳性患者有关。HLA研究发现DW4与RA的发病有关，患者中70%HLA-DW4阳性，患者具有该点的易感基因，因此遗传可能在发病中起重要作用。

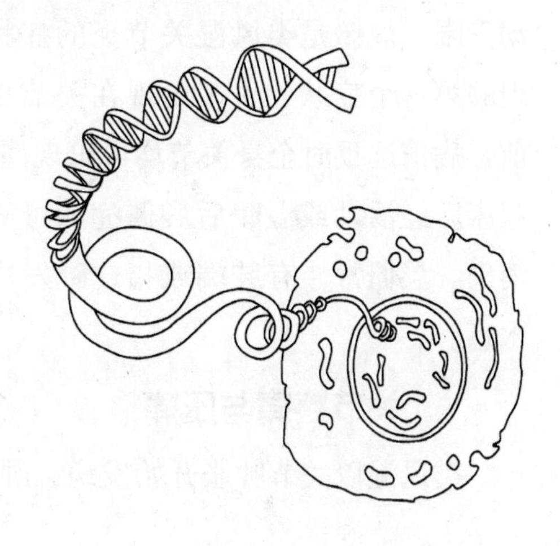

免疫因素

有专家认为类风湿关节炎起病为先有感染原（细菌、病毒、支原体等）侵入关节腔，以病原体作为抗原刺激滑膜或局部引流淋巴结中的浆细胞，可以产生特异性免疫球蛋白抗体。抗原抗体复合物形成后，抗体即转变为异体，再刺激浆细胞就会产生新的抗体，这就是类风湿因子。

类风湿因子和免疫球蛋白结合成免疫复合物，这种物质能激活身体内的另一部门——补体系统，释放出炎症介质如组胺，引起关节滑膜和关节腔内炎症，从而促发中性粒细胞、巨噬细胞和滑膜细胞的吞噬作用。这些吞噬免疫复合物的细胞称为类风湿细胞。为了消除这种免疫复合物，类风湿细胞自我破裂，释放出大量的酶，这些酶叫做溶酶体酶，其中就包括多种酸性水解酶，它们专门破坏滑膜、关节囊、软骨和软骨下骨的基质，造成关节的局部破坏。

★ 类风湿关节炎的症状

晨僵

晨僵是病变关节在夜间静止不动后，晨起时出现较长时间的受累关节僵硬和活动受限。晨僵是类风湿关节炎的症状中出现的第一个症状，大多出现在关节疼痛之前，病情严重时全身关节均可出现僵硬感。起床后经活动或温暖后晨僵症状可减轻或消失。晨僵常伴有肢端或指、趾发冷和麻木感。

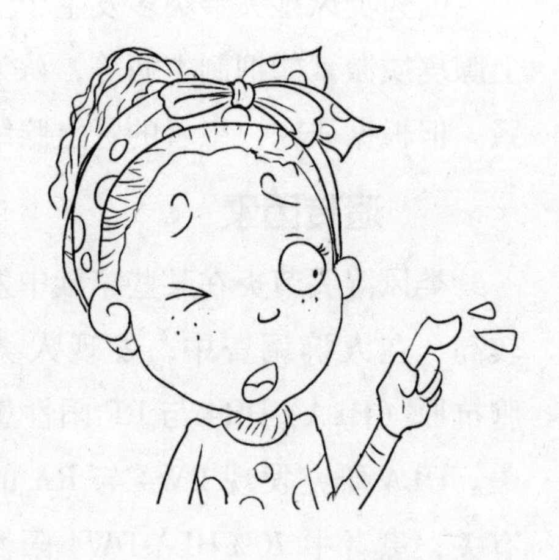

关节疼痛与压痛

类风湿以关节肿胀开始发病，肿胀是由于关节腔内渗出液增多及关节周围软组织炎症改变而致，表现为关节周围均匀性肿大，手指近端指关节的梭形肿胀是典型的类风湿症状。关节疼痛的轻重通常与其肿胀的程度相平行，关节肿胀愈明显，疼痛愈重，甚至剧烈疼痛。

关节肿胀

凡受累的关节均可出现肿胀，关节肿胀提示类风湿关节炎症状较重。类风湿的症状多表现为关节周围均匀性肿大，例如近端指间关节的梭形肿胀。关节肿胀在四肢小关节最易检查出来，而肩髋等大关节肿胀却不易发现。

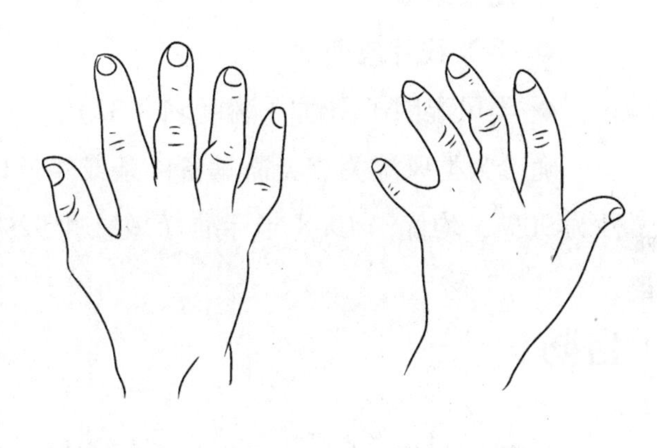

关节摩擦音

类风湿关节炎症期，运动关节时检查者的手常可感到细小的捻发音或有握雪感，以肘、膝关节为典型，此表明关节存在炎症。有的关节炎症消退后，活动关节可以听到或触到嘎嗒声响，这在指和膝关节、髋关节最明显，可能是类风湿关节炎伴有骨质增生所致。

★ 类风湿关节炎的诊断

典型病例的诊断一般不难但在早期尤以单关节炎开始的及 X 线改变尚不明显时需随访观察方能确诊。

国际上沿用美国风湿病学会 1985 年诊断标准。该标准于 1987 年进行了修订，删除了损伤性检查和特异性较差的关节疼痛和压痛，对晨僵和关节肿胀的要求更加严格。但我国类风湿关节炎较西方国家为轻，标准第一条及第二条我国患者不尽都能符合，可以灵活掌握，现介绍如下：

◆ 晨僵至少 1 小时（≥6 周）；

◆ 3 个或 3 个以上关节肿（≥6 周）；

◆ 腕掌指关节或近端指间关节肿（≥6 周）；

◆ 对称性关节肿（≥6 周）；

◆ 皮下结节；

◆ 手 X 线片改变；

◆ 类风湿因子阳性（滴度>1∶32）；

确诊为类风湿关节炎需具备 4 条或 4 条以上标准其敏感性为 93%，特异性为 90%，均优于 1958 年标准（敏感性 92%，特异性 85%）。

自防

在现在越快越快的社会脚步中，人们肩负的工作与责任也越来越重。随之，疾病也在不声不响中悄然袭来。有时因为较晚发现，治愈起来总是越加困难。因为我们不知道疾病何时悄然来到，因此平时做好预防工作显得至关重要。

★ 类风湿关节炎的预防

◆ 饮食上应选择容易消化的食物，烹调方式应以清淡爽口为原则，少吃辛辣、油腻及冰冷的食物。

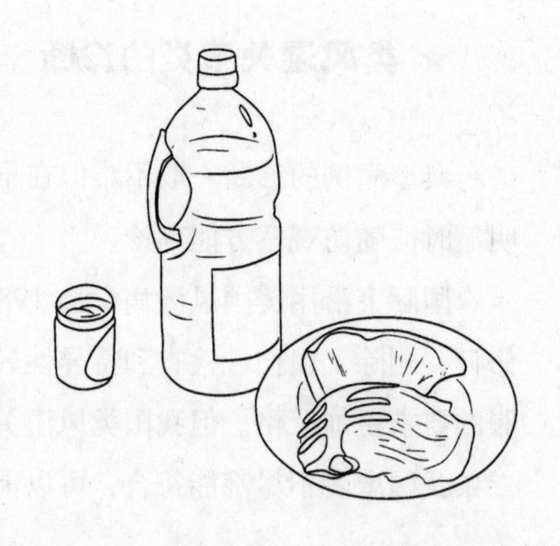

◆ 尽可能地减少脂肪的摄取，热量来源要以糖类和蛋白质为主，若是体重超过标准，要逐渐减轻体重。

◆ 身体若属热性，应多吃绿豆、西瓜等食物；若属寒性，则应吃羊或牛肉等，不过摄取量不宜过多。

◆ 多吃开胃的食物如大枣、薏苡仁等，尤其薏苡仁具有祛湿祛风的作用，煮成薏苡仁粥或和绿豆一起煮都是很好的选择。

◆ 适当补足维生素 A、C、D、E 或含钙、铁、铜、锌、硒等矿物质食物，以增强组织免疫力及预防组织氧化或贫血。

◆ 若有服用阿司匹林，一定要在饭后才能服药，因为此药容易对胃造成伤害，并且容易造成缺铁性贫血。

◆ 若有服用类固醇激素容易造成食欲大增、钠滞留和骨质疏松症，因此需要控制食物的摄取，以免体重急剧上升，而含盐量高的调味料和加工食品尽量减少食用，多摄取含钙食物如脱脂牛奶、传统豆腐等。

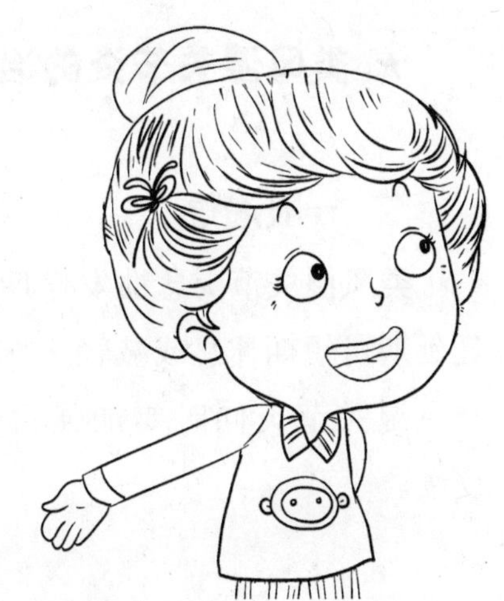

◆ 冬季清晨起床时要注意保暖，可以做些暖身运动。动作如下：将双手向前伸直，手掌向下，往下、往后做伸展划水的动作，或者将双手举高至脸部，掌心朝向脸部，吸气后，双手向上、向外伸展，然后再缓缓放下。

◆ 切勿任意进行推拿、按摩、拔罐等传统关节疼痛的治疗方法，以免造成病情加重，造成无法弥补的伤害或延误治疗的黄金时机。

◆ 减少长时间卧床，且在运动时不宜剧烈，可以选择坐着或卧床进行运动。若采取坐姿，可将右腿伸直、小腿与足部往上提，离地 30 厘米以上，持续 5 秒钟后放下，左腿也以相同动作重复，每日可多做几次，以能负荷为原则。

◆ 寒冷的冬天，要注意保暖，关节疼痛时可以试试热水浴，减轻疼痛。

◆ 要有耐心地配合医师进行长期的治疗，定时服药、定期回诊，并接受指定专业的康复师进行正确的复健治疗，若有任何的不舒服情况发生时，应立即告知医生。

类风湿关节炎是一种慢性疾病，总是困扰着许许多多的人。因此在这里呼吁人们平时做好预防工作，重视预防工作，不管对自己还是对家庭都是一种好事。望大家注重预防，珍惜健康。

自养

★ 类风湿关节炎的治疗方法

一般治疗

类风湿关节炎急性发作期应卧床休息，症状缓解后可适当活动，慢性迁延期可短期休息或减轻工作，应与治疗性锻炼相结合并配合理疗。治疗类风湿关节炎同时要加强营养，及时治疗体内慢性感染灶，避免受凉、受潮。

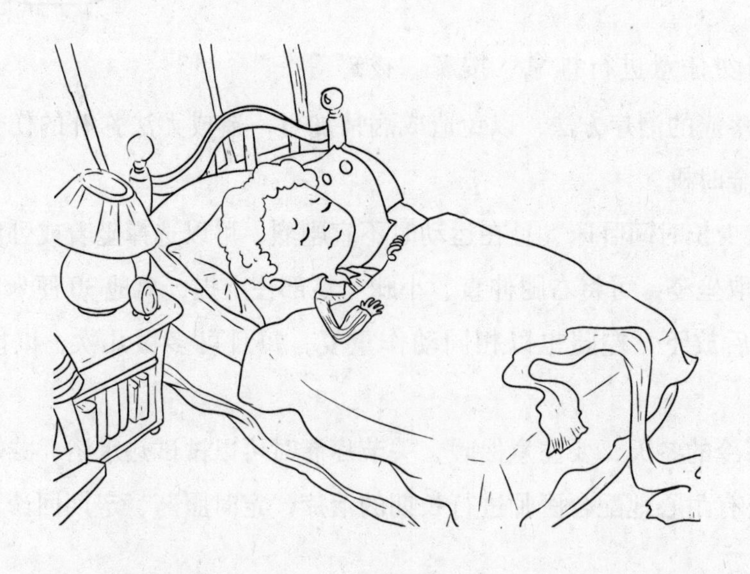

局部治疗

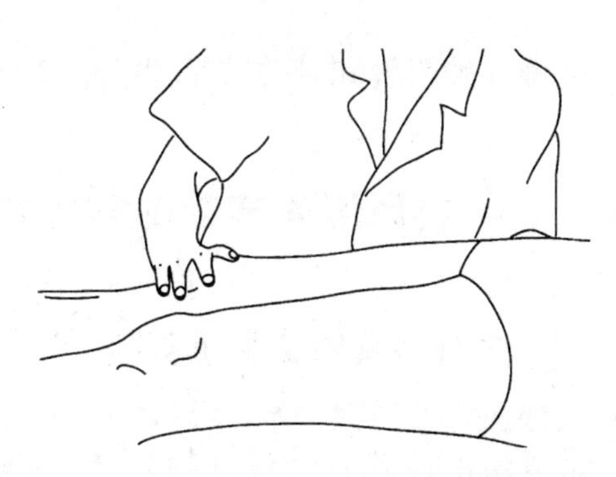

▲ 灌洗疗法，在关节镜检查的同时可用大量生理盐水反复加压灌洗关节腔，以冲洗清除关节内的病变坏死组织。

▲ 局部石膏托或夹板制动防止畸形，但要注意每日的关节功能锻炼。

▲ 理疗，急性症状消失后，可开始应用物理热疗法。

药物治疗

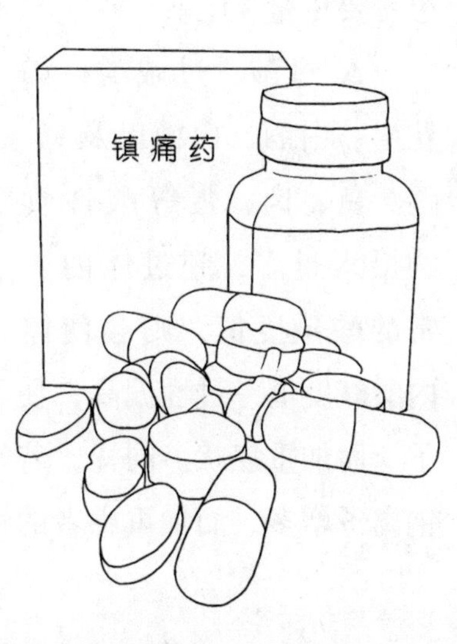

宜常规选用非甾体类消炎镇痛药，在急性发作期或其他药物作用迟缓而不显著时可短期应用激素类药物如可的松、促肾上腺皮质激素等，为了缓解病程的进展也可应用中药制剂，这也是类风湿关节炎常见治疗方法。

手术治疗

早期可做滑膜切除术，可以减少关节液渗出，防止血管翳形成，预防性保护关节软骨和软骨下骨组织，改善关节功能；晚期应在关节病变已静止半年以上，畸形不能用手法矫正时，可根据情

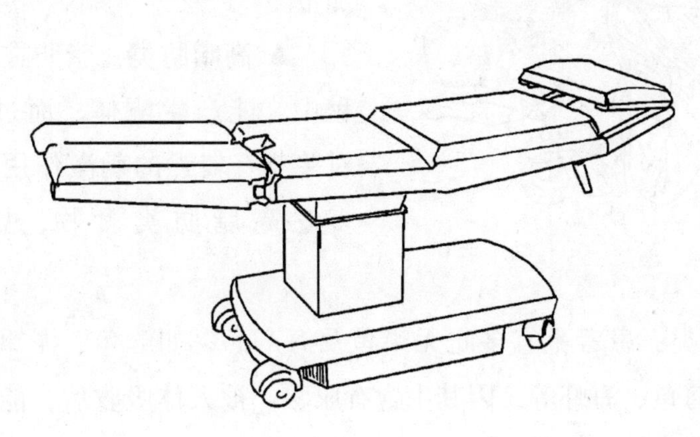

况做各种肌腱和骨关节手术，矫正畸形。

★ 类风湿关节炎的食疗方法

◆ 许多食物会加重类风湿关节炎的病情，所以患者要尽量少吃。

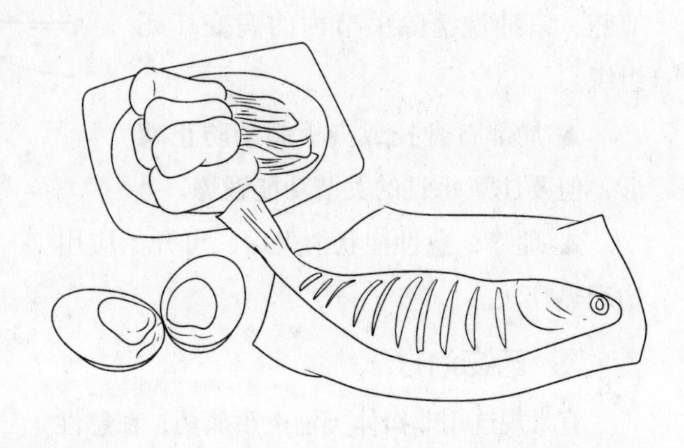

▲ 过酸、过咸类：如花生、白酒、白糖以及鸡、鸭、鱼、肉、蛋等酸性食物摄入过多，超过体内正常的酸碱度值，则会使体内酸碱度值一过性偏高，使乳酸分泌增多，且消耗体内一定量的钙、镁等离子，而加重症状。同样，若吃过咸的食物如咸菜、咸蛋、咸鱼等，会使体内钠离子增多，而加重患者的症状。

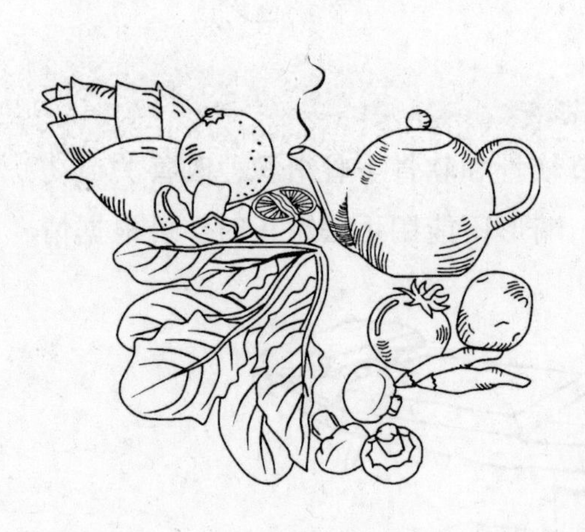

▲ 糖类要少食，避免油炸食物，烧菜少放油。尽量少吃冰激凌。

▲ 茶叶、咖啡、柑橘、奶制品也可能会使类风湿关节炎患者的症状加重。

▲ 高脂肪类：脂肪在体内氧化过程中，能产生酮体，而过多的酮体，对关节有较强的刺激作用，患者不宜多吃高脂肪类食物，如牛奶、肥肉等。

▲ 海产类：患者不宜多吃无鳞鱼及海产品，如鲶鱼、泥鳅、黄鳝、海带、海参、海鱼、海虾等，因其中含有尿酸，被人体吸收后，能在关节中形

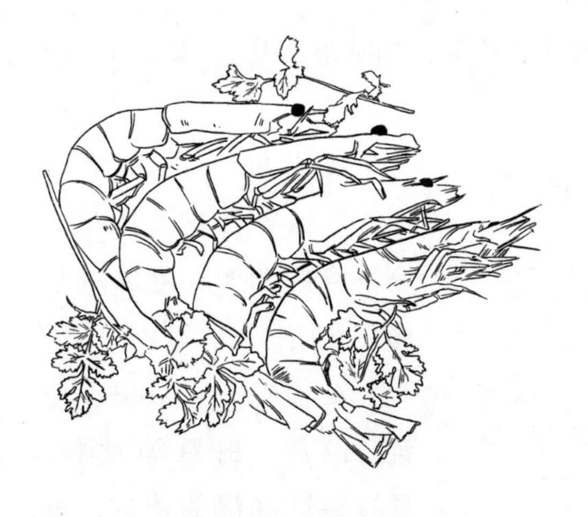

成尿酸盐结晶，使关节症状加重。

▲ 伴有湿热之象的患者，则不适宜于饮酒，因为酒热伤肝，酒湿伤脾，如再浸入附子、肉桂、细辛一类的热药，会加重内热和肿痛。要长期服用镇痛药，而镇痛药对胃肠道都有刺激，饮酒可以加重胃肠的刺激，加重镇痛药的副作用。

◆ 以下这些食物对于类风湿关节炎是有益处的，应尽量多吃。

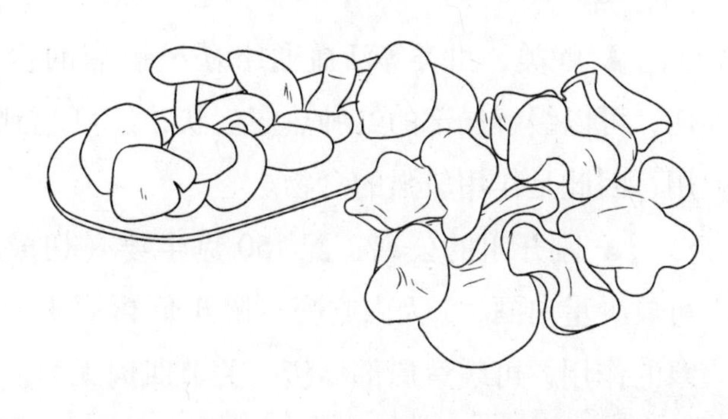

▲ 多种青菜、水果可以满足人体对维生素、微量元素和纤维素的需求，同时具有改善新陈代谢的功能，可起到清热解毒、消肿镇痛作用，从而缓解局部的红肿热痛症状。

▲ 香菇、黑木耳等食品，具有提高人体免疫力的作用，可以缓解局部的红肿热痛等症状。

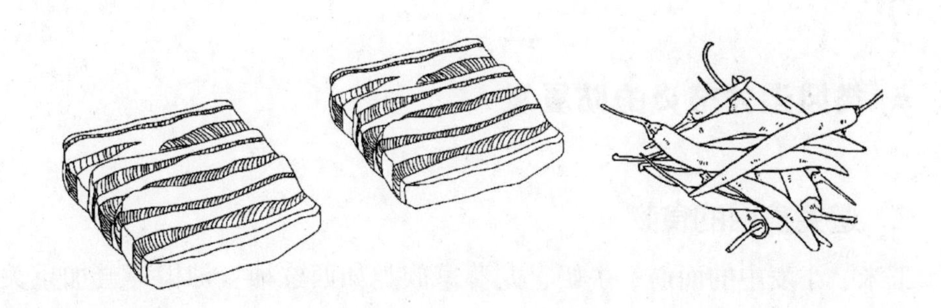

▲瘦猪肉 200 克，辣椒根 150 克，共煮汤，调味后服用，每日分 2 次服。可以缓解剧烈疼痛症状。

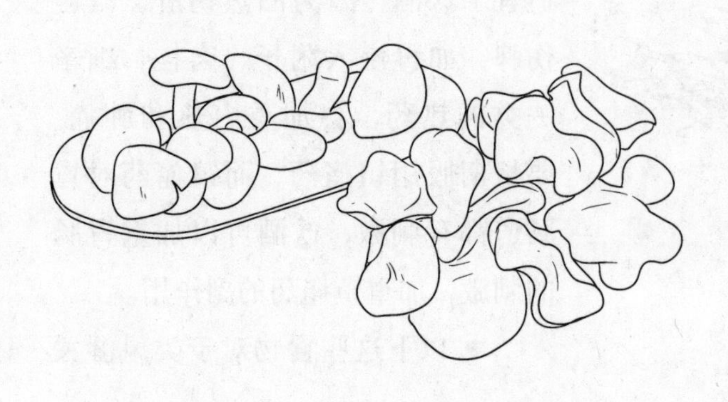

▲苦瓜、苦菜、马齿苋、丝瓜等食物，具有清热解毒的功效，可以缓解局部发热、发痛等。

▲薏苡仁、豆腐、芹菜、山药、扁豆等食物，具有健脾利湿的功效，可用于缓解肿胀症状。

▲蛇类、虫类等活血通络祛风镇痛的食品，既可做菜，也可泡酒后饮用，可以缓解局部的红肿热痛症状，还可起到防止病变向其他关节走窜的作用，因此是作用较强的食物。

▲刚开叫的公鸡，配 150 克生姜（切成片），在锅中焖炖，不放油盐，可放少量白酒，1 天内吃完。隔 1 周再服 1 次。公鸡仔具有补虚益肾暖胃祛寒的作用，可缓解局部疼痛、关节肌肉无力。

▲童子鳝鱼 0.5 千克，阴干，泡入 1 千克白酒中，1 个月后即可饮用。每次饮酒 50 毫升，每天 2 次。童子鳝鱼性温善窜，有舒筋活络、祛风除湿等功能，可缓解局部红肿热痛，防止病变向其他关节走窜，并对肩肘关节活动障碍效佳。

★ 类风湿关节炎的防复发

避免食用的食物

玉米、小麦中的面筋、牛奶、龙葵家族类如西红柿、辣椒等会加重关节炎症状，所以应尽量少吃。

多吃生姜大蒜

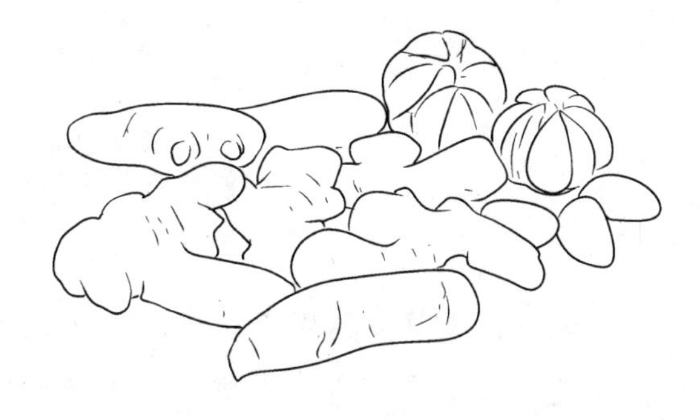

大蒜、生姜具有抗氧化活性，它们可以消炎杀菌，姜还可镇痛。每天吃几粒大蒜和姜，相信会对你有所帮助。

避免凉风直吹

在夜间睡觉时，应避免户外凉风直吹，不要让电风扇直吹身体，也不要在冷气房内赤身睡觉。不在屋檐、走廊、过道等风袭较强处停留休息。尽量避免受凉、淋雨，受雨淋或骤寒侵袭时，可饮少量酒以御寒。

将关节包夹起来

睡觉时可用活夹板将疼痛的关节包夹起来。应注意保暖，最好用硬床垫。

减少脂肪酸的摄入

减少富含 ω-6 脂肪酸的摄入，这类脂肪主要含在玉米油、葵花籽油、红花子油中，这类脂肪酸可以对抗鱼油的抗炎作用。

适度的运动

多休息，常做适度的运动，在温水池中游泳对僵硬的关节有好处。

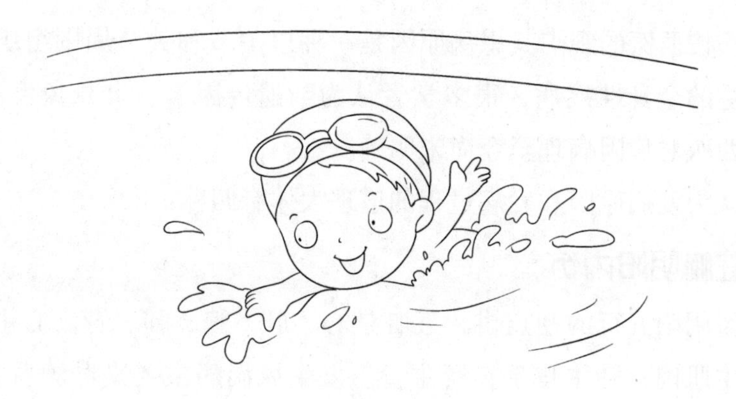

风湿性关节炎

风湿性关节炎属变态反应性疾病，是风湿热的主要表现之一。多以急性发热及关节疼痛起病，典型表现是轻度或中度发热，游走性多关节炎，受累关节多为膝、踝、肩、肘、腕等大关节，常见由一个关节转移至另一个关节，病变局部呈现红、肿、灼热、剧痛，部分患者也有几个关节同时发病，不典型的患者仅有关节疼痛而无其他炎症表现，急性炎症一般于2~4周消退，不留后遗症，但常反复发作。若风湿活动影响心脏，则可发生心肌炎，甚至遗留心脏瓣膜病变。

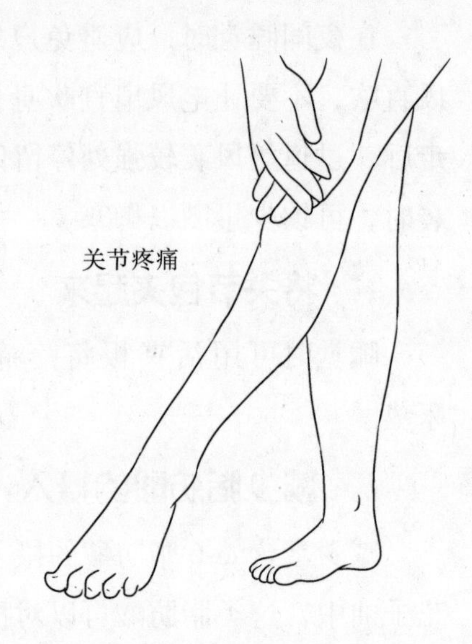
关节疼痛

自查

★ 风湿性关节炎的病因

风湿病按西医的观点其患病原因是一种以关节和关节周围组织的非感染性炎症为主的全身性疾病，很多学者认为与遗传因素、自身免疫反应有关，总之目前西医对病因病理至今尚未明确。

中医认为发病原因和发病过程的道理大体有四种：

脏腑阴阳内伤

按中医阴阳五行的观点讲，五脏是心、肝、脾、肺、肾。心主血脉；肝主筋；脾主肌肉；肺主皮毛；肾主骨。发生风湿病主要是肝脾肾发生内伤，肾为先天之本，藏精生髓，在体为骨是作强之官；肝为筋之本，藏血生筋，统司筋骨关节；脾为后天之本，气血生化之来源，主四肢肌肉。人体的阴阳之气必须保持平衡，如果阴阳不平衡，出现偏盛偏衰，受到邪气侵入，所以发生风湿病的热与寒的症状表现。

外感六淫之邪

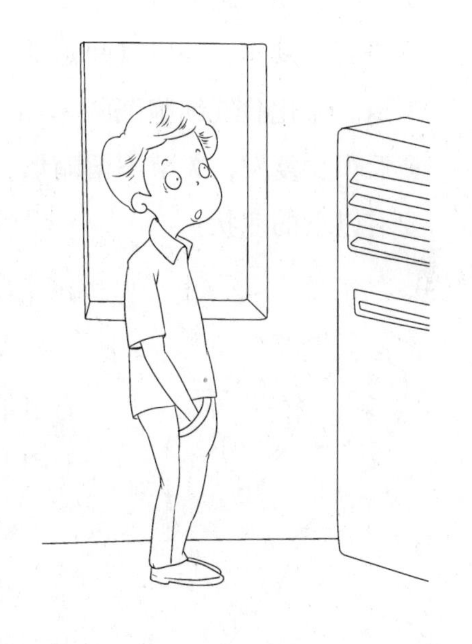

六淫之邪气是指风、寒、暑、湿、燥、火六种正常之气太过的六气侵入人身体引起发病的气就称为邪气，风湿病是受到风、寒、湿邪气侵入人身而发生的。风气胜者为行痹；寒气胜者为痛痹；湿气胜者为着痹。风寒湿邪闭阻经络和关节，不通则痛，故而引起关节肿胀疼痛。

痰浊瘀血内生

痰浊与瘀血即是人体在病邪作用下的病理产物，也可以作为病因作用于人体，风湿病大多有慢性进行过程，疾病已久，则病邪由表入里，由轻而重，导致脏腑功能失调，而脏腑功能失调的结果就产生痰浊与瘀血，这些就是风湿病情缠绵而难治的根本原因。

营气卫血失调

中医讲营气卫血，营气脉中、卫行脉外，阴阳相贯，气调血畅。营养四肢百骸脏腑经络。营卫和调，卫气在外保护人的体表，防御邪气侵入身体，营卫不和，邪气乘虚而入，故营卫失调是风湿病发病的重要因素之一。

★ 风湿性关节炎的症状

风湿性关节炎是风湿热的一种表现。风湿热是由 A 组乙型溶血性链球菌感染所致的全身变态反应性疾病，病初起时常有丹毒等感染病史。风湿热起病急，且多见于青少年。风湿性关节炎可侵犯心脏，引起风湿性心脏病，并有发热、皮下结节和皮疹等表现。风湿性关节炎有两个特点：一是关节红、肿、热、痛明显，不能活动，发病部位常常是膝、髋、踝等下肢大关节，其次是肩、肘、腕关节，手足的小关节少见；二是疼痛游走不定，一段时间是这个关节发作，一段时间是那个关节不适，但疼痛持续时间不长，几天就可消退。血化验红细胞沉降率加快，抗“O”滴度升高，类风湿因子阴性。治愈后很少复发，关节不留畸形，有的患者可遗留心脏病变。风湿性关节炎主要有以下的症状：

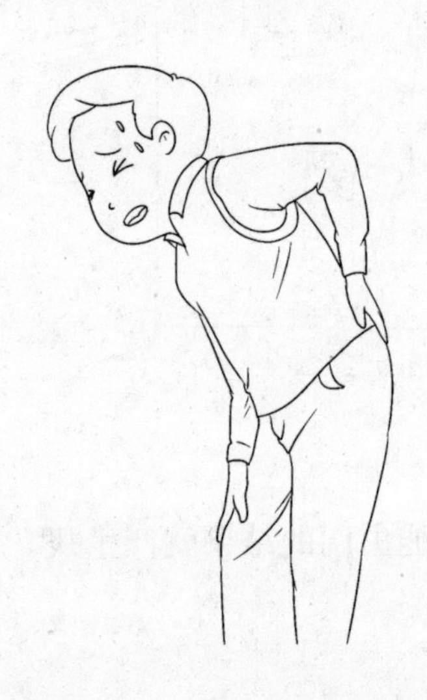

疼痛

关节疼痛是风湿病最常见的症状，全身关节都有可能发生疼痛，但是肢体和躯干部位的疼痛，可能引起内脏和神经系统的病变。

肌肉疼痛

肌肉也会出现疼痛症状，而且还可能出现肌无力、肌酶升高、肌源性损害等，如系统性红斑狼疮、混合性结缔组织病、皮肌炎等。

不规律性发热

风湿出现之前会出现不规则的发热现象，不会出现寒战现象，用抗生素治疗无效，同时还会出现红细胞沉降率快，如系统性红斑狼疮、急性嗜中性发热性皮病、成人斯蒂尔病、脂膜炎等均可以发热为首发症状。

皮肤黏膜症状

皮肌炎、干燥综合征、贝赫切特综合征、脂膜炎等会出现皮疹、口腔溃疡、皮肤溃疡、网状青紫、眼部症状等。

雷诺氏征

指端遇冷或情绪变化时会发白，然后转变成紫色，最后转变成红色并伴有麻木、疼痛和严重的皮肤溃疡，可见于类风湿性关节炎、系统性红斑狼疮、混合性结缔组织病。

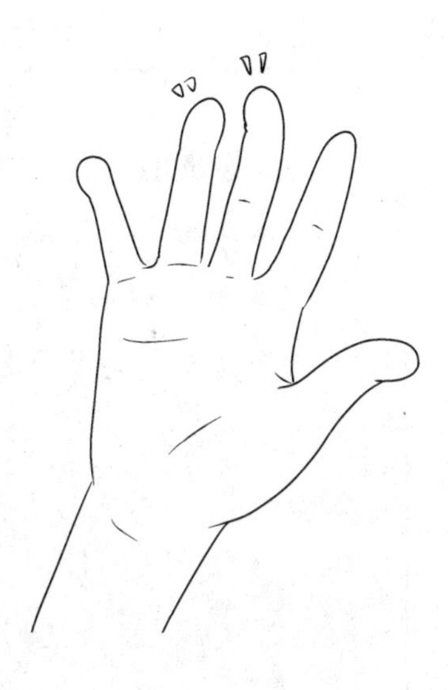

自身抗体血液指标异常

抗 ENA 抗体、抗 ds-DNA 抗体、抗血小板抗体、抗核抗体、抗心磷脂抗体、类风湿因子等。

★ 风湿性关节炎的诊断

抗链 O 即抗链球菌溶血素 O，是人体被 A 组溶血性链球菌感染后血清中出现的一种抗体。80%的风湿性关节炎患者抗链 O 增高，常在 1∶800 以上。病情恢复后，这种抗体可逐渐下降。风湿性关节炎患者除抗链 O 增高外，实验室检查还可发现如下异常：

◆ 外周血白细胞计数升高，多在 10×10^6/升（即 10000/立方毫米）以上，中性粒细胞比例也明显上升，高达 80%~90%，有的出现核左移现象。

◆ 红细胞沉降率和 C-反应蛋白升高。红细胞沉降率和 C-反应蛋白通常是各种炎症的指标，在风湿性关节炎患者的急性期，红细胞沉降率可达 90 毫米/1 小时以上；C-反应蛋白也在 30 毫克/升（30 微克/毫升）以上。急性期过后（1~2 个月）渐渐恢复正常。

关节液检查，常为渗出液，轻者白细胞计数可接近正常，重者可达 80×10^6/升（80000/立方毫米）以上，多数为中性粒细胞。细菌培养阴性。

◆ 类风湿因子和抗核抗体均为阴性。

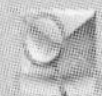**温馨提示：风湿性关节炎要做什么鉴别诊断？**

本病需与下列疾病相鉴别：

◆ 结核性关节炎

多为单个关节受累，好发于经常活动受摩擦或负重的关节。

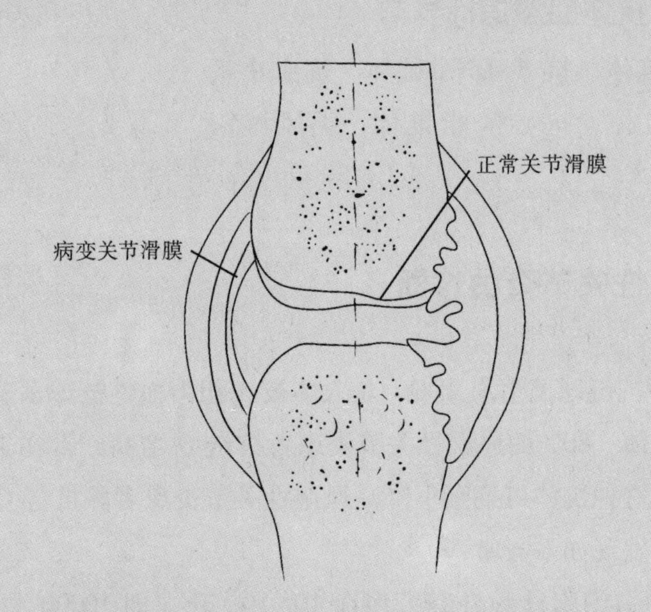

◆ 类风湿关节炎

为多发性对称性指掌等小关节炎和脊柱炎。

◆ 脓毒血症引起的迁徙性关节炎

常有原发感染的征候，血液及骨髓培养呈阳性，且关节内渗出液有化脓趋势，并可找到病原菌。

◆ 结核感染过敏性关节炎。

◆ 淋巴瘤和肉芽肿。

◆ 莱姆关节炎，此病是由蜱传播的一种流行病。

自防

★ 风湿性关节炎的预防

风湿性关节炎是目前多发的一种疾病，以关节病变为主，有些人常常忽视了风湿性关节炎的危害，结果对自身的健康造成了很大的影响。那么，怎样远离风湿性关节炎呢？针对这个问题，我们有以下的建议：

预防和控制感染

人们认为这是由于人体对这些感染的病原体发生了免疫反应而引起本病的，有些风湿性关节炎是在患了扁桃体炎、咽喉炎、鼻窦炎、慢性胆囊炎、龋齿等感染性疾病之后而发病的。

避免风寒湿邪侵袭

要防止受寒、淋雨和受潮，关节处要注意保暖，不穿湿衣、湿鞋、湿袜等。

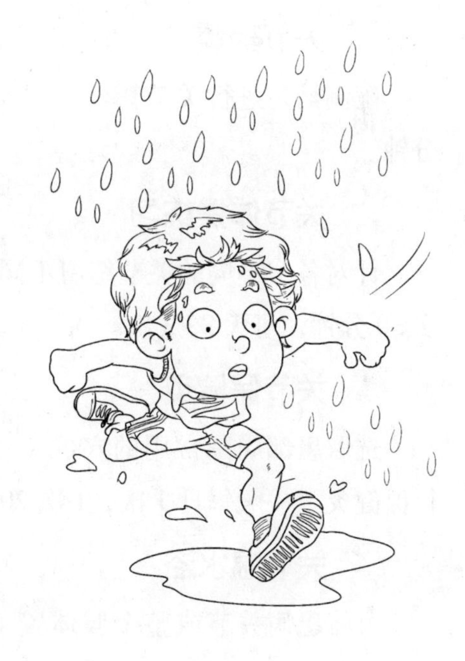

保持正常的心理状态

有一些患者是由于精神受刺激，过度悲伤，心情压抑等而诱发本病的；而在患了本病之后，情绪的波动又往往使病情加重。这些都提示精神（或心理）因素对本病有一定的影响。

加强锻炼，增强身体素质

经常参加体育锻炼，如做保健体操、练气功、打太极拳、做广播体操、散步等，大有好处。

注意劳逸结合

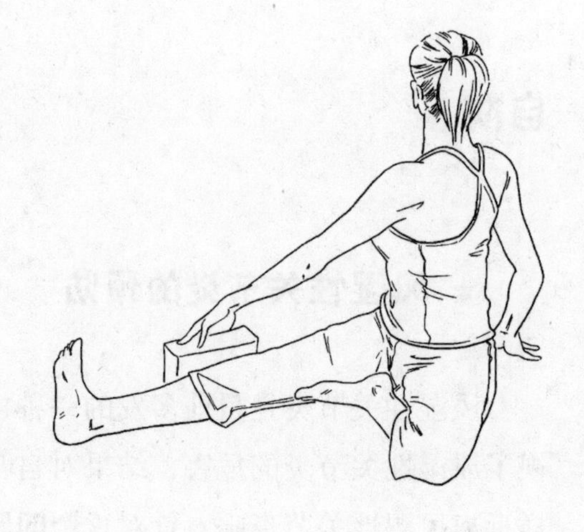

饮食有节、起居有常、劳逸结合是强身保健的主要措施。

自养

★ 风湿性关节炎的治疗方法

局部按摩

关节疼痛有所减轻后，可自行对关节周围进行按摩。

关节制动

急性期应将关节置于休息体位，减少运动。

关节药熏

配制药物进行关节熏洗，水温应保持在 50℃左右，每日 1 次，每次 20 分钟。

关节体操练习

针对各个不同的关节练习不同的关节体操，每次 30 分钟，每天 2~3 次。

关节保健灸

选取患部周围常用的穴位 2~3 个，用艾条进行保健灸。一般每日 1 次，1 次 20 分钟。

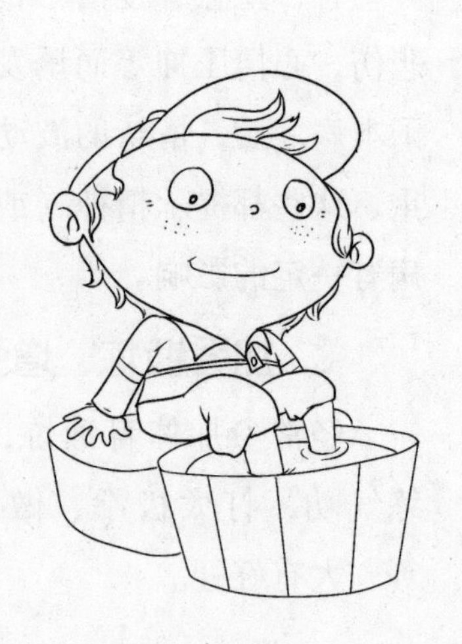

关节温水浴

可将患病关节或整个肢体置于温水中浸泡 20 分钟左右，每日 1 次。

★ 风湿性关节炎的食疗方法

生姜鸡

刚刚开叫的公鸡，1只，生姜100~250克，切成小块，在锅中爆炒焖熟，不放油盐。会饮酒者可放少量酒，1天内吃完，可隔1周或半个月吃1次。关节冷痛，喜暖怕寒者食用效果相当有效。

鹿茸鸡

当年的公鸡1只，鹿茸3~6克，在锅内焖熟，不放油盐。吃肉喝汤，2天吃完。可根据情况每隔1周或半个月吃1次（夏天及关节红肿疼痛者勿用）坚持半年后，即可治愈。

食用苡米粥

苡米30克、淀粉少许、砂糖、桂花适量。先煮苡米，米烂熟放入淀粉少许，再加砂糖、桂花。作早餐用，能清利湿热，健脾除痹，经济可达到治愈关节炎病症的有效食疗法。

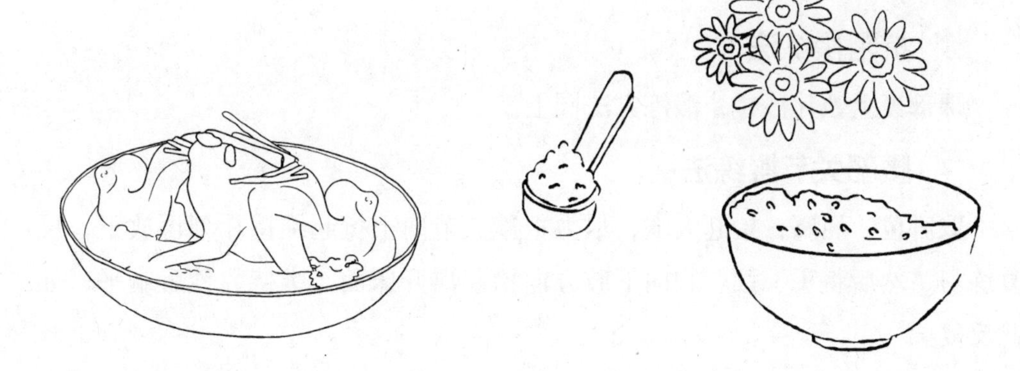

川乌粥

生川乌头3~5克，粳米30克，姜汁10滴，蜂蜜适量。将乌头捣碎研为极细末，粳米煮粥，沸后加入川乌头末改文火慢煎，熟后加入生姜汁及蜂蜜搅匀，稍煮一二沸即可。宜温服。患者有热性疼痛，在发热期间及孕妇都不可以使用此食疗法。

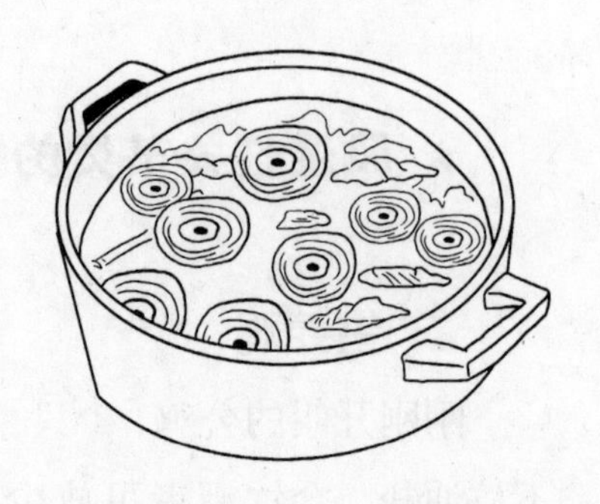

★ 风湿性关节炎的运动疗法

风湿性关节炎运动锻炼时要注意三个原则：首先牵拉要缓慢，不要猛然用力或急促运动；第二，在局部关节保温前提下进行运动；第三，运动适量，控制每次运动量及每日运动量，避免运动过度造成劳损。以下是三种适合风湿性关节炎患者的锻炼方法。如疾病严重锻炼前要先咨询医生。

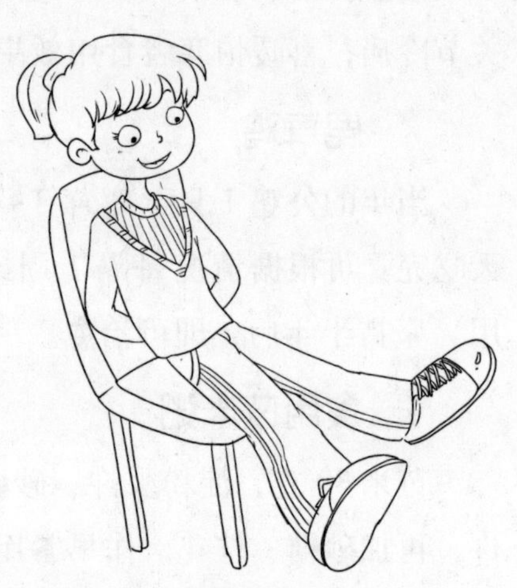

膝关节操练法

取坐位，腿伸直并慢慢抬起，离地，维持片刻，再徐徐屈膝到最大限度，维持片刻。如此反复屈膝。

抗阻操练法

踝部裹上数斤沙袋，锻炼方法同上。

腰部关节操练法

取卧位，屈膝，抬起大腿，尽力把髋关节向上挺起维持片刻再放下，反复练习，然后将头、颈、胸向下肢方向抬起离开床面，维持数秒后躺平，如此反复。

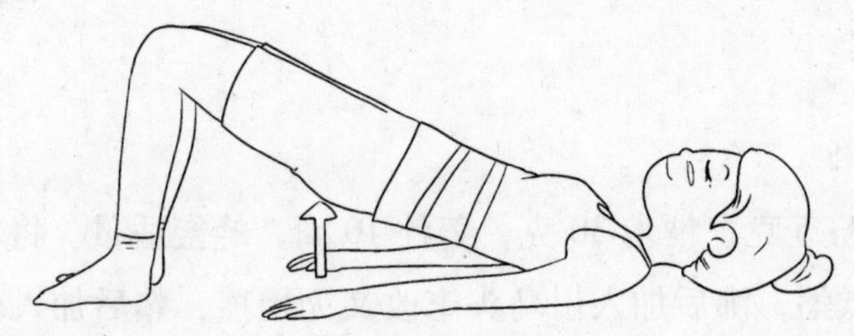

痛风性关节炎

痛风性关节炎是由于尿酸盐沉积在关节囊、滑囊、软骨、骨质和其他组织中而引起病损及炎性反应，它多有遗传因素和家族因素，好发于40岁以上的男性，多见于拇趾的跖趾关节，也可发生于其他较大关节，尤其是踝部与足部关节。主要表现为关节的剧痛，常常为单侧性突然发生。关节周围组织有明显肿胀、发热、发红和压痛。

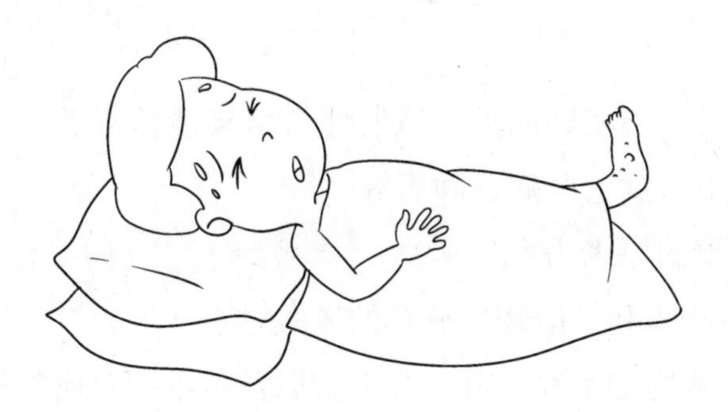

自查

★ 痛风性关节炎的病因

关于痛风性关节炎的发病机制，许多学者普遍认为与多形核白细胞有关。痛风时滑膜组织和关节软骨释放的尿酸钠晶体被关节液的白细胞吞噬。白细胞又破坏释放出蛋白酶和炎性因子进入滑液。酶和炎性因子使关节中的白细胞增多，于是有更多的吞噬了尿酸盐结晶的白细胞相继破裂释放出酶和炎性成分，形成恶性循环，进一步导致急性滑膜炎和关节软骨破坏。尿酸在组织中的浓度很低，特别是体液 pH 值低时。当血尿酸浓度超过 80 毫克/升时，即有尿酸盐沉积，常见部位为关节囊、软骨和骨端骨松质，亦可见于肾脏及皮下结缔组织。局部积聚过多，则形成痛风石。

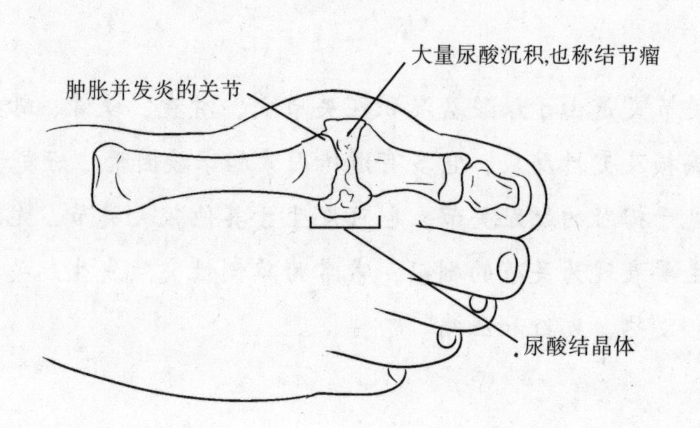

本病有原发性和继发性两类，原发性与家族遗传有关，继发者则常因其他疾病引起，如血液病、肾病、肿瘤等。

体内尿酸积聚的原因为：

◆ 体内嘌呤物质和核酸物质分解的尿酸过多。

◆ 含嘌呤的食物如动物的肝、肾、脑以及鱼子、豆腐等摄入过多。

◆ 肾脏排泄的功能降低，结果使体内尿酸积聚。

★ 痛风性关节炎的症状

◆ 绝大多数痛风患者早期无任何症状，仅表现为高尿酸血症，一般历时数年至数十年，当高尿酸血症引起急性关节炎发作、痛风石、关节病变、肾脏损害时，则称为痛风。

急性关节炎表现

常急性发病，多于夜间突发，疼痛剧烈，关节及周围组织表现为红肿热痛，受累关节以拇趾关节及第一跖趾关节最常见，其他易受累关节依次为：足、踝、跟、膝、腕、肘关节。大关节受累时可伴有关节腔积液、关节变形、功能障碍。

痛风石

为尿酸盐沉积，与高尿酸血症浓度及持续时间正相关；多位于皮下结缔组织，以耳郭、跖趾、指间、掌指、肘关节较为常见。

肾损害

约20%痛风患者并发尿酸盐尿路结石，并易导致尿路梗阻、感染等，近1/3痛风患者可出现肾损害，表现为蛋白尿、慢性肾功能不全、尿毒症。

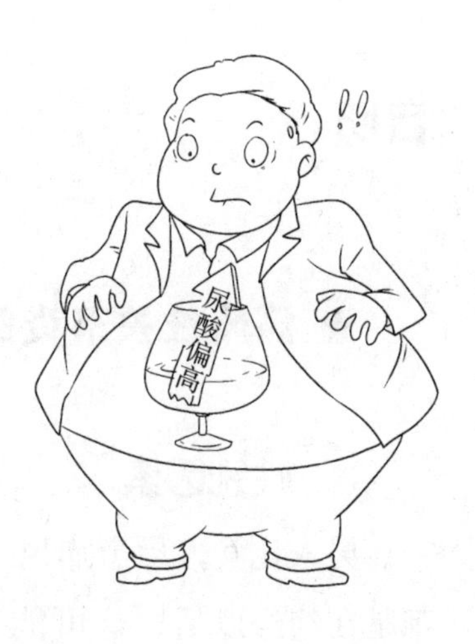

◆ 痛风发生于任何年龄，但发病高峰以40岁左右多见，男性多见，女性约占5%，且多为绝经后妇女。患者常有家族遗传史，并多伴有肥胖、高脂血症、脂肪肝、2型糖尿病、高血压、动脉粥样硬化、冠心病等。

★ 痛风性关节炎的诊断

临床表现、化验、X线检查有助于诊断，但完全确诊要由滑膜或关节液查到尿酸盐结晶作出，因为银屑病（牛皮癣）性关节炎和类风湿关节炎有时尿酸含量也升高。

在临床上遇到中老年男性肥胖者，突然出现第一跖趾关节或踝关节、足背等单关节红肿剧痛，对秋水仙碱治疗有特效，1周左右症状缓解，伴有或不伴有血尿酸增高者，可诊断为急性痛风性关节炎。当前国内外多采用美国风湿病学会于1977年制订的诊断标准：

◆ 急性关节炎发作一次以上，在1天内即达到发作高峰。

◆ 急性关节炎局限于个别关节。整个关节呈暗红色。第一拇指关节肿痛。

◆ 单侧跗骨关节炎急性发作。

◆ 有痛风石。

◆ 高尿酸血症。

◆ 非对称性关节肿痛。

◆ 发作可自行停止。

自防

★ 痛风性关节炎的高发人群

性别因素

男人比女人易患痛风，男女发病比例为20：1。而且，女性患痛风几乎都是在绝经以后，这可能与卵巢功能的变化及性激素分泌的改变有一定的关系。

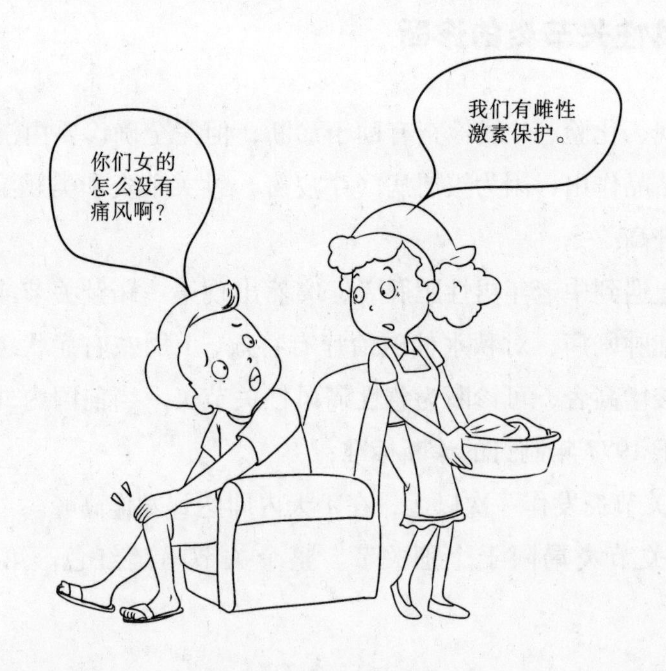

年龄因素

年龄大的人比年轻的人易患痛风，发病年龄为45岁左右。不过，由于近年来人们生活水平普遍提高，营养过剩，运动减少，痛风正在向低龄化发展。现在30岁左右的痛风患者也很常见。

体重因素

肥胖的中年男性易患痛风，尤其是不爱运动、进食肉类蛋白质较多、营养过剩的人比营养一般的人易患痛风。

职业因素

企事业干部、教师、私营企业主等社会应酬较多和脑力劳动者易患痛风。

饮食因素

进食高嘌呤食物过多的人易患痛风，贪食肉类的人比素食的人易患痛风。

饮酒因素

酗酒的人较不饮酒的人易患痛风。

★ 痛风性关节炎的预防

◆ 不进食高嘌呤食物，如动物的心、肝、肾和脑，要避免肥甘厚腻之味，体重超重者当限制热量摄入，必须限制饮酒或禁酒。

◆ 适当锻炼身体，增强抗病能力，避免劳累保持心情舒畅，及时消除紧张情绪。

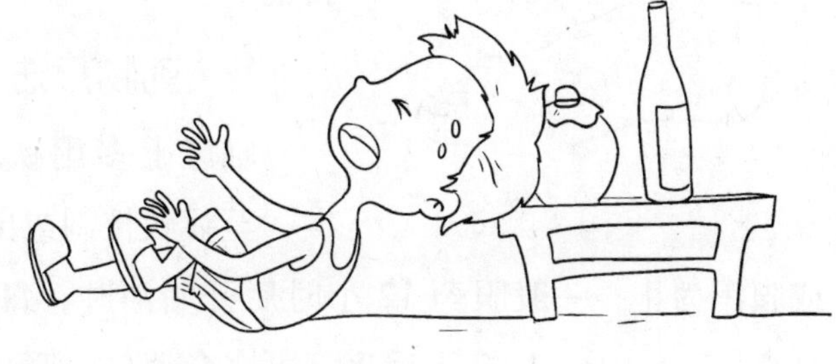

◆ 急性期患者应卧床休息，抬高患肢，局部固定冷敷24小时后可热敷，注意避寒保暖，宜大量饮水迅速中止急性发作。

◆ 有痛风家族史的男性应经常检查血尿酸，如有可疑，即给予预防性治疗。

◆ 为了防止复发，可长期服用小剂量秋水仙碱，也可服用小剂量丙磺舒。

◆ 若有高血压、肾炎、肾结石等合并症者均应予适当治疗。

◆ 局部破溃者，可按一般外科处理。

自养

★ 痛风性关节炎的治疗

对有血尿酸升高的患者，即使未发病，亦应注意节制饮食，禁吃含嘌呤高的食物，避免酗酒、过劳及精神刺激。血尿酸超过80毫克/升时，应服排尿酸药物，如丙磺舒，1~2毫克/天，分2次口服，同时多饮水。对已出现症状者，应及时进行正规治疗。

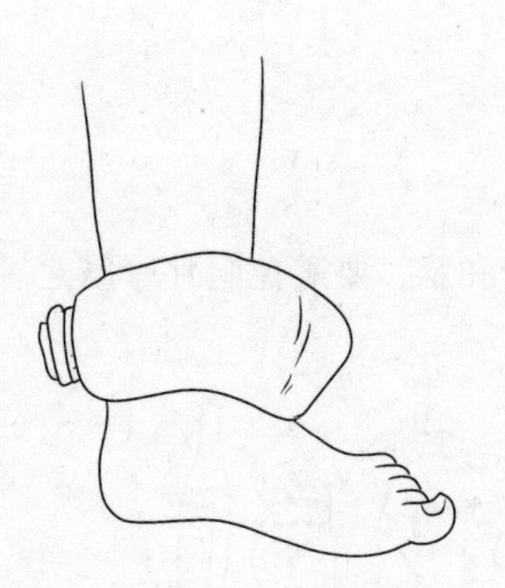

一般治疗

卧床休息，局部冷敷，多饮水以增加尿酸的排泄。

药物疗法

临床上多用秋水仙碱1毫克，每2小时1次，至症状控制或出现反应，表现为恶心、呕吐或腹泻为止，一般服药12小时后开始消肿，每天总量4~8毫克，以后0.5毫克，3次/天，1~2天后疼痛可完全消失。肾功能不良者每天药量不超过3

毫克，服药过程中，应查白细胞，减少时应减量或停药。对胃肠反应重者，可改用静脉注射，每次1~3毫克，加入20毫升生理盐水中慢注，需要时隔6~8小时重复1次，注射时避免药液外漏。症状缓解后，可间断服用秋水仙碱0.5毫克，3次/天，或用保泰松、吲哚美辛。禁食高嘌呤食物，多饮水；血尿酸高时，同上服用丙磺舒。

温馨提示：痛风患者有哪些治疗误区？

误区一：仅在急性发作期治疗

在急性发作期，患者由于出现了难以忍受的关节疼痛，往往会去医院就诊，而一旦关节疼痛好转之后，患者就自认为病已经“好”了，不需要再看医生，也不需要再治疗。事实上，痛风治疗分为急性发作期治疗和慢性维持期治疗，其防治关键在于慢性维持期治疗，包括合理饮食、适当运动、关节保护，以及必要时使用降尿酸药物，以使血尿酸控制在一定水平，避免痛风性关节炎再次发作。因此，即使关节疼痛好转，痛风患者仍需要定期到医院就诊随访。

误区二：忽略非药物治疗的重要性

许多痛风患者认为，自己一直在使用降尿酸药，血尿酸控制得还可以，因此在服用药物期间，他们既不控制饮食，也不运动。很多患者不知道，在痛风治疗中，非药物治疗是至关重要的。患者应避免短期内大量进食高嘌呤食物，以防止血尿酸水平急剧增高，引起痛风急性发作。而适当的运动能促进关节局部血液循环，避免关节局部血尿酸溶解饱和度降低，在一定程度上可以避免痛风再次发作。

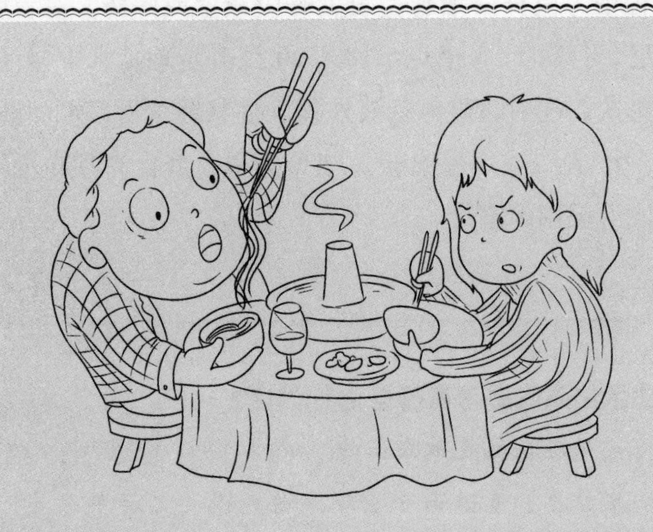

误区三：擅自调整药物剂量

血尿酸升高是痛风发作的关键因素，这使许多患者误认为迅速将血尿酸水平降低就可避免痛风发作。为此，一些患者擅自将药物剂量加大，期望血尿酸可以在短期内降至较低水平。其实，这样做往往会适得其反。因为当较高水平的血尿酸快速降低时，一方面可以使已经沉积在关节及其周围组织的不溶性尿酸盐结晶脱落，另一方面可以使血尿酸在关节腔内沉积，从而导致急性痛风性关节炎发作。

建议患者缓慢降低血尿酸水平。必要时，患者可在医生指导下，联合使用降尿酸药物和秋水仙碱或非甾体消炎药，以防引发急性痛风性关节炎。

★ 痛风性关节炎的防复发

痛风患者的自我保健是十分重要的，目前流行的健康四基石“合理饮食、适当运动、戒烟戒酒、心理健康”也是痛风患者的饮食起居的基本策略。

合理饮食

我们知道痛风主要是由于体内的尿酸水平过高导致的，尿酸产生过多或尿酸排出减少均可使血尿酸水平升高，但是高尿酸血症与痛风并不可完全等同起来，只有尿酸盐的结晶沉积在关节组织中引起反复发作性炎症时才出现痛风。尿酸是嘌呤的代谢产物，体内 20%尿酸来源于高嘌呤食物，尿酸作为无生理功能的代谢废物，1/3 在肠道经细菌降解，2/3 随尿排出体外。事实上，尿酸产生过多和尿酸排泄减少，可单独存在，也可同时伴发，因此，痛风患者的合理饮食是非常重要的。

限制高嘌呤食物的摄入

痛风可以认为是吃出来的疾病，所以合理选择食物的种类就显得格外重要。既然尿酸是由嘌呤产生的，故降低尿酸的水平就要减少嘌呤含量高的食物的摄入。

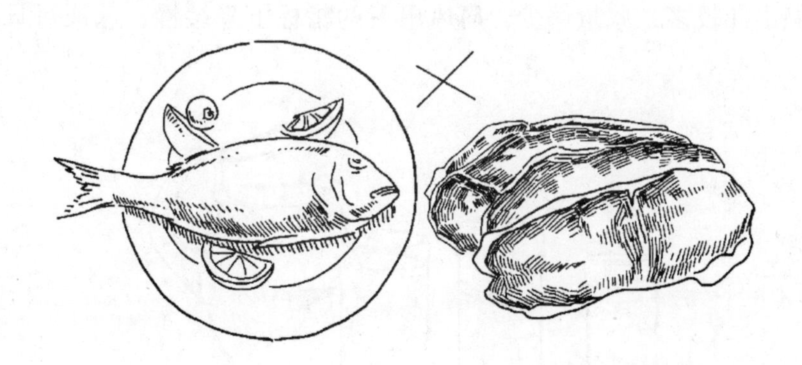

温馨提示：哪些食物嘌呤含量高呢？

动物内脏、沙丁鱼、蚝、蛤、蟹等嘌呤的含量丰富，鱼虾（特别是海鱼）、肉类、果仁、豆类等也含有比较丰富的嘌呤，因此上述食物应少吃，尤其在痛风急性发作时要禁止食用。可以食用鸡蛋、牛奶等蛋白质较丰富而嘌呤含量相对较低的食物及蔬菜水果等。

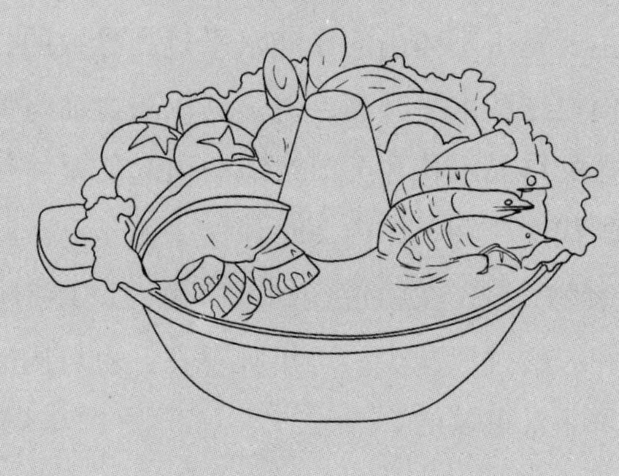

保证足够的饮水量

由于大部分的尿酸是随尿排出体外，而尿酸在尿中又具有一定的饱和度，所以应大量饮水以保证足够的尿量就可以使更多的尿酸排出体外。在夏天，人们出汗较多，尿量偏少，痛风患者的指标下降缓慢，保证每日尿量在

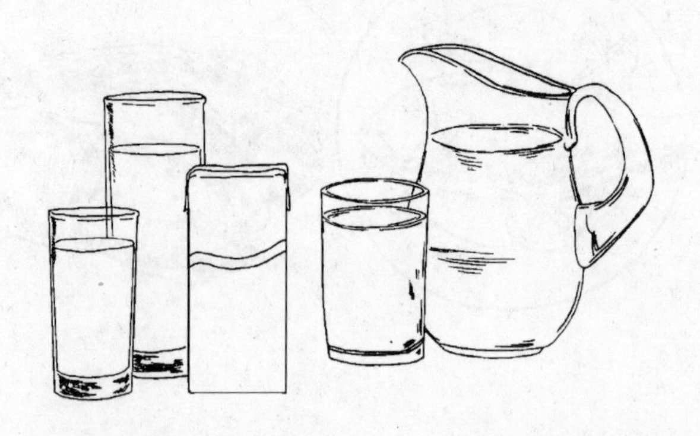

1500~2000毫升，才能认为饮水量是足够的。

适当运动

痛风患者以中青年男性占大多数，部分患者合并有高体重（肥胖）、高血压、高血脂、高血糖或糖耐量的异常，因此适度的锻炼也很重要，在锻炼时要注意以下两点：

避免过度劳累、紧张

锻炼要适度，每个人的疾病程度及个人体质不同，运动量因人而异，以不疲劳为好。运动方式以行走、太极拳、太极剑、骑自行车较为适宜。急性期病患处疼痛难忍，不要强迫运动，缓解期或间歇期运动较好。运动前后适当多一些水。

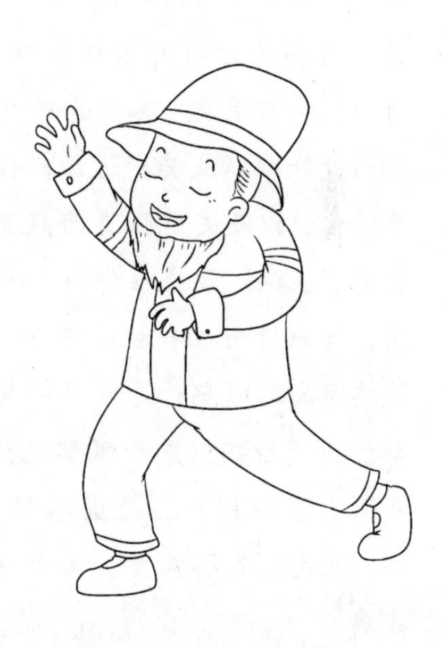

衣着、鞋袜要舒适

运动着装以宽松式为好，这样可以使病患部位的血循环充分，避免或减少由于运动带来的不适。

严格限制酒精的摄取

心态平衡，在医生指导下用药

▲ 保持良好的心理平衡，适时监测生化指标。

▲ 相信医生，在医生指导下用药。

强直性脊柱炎

强直性脊柱炎（ankylosing spondylitis，AS）是以骶髂关节和脊柱附着点炎症为主要症状的疾病。与 HLA-B27 呈强关联。某些微生物（如克雷伯杆菌）与易感者自身组织具有共同抗原，可引发异常免疫应答。是以四肢大关节、椎间盘纤维环及其附近结缔组织纤维化和骨化，以及关节强直为病变特点的慢性炎性疾病。强直性脊柱炎属风湿病范畴，是血清阴性脊柱关节病的一种。该病病因尚不明确，是以脊柱为主要病变部位的慢性病，累及骶髂关节，引起脊柱强直和纤维化，造成不同程度的眼、肺、肌肉、骨骼病变，属于自身免疫性疾病。

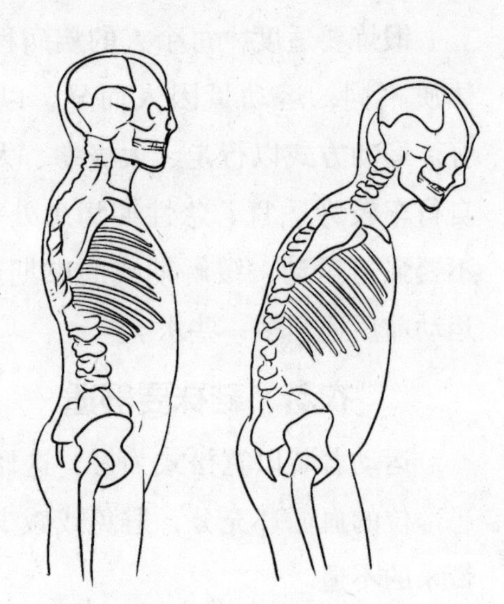

自查

★ 强直性脊柱炎的病因

遗传

遗传因素在强直性脊柱炎的发病中具有重要作用。有报道，强直性脊柱炎一级亲属患本病的危险性比一般人高出 20~40 倍，国内调查强直性脊柱炎一级亲属患病率为 24.2%，比正常人群高出 120 倍。HLA-B27 阳性健康者的亲属发生强直性脊柱炎的概率远比 HLA-B27 阳性强直性脊柱炎患者亲属低。

所有这些说明 HLA-B27 在强直性脊柱炎发病中是一个重要因素。

自身免疫

强直性脊柱炎本身就属于一种自身免疫性疾病。有人发现 60%强直性脊柱炎的患者血清补体增高，大部分病例有 Iga 型类风湿因子，血清 C4 和 Iga 水平显著增高，血清中有循环免疫复合物（circulating immunocomplex，CIC)，但抗原性质未确定。以上现象提示免疫机制参与本病的发病。

感染

近年来研究提示强直性脊柱炎的发病率可能与感染相关。报道也证实，强直性脊柱炎的患者中溃疡性结肠炎和局限性肠炎发生率较普通人群高许多，故推测强直性脊柱炎可能与感染有关。

其他

创伤、内分泌、代谢障碍和变态反应等亦被疑为发病因素。总之，目前本病病因未明，尚无一种学说能完满解释强直性脊柱炎的全部表现，很可能在遗传因素的基础上，受环境因素（包括感染）等多方面的影响而致病。

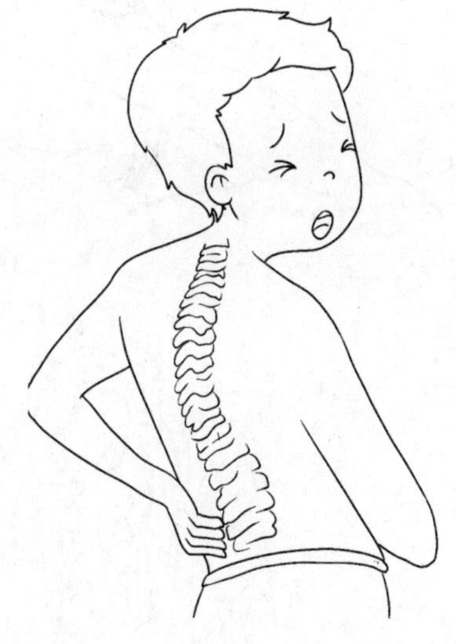

★ 强直性脊柱炎的症状

由于强直性脊柱炎是较为常见的疾病，病程缠绵，且易造成残疾，故应争取早期诊断，早期治疗。对 16~25 岁青年，尤其是青年男性，如出现下述症状，则应特别警惕有无强直性脊柱炎可能。

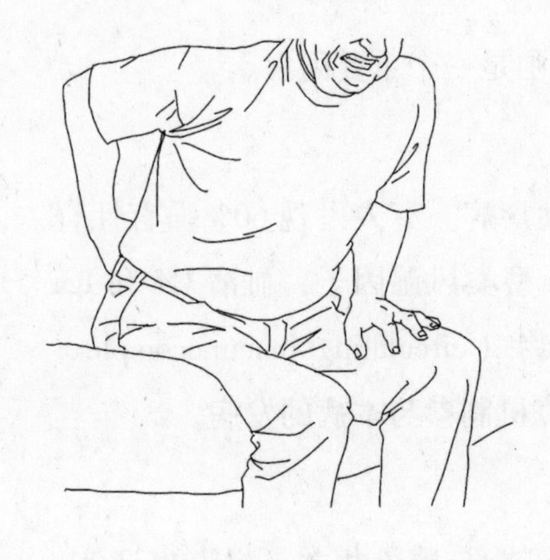

◆ 腰痛、腰僵3个月以上，经休息不能缓解。

◆ 单侧或双侧坐骨神经痛，无明显外伤史、扭伤史。

◆ 反复发作的膝关节或踝关节肿痛，关节积液，无明显外伤史、感染史。

◆ 反复发作的跟骨结节肿痛或足跟痛。

◆ 反复发作的虹膜炎。

◆ 无咳嗽等呼吸道症状，无外伤史的胸部疼痛及束带感，胸廓活动受限。

◆ 脊柱疼痛、僵硬感甚至活动功能受限，无明显外伤史、扭伤史。

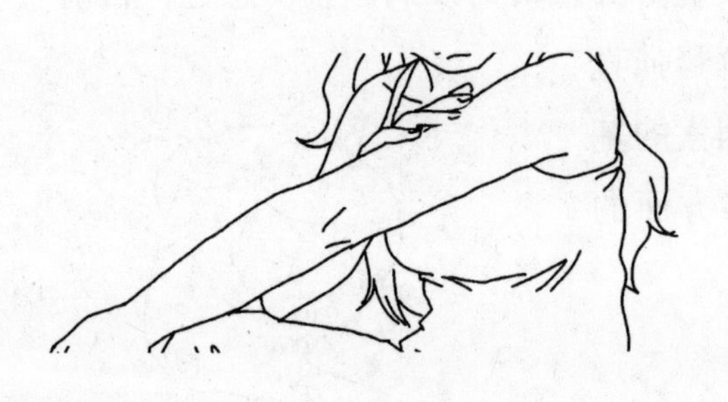

◆ 双侧臀部及髋关节疼痛，无明显外伤史及劳损史。

◆ 突然发生的脊柱及四肢大关节疼痛、肿胀、活动功能障碍。

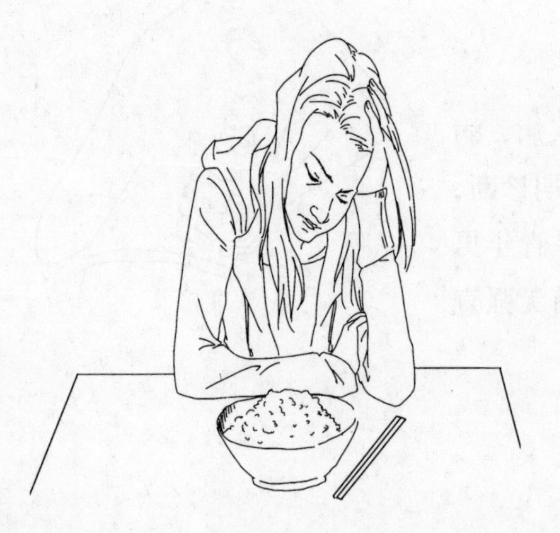

强直性脊柱炎一般起病比较隐匿，早期可无任何临床症状，有些患者在早期可表现出轻度的全身症状，如乏力、消瘦、长期或间断低热、厌食、轻度贫血等。由于病情较轻，患者大多不能早期发现，致使病情延误，失去最佳治疗时机。

★ 强直性脊柱炎的诊断

X 线检查诊断

▲ 最先侵犯双侧骶髂关节，最初出现的是关节附近有斑片状骨质疏松区，特别是骶髂关节的中下段最为明显。接着便出现了骨侵蚀与软骨下骨皮质硬化。在骶髂关节的中下段，髂骨面覆盖着薄层软骨，因此该处首先出现骨骼变化，且比较明显。

▲ 进展期骶髂关节面破坏区周围密度增高，关节面硬化，关节间隙狭窄。继而侵犯脊椎，椎体疏松，椎体角变尖，椎体变方，椎间小关节面模糊，椎间小关节间隙狭窄，部分韧带钙化。同时两侧髋关节也可出现前述改变。应该注意，很少有椎体上述小关节出现病变而骶髂关节却不受侵犯的病例。

▲ 晚期骶髂关节、椎间小关节和髋关节间隙均可消失，出现骨性强直，脊柱各韧带钙化或骨化，形成竹节状外观，骨质疏松更重。

化验检查诊断

强直性脊柱炎病情活动可导致血小板升高、贫血、红细胞沉降率增快和C反应蛋白升高，强直性脊柱炎类风湿因子一般为阴性，免疫球蛋白可轻度升高。HLA-B27 基因对于诊断强直性脊柱炎起一定辅助作用，我国强直性脊柱炎患者的 HLA-B27 的阳性率为 90% 左右，我国正常人群的 HLA-B27 阳性率为 6%~8%，大约 80%的 HLA-B27 阳性者并不发生强直性脊柱炎，大约 10%的强直性脊

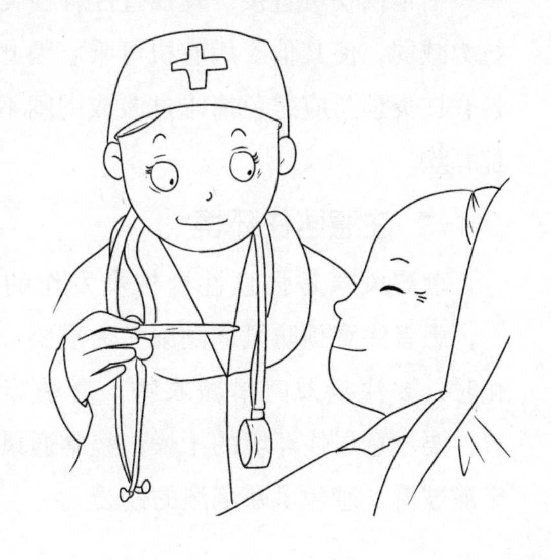

柱炎患者为 HLA-B27 阴性。

CT 检查诊断

▲ 出现 X 线平片所见征象，如骨质疏松，关节面模糊，虫蚀状破坏及关节面硬化，关节面下的囊性骨质破坏区，关节间隙狭窄、消失和骨性强直，韧带钙化和骨化等。

▲ CT 根据骶髂关节改变的情况，把本病分为 5 级，0 级为正常，Ⅰ级为可疑，Ⅱ级为轻度异常，Ⅲ级为显著异常，Ⅳ级为终期病变。

▲ 骶髂关节 MRI：软骨下脂肪堆积；骨髓水肿；软骨不规则增粗、扭曲，软骨表面不规则、碎裂；骨侵蚀。

自防

★ 强直性脊柱炎的预防

避免抑郁情绪

七情内伤可直接诱发强直性脊柱炎的发作，也可引起人体阴阳失调、抵抗力减弱，使其他疾病有机可乘。因此，强直性脊柱炎预防应避免情志过激或闷闷不乐、忧郁寡欢。

注意居住环境

潮湿风寒是强直性脊柱炎发作的诱因之一，患者注意预防风寒潮湿尤为重要。气候变化时，要注意及时增减衣物，夏季等多雨季节，要注意居住环境的干燥，经常通风、暴晒床铺被褥，避免风寒潮湿的侵袭。

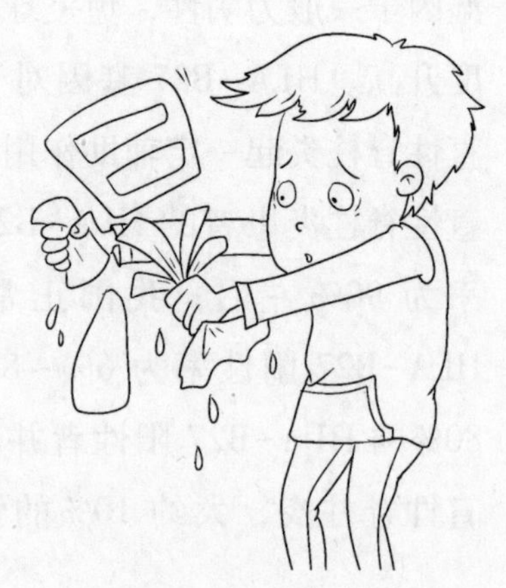

注意关节的锻炼

强直性脊柱炎可累积到关节，引起关节的变形，所以说患者平时要注意预防关节畸形，经常活动关节。通过活动肢体，可以使全身气血流畅，调节体内阴阳平衡，日久可达到增强体质、缓解病情的目的。但锻炼时要注意根据自己的身体状况选择适当的活动方式，切勿一次运动量过大。

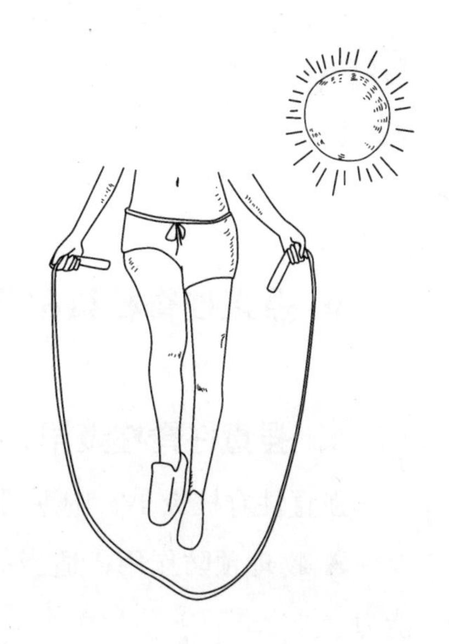

★ 强直性脊柱炎的易发人群

◆ 临床表明，强直性脊柱炎一般多发于男性，并且男性的发病年龄一般多在20~30岁之间，这段时间是男性强直性脊柱炎的高发期，而40以上的人和8岁以下的儿童很少发病。

◆ 另一方面，在对强直性脊柱炎的病因研究中我们可以发现HLA-B27阳性患者，一旦患有痢疾、泌尿道感染以及腹泻后便很容易患强直性脊柱炎，并且有强直性脊柱炎家族史的患者更为危险。

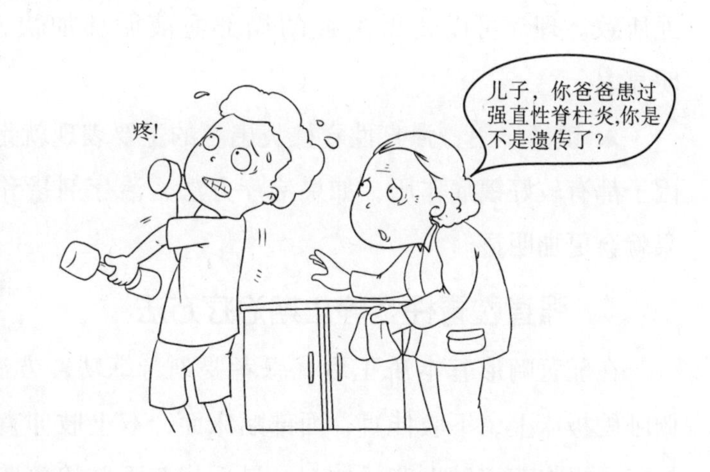

◆ 还有更加需要注意的一种人群就是20~30岁的男性，如果你反复肠道、泌尿道感染并且有强直性脊柱炎家族史，而且HLA-B27阳性，必须更加警惕强直性脊柱炎的发生，在生活中更要多加留意自己的身体变化。

自养

★ 强直性脊柱炎的治疗方法

强直性脊柱炎早、中期治疗方法

强直性脊柱炎早、中期可使用物理治疗与中医治疗相结合的方法。

▲ 物理预防作用：适当的理疗措施可以增强机体的免疫功能，增强抗病能力。

▲ 兴奋作用：理疗可以兴奋神经及肌肉组织、增强肌肉收缩功能、防止肌肉萎缩等。患者常因疼痛而不愿活动，这样反过来会导致关节及周围组织萎缩，理疗可增强周围组织的兴奋性，以达到防止萎缩等作用。

▲ 改善血液循环：强直性脊柱炎患者的局部肿胀多由于血液循环不畅通所致。理疗可以使得炎症的局部血液循环加快，尤其以温热疗法最为明显。

▲ 镇痛作用：强直性脊柱炎患者的主要表现就是关节疼痛，而各种理疗因子都有较好镇痛作用，如果治疗方法、治疗剂量和治疗部位选择适当，效果就会更加明显。

强直性脊柱炎静止期治疗方法

在驼背畸形基本矫正后，患者要刻苦练功，方法如下：做飞燕式练功。俯卧硬板床上，下肢伸直，面部贴床面，双上肢伸直放于身体两侧。先将头抬起，再将双上肢向背后伸起。最后将双下肢抬离床面，达到最大限度，并持续一段时间，一起放下。然后再重复进行，每天至少做15~50次，以增进肌力。此种功能锻炼，绝非十天半个月见效，要半年甚至一年，常年进行，才能保证疗效，避免复发。

强直性脊柱炎晚期治疗方法

对于髋关节严重屈曲畸形的患者，可行全髋关节转换术或髋关节成形术，但患者需要承担手术的风险，并且术后易再强直。因此，患者在进行手术治疗时，应慎重考虑，避免失误。

▲ 骶髂关节融合术：对病变局限在骶髂关节，虽经保守治疗数年仍出现长期疼痛的病例，可采用此术。

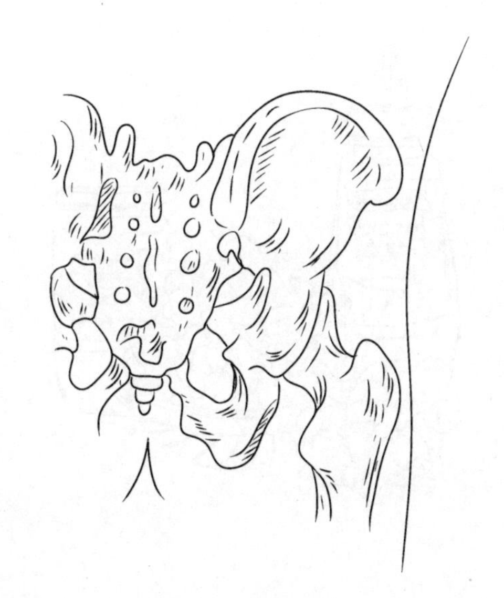

▲ 脊柱截骨术：强直性脊柱炎患者在中晚期往往出现驼背畸形，严重者不仅从心理上给患者带来巨大痛苦，而且可以造成终身残疾，因此，许多患者为了改善生活质量，解决驼背畸形带来的痛苦，需要进行脊柱截骨术。

▲ 生物酶技术：由生物素、非高密特异性蛋白物质、远红外线负离子，经超低温等现代科学技术融合形成生物酶。用特种针将生物酶植入体内不同经络相关腧穴和病灶区域之中，其治疗技术根据针刺对人体的刺激调节功能和增强机体抗病能力两大作用及生物酶成分较长时间在体内多项性、多途径调整机体各种功能的原理研制而组成。

第一疗程：消除晨僵、缓解身体疼痛，前仰后仰等灵活度好转。

第二疗程：调节身体免疫系统，修复受损病变部位，受限部位活动明显好转。

第三疗程：腰前弯可摸到脚面，后仰灵活，双髋关节屈髋屈膝活动灵活。生活、工作正常。

★ 强直性脊柱炎的食疗方法

辛热食品

具有抗风湿祛寒邪的作用，如辣椒、葱、花椒、茴香、大蒜等。现代药理研究证明大蒜有杀菌、抗病毒等作用，适当进食可预防病毒感染及肠道感染。

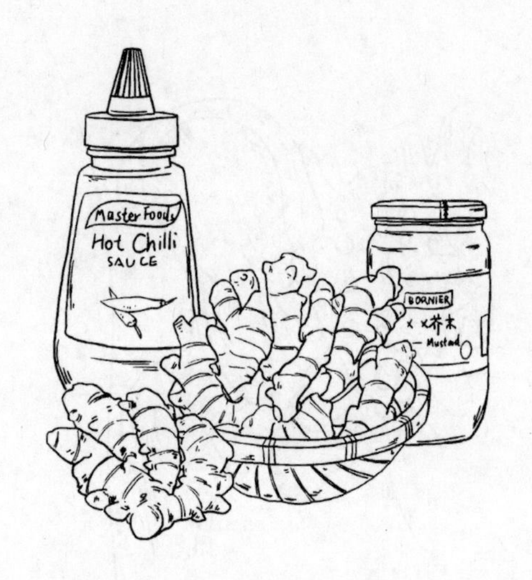

果实食品

乌梅是梅的干燥或未成熟果实，对风湿痛也有卓效，乌梅酸甘可敛阴，酸又入肝，肝得滋养，对关节、筋骨的疼痛、拘挛有缓解作用。桑椹、樱桃也可治疗风湿病。栗子有补肾、强筋健骨的作用，对筋骨、经络、风湿痹痛或腰膝无力极为有益。将板栗捣烂敷患处可治筋骨肿痛；新鲜栗叶捣烂外敷，也能减轻关节、肌肉、皮肤的炎症。青梅有生津止渴、涩肠止痢的作用，对强直性脊柱炎患者有益处，凡风湿骨痛、腰痛、关节痛均可用青梅酒擦患处，可起到镇痛效果。

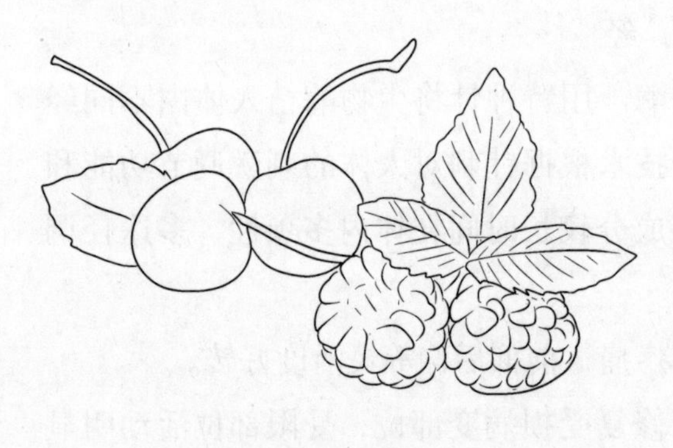

豆类食品

大豆、黑豆、黄豆等，含有丰富的蛋白质和微量元素，它有促进肌肉、骨骼、关节、肌腱的代谢，帮助修复病损的作用。可治疗以湿重为主的风湿

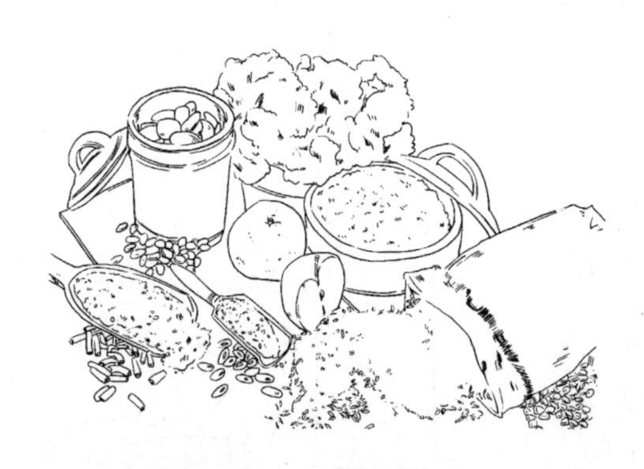

骨痛，对身体沉重、关节不利、筋脉拘挛或麻木不仁、关节肿痛而重着不适的风湿病，效果较好。黑豆又名乌豆、冬豆子，可治疗风湿疼痛，经验方用黑豆炒至半焦泡入黄酒，治疗关节酸痛有效。

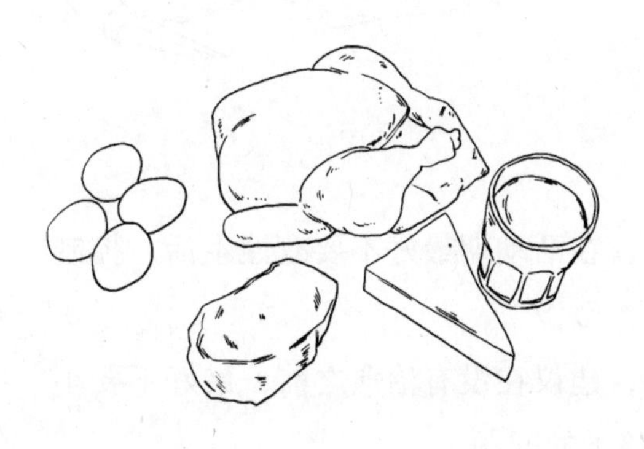

强直性脊柱炎患者在日常生活中的饮食很重要，忌生冷饮食，应多吃营养丰富的食物，如牛肉、羊肉、鸡肉等。可将黄芪、熟地、当归、枸杞子等药与肉等食物同煮来作为食疗（吃肉喝汤）等。高纤维、高蛋白、高纤维素的食物是强直性脊柱炎患者的首选。食疗对于强直性脊柱炎的患者来说，尤为重要，强直性脊柱炎饮食可以去咨询营养师，搭配出最适合患者的饮食。

下面再为大家推荐三款食疗。

酒酿河虾

鲜河虾 500 克，黄酒 500 克。将河虾洗净后浸于黄酒 15 分钟，捞起，隔水炖服，分次食用，黄酒与河虾可同食。具有湿肾壮阳，舒筋镇痛的功效。

龙眼麻雀

麻雀 4 只，龙眼肉 20 克。麻雀活杀，去头、爪、皮毛及内脏；龙眼肉去核洗净。将雀肉与龙眼肉同置锅中，加清水 1000 毫升，加黄酒、姜、葱、精盐，急火煮开 3 分钟，文火煲 30 分钟，分次食用。具有温经散寒镇痛的功效，适用于出现四肢不温的风寒型强直性脊柱炎患者。

茴香蟹

蟹爪 100 克，小茴香 20 克，白酒 50 克。蟹爪、小茴香分别洗净，置瓶中，加白酒，密封 2 个月，分次饮用，每日 2 次，每次 10~20 克。具有补肾助阳、散寒通络的功效，适用于出现腰部僵直、转身不利、膝软无力、四肢不温的风寒型强直性脊柱炎患者。

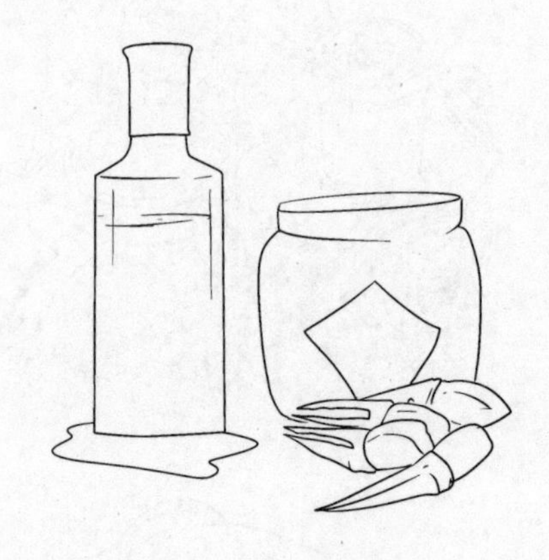

★ 强直性脊柱炎的防复发

◆ 强直性脊柱炎患者性生活要节制，在活动期最好不要有性生活，控制病情后可适当增加次数。

◆ 由于强直性脊柱炎遗传概率很高，建议在没有治愈之前，最好不要小孩，治好后几年没有复发，方可考虑要孩子的问题。

◆ 强直性脊柱炎患者要注意饮食上的习惯，多食滋阴凉血的食品如：核桃、花生、蛋类、绿豆、大枣、鱼、大肉、奶制品等，少食高热量辛辣食品如：火锅、羊肉、辣椒、兔肉、狗肉、酒水等。

◆ 在恢复期要注意功能锻炼如：单杠、后倒走路、下蹲、弯腰，做些力所能及的锻炼，但要注意分寸，适可而止，不要过度，特别是单杠。

◆ 强直性脊柱炎病程缠绵，不少强直性脊柱炎患者在治疗过程中存在急躁情绪，对坚持长期治疗缺乏足够的思想准备，情绪变得十分悲观，失去信心放弃治疗，是很危险的。一定要克服急躁情绪，治疗及时恰当，树立起战胜疾病的信心。

◆ 不要睡地板、吹空调、冲凉水澡、不要劳累、生气。

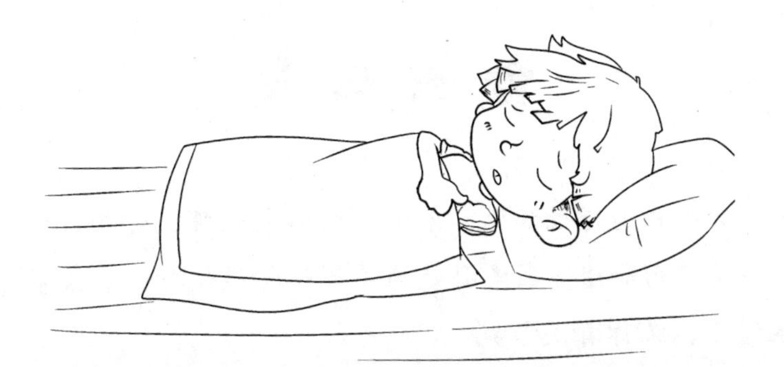

◆ 因疼痛长期卧床的强直性脊柱炎患者，脊柱与四肢强直较快，因引起除全身症状严重、疼痛明显者外，均应尽力活动各关节，坚持做扩胸、深呼吸、脊柱及下肢运动等局部和全身性的功能锻炼，以防止和减轻关节粘连、僵直和肌肉萎缩。因病情严重不能起床的强直性脊柱炎患者，经用药后病情会得到控制，可以在床上做些适当的功能锻炼，争取早日下地活动。

◆ 注意保持生理姿势，防止发生脊柱畸形和僵直。在休息时要保持适当的体位，应睡硬板床，取仰卧位，不垫枕头；在站立或坐位时，应尽量挺胸收腹；写字时桌子要高一些，椅子要矮一些。凡能引起持续性疼痛的体力活动应该避免。

骨关节炎

骨关节炎为一种退行性病变，系由于增龄、肥胖、劳损、创伤、关节先天性异常、关节畸形等诸多因素引起的关节软骨退化损伤、关节边缘和软骨下骨反应性增生，又称骨关节病、退行性关节炎、老年性关节炎、肥大性关节炎等。临床表现为缓慢发展的关节疼痛、压痛、僵硬、关节肿胀、活动受限和关节畸形等。

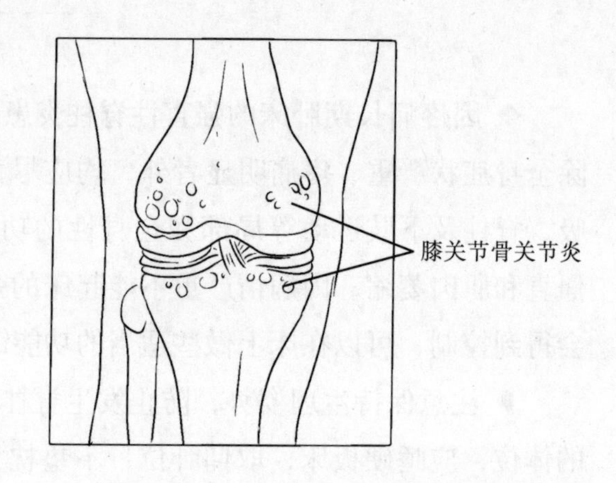

自查

★ 骨关节炎的病因

根据有无局部和全身致病因素，将骨关节炎分为原发性和继发性两大类。

原发性骨关节炎

原发性骨关节炎的病因尚不清楚，可能与高龄、女性、肥胖、职业性过度使用等因素有关。

继发性骨关节炎

▲ 神经性缺陷：周围神经炎、脊髓空洞症、Charcot 关节病。

▲ 炎症性关节疾患：化脓性关节炎、骨髓炎、结核性关节炎、类风湿关节炎、血清阴性脊柱关节病、贝赫切特综合征、Paget 病。

▲ 代谢异常：痛风、Gaucher 病、糖尿病、进行性肝豆状核变性、软骨钙质沉着症、羟磷灰石结晶。

▲ 内分泌异常：肢端肥大症、性激素异常、甲状旁腺功能亢进、甲状腺功能减退伴黏液性水肿、肾上腺皮质功能亢进。

▲ 机械性或解剖学异常：髋关节发育异常、股骨头骨骺滑脱、股骨颈异常、多发性骨骺发育不良、陈旧性骨折、半月板切除术后、关节置换术后、急慢性损伤。

★ 骨关节炎的症状

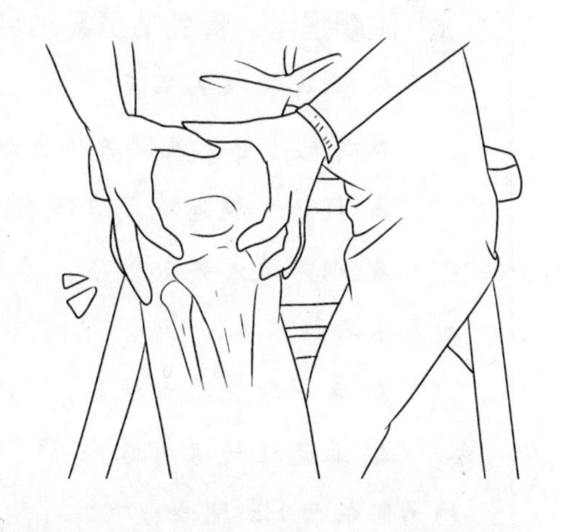

疼痛

疼痛是该病的主要症状，也是导致功能障碍的主要原因。特点为隐匿发作、持续钝痛，多发生于活动以后，休息可以缓解。随着病情进展，关节活动可因疼痛而受限，甚至休息时也可发生疼痛。睡眠时因关节周围肌肉受损，对关节保护功能降低，不能和清醒时一样限制引起疼痛的活动，患者可能疼醒。

晨僵和黏着

晨僵提示滑膜炎的存在。但和类风湿关节炎不同，时间比较短暂，一般不超过30分钟。黏着感指关节静止一段时间后，开始活动时感到僵硬，如粘住一般，稍活动即可缓解。上述情况多见于老年人、下肢关节。

其他症状

随着病情进展，可出现关节挛曲、不稳定、休息痛、负重时疼痛加重。由于关节表面吻合性差、肌肉痉挛和收缩、关节囊收缩以及骨刺等引起机械性闭锁，可发生功能障碍。

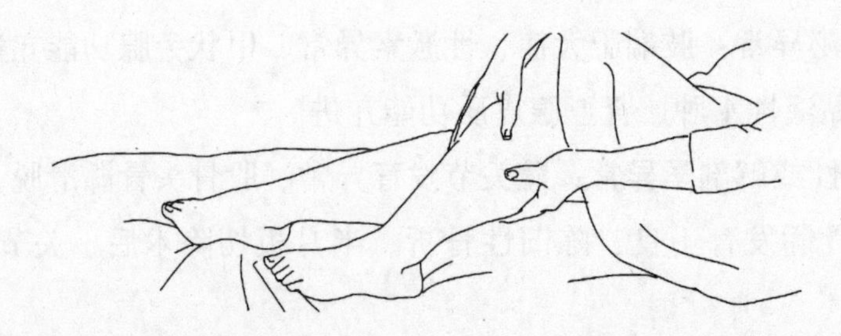

温馨提示：骨关节炎易与哪些疾病混淆？

◆ 类风湿性关节炎

本病尤易与类风湿关节炎起病时相混淆，下列各点可供鉴别：

▲ 起病一般急骤，有咽痛发热和白细胞增多；

▲ 以四肢大关节受累，多见为游走性关节肿痛，关节症状消失后无永久性损害；

▲ 常同时发生心脏炎；

▲ 血清抗链球菌溶血素“O”、抗链球菌激酶及抗透明质酸酶均为阳性而RF阴性；

▲ 水杨酸制剂疗效常迅速而显著。

◆ 结核性关节炎类

风湿关节炎限于单关节或少数关节时应与本病鉴别。本病可伴有其他部位结核病变，如脊椎结核，常有椎旁脓肿。二个以上关节同时发病者较少见，X线检查早期不易区别。若有骨质局限性破坏或有椎旁脓肿阴影，有助诊断。

◆ 其他结缔组织疾病

系统性红斑狼疮硬皮病皮肌炎等。

自防

★ 骨关节炎的预防

◆ 物理治疗特别适用于，现有治疗不能改善其症状的患者，可以改善肌肉力量，有效的关节护理和保存能量。在物理治疗后，患者的疼痛，功能和整体生活质量，均有显著改善。再有，骨关节炎患者进行体育锻炼，这也是一种行之有效的方法，例如，针对股四头肌的锻炼，已经显示可以缓解疼痛、改善关节功能。

◆ 进行增加肌力的锻炼，也是非常有益的。如增加股四头肌肌力锻炼，可以增加膝关节的稳定性，减少膝关节的异常受力，避免或延缓骨关节炎的发展。

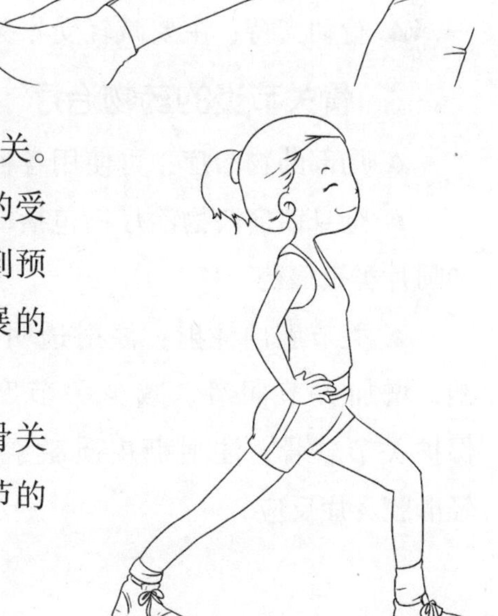

◆ 减肥，是非常有效的骨关节炎预防方法，尤其是对肥胖患者。患者体重与骨关节炎的严重程度，呈正相关。减轻体重不但可以减轻膝关节、胫股关节的受力，而且还可以减少髌股关节的受力，达到预防疾病的发生、减轻症状，延缓病情发展的作用。

◆ 增加关节活动度的锻炼，对预防骨关节炎也至关重要，可以减轻僵硬，增加关节的活动量，以及防止软组织的挛缩。

自养

★ 骨关节炎的治疗方法

骨关节炎的非药物治疗

▲ 骨关节炎患者教育：自我行为疗法、关节功能训练、肌力训练。

▲ 物理治疗：主要增加局部血液循环，超声波、针灸、按摩、牵引等。

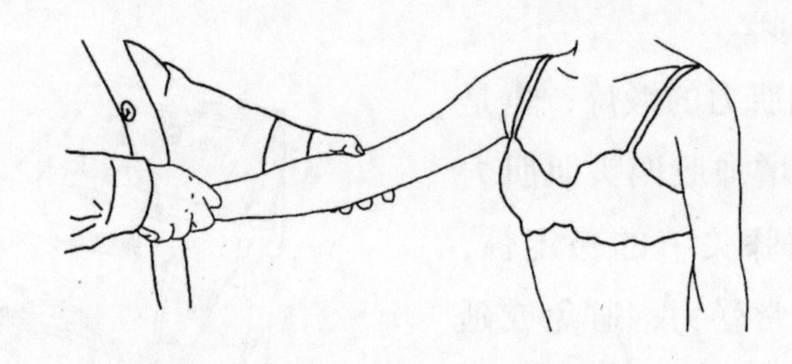

▲ 行动支持：主要减轻受累关节负重。

骨关节炎的药物治疗

▲ 局部药物治疗：可使用各种非甾体抗炎药（NSAIDs）的乳胶剂。

▲ 全身镇痛药物治疗：包括口服、针剂、栓剂不同剂型的非甾体抗炎药和阿片类镇痛药。

▲ 关节腔内注射：注射透明质酸钠，增加关节润滑、减少关节摩擦、保护关节软骨；注射糖皮质激素，减轻滑膜炎症反应。

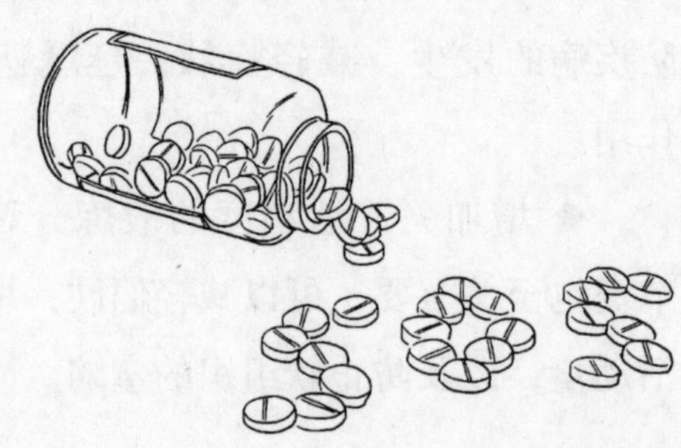

骨关节炎的外科治疗

关节镜下关节清理术、游离体摘除术、关节融合术、关节置换术。

★ 骨关节炎的运动疗法

骨关节炎和大部分的关节炎一样，病程长、反复发作、难治愈。骨关节炎是指关节软骨的非炎症性退行性变及关节边缘形成骨赘的一种关节病变，患者除了吃药控制病情，平日在家也可适当做一些运动来缓解疼痛。

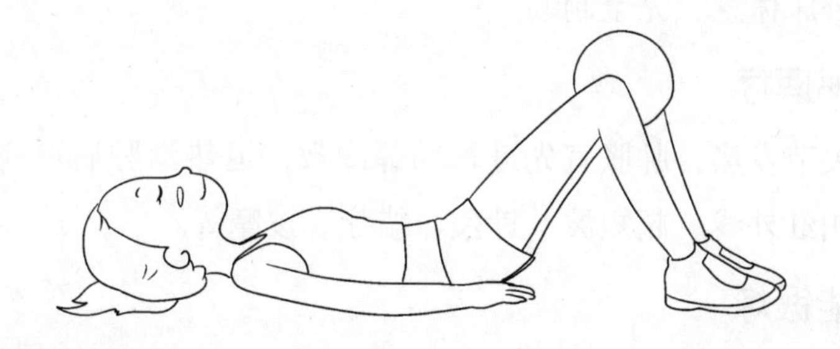

夹球疗法

找一个足球或排球（不要太大也不要太小），坐在床面或地板上，双手扶稳，双腿稍屈膝，用大腿内侧部分夹住球，每次夹挤保持约 5 秒，缓缓放松，重复约 20 次，可将球于大腿内侧上、中、下各段交替放置。

抬腿疗法

平卧抬腿练习自然仰卧平躺于床上，一条腿屈膝（最好大于 90 度）立于床板上，另一条腿保持伸直状态，慢慢抬离床面约 10 厘米，保持约 5 秒，缓缓放下，重复约 20 次，可左右交替。

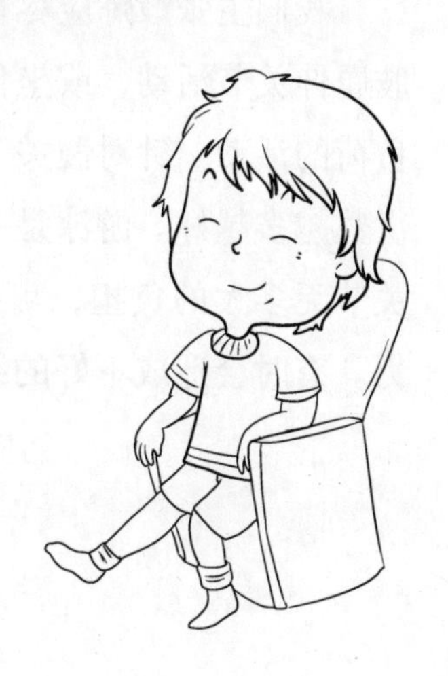

坐位抬腿练习

找一个稳固的椅子，身体稍前倾，坐于椅子的前半部，双手压稳椅子，一条腿屈膝舒适立于地面上，另一条腿保持伸直状态，慢慢抬离地面约10厘米，保持约5秒，缓缓放下，重复约20次，可左右交替。

★ 骨关节炎的防复发

保护关节

应限制关节负重活动，避免过久站立或长距离步行，可使用手杖以减轻受累关节负荷；体重超标者宜减轻体重；要注意患病关节保暖，避风寒；严重时可短期卧床休息，完全制动。

局部理疗

急性期关节发热，肿胀宜先进行局部冷敷，退热消肿后可应用热敷。慢性期还可应用红外线、超短波、针灸、蜡疗、按摩等。

功能锻炼

合理的锻炼可恢复肌肉收缩力，关节灵活度和防治骨质疏松，不合理的锻炼则会增加关节负荷，引起软骨的进一步损伤，从而加重临床症状。常常可以见到有些患者盲目地进行走长路、跳迪斯科，甚至跑步、爬山等不适的锻炼后症状加重。

我们主张锻炼应尽量在关节不负重下屈伸活动，建议健肢立地负重，患肢屈伸关节活动，或坐位进行关节屈伸锻炼。尽量不要做下蹲等会加重关节负荷的活动。针对髋关节、膝关节可以在床上练习仰卧起坐、直腿抬高等，次数越多越好。游泳是一项非常适合膝骨性关节炎患者的运动项目，它对膝关节无多大的负担，可使肌肉充分的活动。但蛙泳要求膝关节使出扭动得力。有时会造成不好的结果，故建议采用自由泳、仰泳。